U0350003

Inhalation Studies
Foundations and Techniques

（Second Edition）

吸入毒理学研究
基础及技术

（原著第二版）

〔美〕罗伯特·弗伦 著

胡清源 侯宏卫 等 译

科学出版社

北 京

图字：01-2019-6724 号

内 容 简 介

本书对吸入研究进行了充分的描述，对吸入过程涉及的各个环节进行了全面而系统的阐述，包括：①气溶胶和气体；②呼吸道解剖学和生理学；③实验气体的生成；④暴露染毒的特点；⑤吸入暴露系统；⑥测试毒性；⑦实验设计；⑧实验装置和配套功能；⑨动物模型；⑩条例和指导方针。

本书可供医药卫生、工程技术、管理和环境方向的科研技术人员阅读，对从事吸入研究或对气溶胶药物、空气污染物、气溶胶恐怖主义或新型空气传播感染问题感兴趣的人员也具有重要的参考价值。

图书在版编目（CIP）数据

吸入毒理学研究：基础及技术：原著第二版 /（美）罗伯特·弗伦（Robert Phalen）著；胡清源等译. —北京：科学出版社，2020.5

书名原文：Inhalation Studies: Foundations and Techniques（Second Edition）

ISBN 978-7-03-064921-8

Ⅰ. ①吸… Ⅱ. ①罗… ②胡… Ⅲ. ①毒理学—研究 Ⅳ. ①R99

中国版本图书馆 CIP 数据核字（2020）第 068636 号

责任编辑：刘 冉 宁 倩 / 责任校对：杨 赛
责任印制：吴兆东 / 封面设计：东方人华

科 学 出 版 社 出版
北京东黄城根北街 16 号
邮政编码：100717
http://www.sciencep.com

北京中石油彩色印刷有限责任公司印刷
科学出版社发行 各地新华书店经销

*

2020 年 5 月第 一 版 开本：720 × 1000 1/16
2020 年 5 月第一次印刷 印张：17 1/4
字数：350 000

定价：138.00 元
（如有印装质量问题，我社负责调换）

译 者 名 单

胡清源　　侯宏卫　　陈　欢　　刘兴余
王红娟　　韩书磊　　刘德水　　朱贝贝
朱欣潮　　耿怡佳　　刘　彤　　金光祥
付亚宁　　李　俊　　田慧娟

前　言

《吸入毒理学研究：基础及技术》（1984 年版）的出版获得了广泛好评，它为吸入毒理学家和其他卫生专业人员提供了一些基础资料。在撰写第二版之前，作者收到了多名读者的建议。他们一致认为第二版应侧重于相关重要领域，关注重点发展方向，第二版作者已采纳读者意见。

自第一版出版至今，科学发展过程中出现了许多迭代更新。其中以下进展对吸入研究人员来说至关重要：

（1）基因与分子领域的飞速发展；

（2）多种转基因动物模型；

（3）气雾剂药物的出现；

（4）与气溶胶有关的恐怖主义威胁增加；

（5）意识到低剂量超细颗粒可能影响健康；

（6）吸入物质肺外效应的研究价值提升；

（7）医学扫描技术在呼吸道结构研究中的应用；

（8）新型吸入暴露系统；

（9）气溶胶浓缩器在空气污染研究中的应用；

（10）计算流体动力学在模拟吸入气雾剂中的应用；

（11）用于生产和表征气溶胶的新设备的引进；

（12）生物医学实验的安全需求增加。

上述只列举了该领域发展方向的部分内容，与第一版比较，本版本中对很多部分进行了更新，包括增加了一些新的章节和数百个新术语。此外，本版本也保留了一些含有有用信息或体现了现代概念的早期研究及参考文献。

本版本所包含的主题非常广泛，涵盖了几十个专业。本书沿用了这些领域的专业术语、符号和单位，未对其进行修改。

评审专家为本书提供了许多建议，这些专家包括 William Hinds、Richard Mannix、Michael Kleinman、Kathryn Osann 及 Melanie Fabian。Leslie Owens 女士负责文字处理和编辑，同时展示出了她在行政管理上的能力，作者对她的奉献精神和专业水平表示感谢。插图由 Tuan Nguyen、Robert Olide 和 Joshua Bracks 三位美术家制作而成。Katherine Phalen 负责校对参考文献。尽管如此，作者仍对书中的错误和遗漏负全责。

　　由于相关科学家在各自科研工作中的付出，该书才得以出版。在此对他们表示最深切的谢意。

　　最后，本书还献给 Kayla、Joseph 及 Samuel，因为他们的父母或祖父母一直致力于本书的撰写工作，从而未对这些孩子给予更多关注；愿他们有幸福和广阔的未来。

Robert F. Phalen 博士

2008 年 3 月

本书简介

人们每天吸入空气的体积是摄入食物和饮水体积的千倍以上，因此由吸入颗粒物和毒气造成机体损伤的可能性是客观存在的。工作场所及室外空气中包含成千上万种物质，这些气体与药物气溶胶及故意释放的毒气气溶胶一样，需要科学家们在毒理学实验室内对其进行深入的研究。《吸入毒理学研究：基础及技术》（第二版）描述了为什么及如何进行这些研究。本书对吸入研究进行了充分的描述，是对众所周知的 1984 年版进行的一个重要更新：对各章节重新修订并对关键参考文献进行了更新。部分展示基本原理或基本技术的旧资料仍被沿用。本书共分为10 章，包括：①气溶胶和气体；②呼吸道解剖学和生理学；③实验气体的生成；④暴露染毒的特点；⑤吸入暴露系统；⑥测试毒性；⑦实验设计；⑧实验装置和配套功能；⑨动物模型；⑩条例和指导方针。本版本纳入 300 多篇新的参考文献，更新部分涵盖该领域的最新发展，包括：新型动物模型；吸入物质的非肺部作用；超细颗粒和纳米材料相关气溶胶；气溶胶浓缩器和其他新型暴露装置；剂量学发展如计算流体动力学沉积模型；以及对实验设施的新要求。虽然本书目标读者主要是该领域的研究人员和研究生，但本书以可以让其他专业人员包括从事医疗、工程、管理和环境方向的人员理解的方式撰写。那些管理、支持或正在从事吸入研究的人与那些对气溶胶药物、空气污染物、与气溶胶有关的恐怖主义或新型空气传播感染问题感兴趣的人一样，都会发现这本书具有重要的参考价值。

目　　录

第1章 气溶胶和气体

1.1 引　言

气溶胶是一种相对稳定的两相系统，由悬浮气体介质中的非常细微的凝聚颗粒物组成。颗粒相可以是液相、固相或两者共存。凝聚相颗粒非常小，其尺寸在 $0.001\sim100\ \mu m$ 范围内。气溶胶的特性与颗粒本身、周围气体、遏制物和外界作用力（如重力、电场和辐射）等因素有关。

无论是否人为制造，吸入实验研究中的气体中的气溶胶颗粒总是客观存在的。当悬浮颗粒的质量达到痕量级时，大约为 $1\ ng/m^3$，该空气可被认为是相对无颗粒的。通过对一个清洁、相对惰性的密闭系统进行空气过滤，可以获得接近无颗粒的环境。

百级洁净室是标准无尘空气室，要求每立方英尺^①空气中不能超过 100 个直径为 $0.5\ \mu m$ 或更大的颗粒。假设平均颗粒相对密度为 2，即空气中的颗粒物质浓度约为 $0.5\ ng/m^3$。由于标准室内条件下的干燥空气密度为 $1.2\ kg/m^3$，所以空气中颗粒质量构成不及一个气溶胶-气体系统的 $0.5\times10^{-10}\%$。相比之下，即使在无颗粒来源（如燃烧的卷烟）这样常见的环境中，普通的室内每立方厘米的空气中也含有 $10000\sim50000$ 个颗粒。人们通常完全意识不到这些空气中的颗粒物。

本章的意图是为吸入实验中研究气溶胶提供基础，仅列举了几种选定气溶胶的性质。这些特性包括粒径、形状、密度、电荷、吸湿性、表面积、沉降特性、扩散、惯性性质、凝结和液体中的溶解速率（如肺中）等。

1.1.1 气溶胶的影响

因为我们生活在充满气体和颗粒的大气中，所以气溶胶对我们日常生活的影响很大（表 1.1）。无论是颗粒、液体还是固体，有机物还是无机物，可见还是不可见，它们都影响着我们生活的环境。自然界中颗粒产生的现象包括云的形成、水汽循环、风的形成、植物授粉及种子和孢子的扩散。人类对气溶胶的利用包括在燃烧之前的燃料雾化，以及在涂料、化妆品、药物、杀虫剂和润滑剂中的应用，当然还包括科学研究。

---

① 1 英尺 = 0.3048m，译者注。

表 1.1　空气中一些常见颗粒的大小及其对自然和人体健康的影响

颗粒种类	通常粒径范围/μm	影响
病毒	0.01～0.45	部分引起感染
细菌	0.2～30	部分引起感染
真菌孢子	2～100	部分为过敏原
苔藓孢子	6～30	植物繁殖
蕨类孢子	20～60	植物繁殖
花粉	10～200	部分为过敏原
煤炭粉末	3～30	可引起肺部疾病
自然大雾	2～80	产生烟雾
卷烟烟气	0.05～5	可引起肺部疾病
金属粉末	0.01～100	可引起肺部疾病
灰尘	0.5 及以上	未知
植物和昆虫粉末	5～100 及以上	部分为过敏原
分子簇（气态离子）[a]	0.001～0.005	中心为浓缩液滴

a 并非真正的颗粒物，如果不带电荷，则不会维持颗粒状态

　　不幸的是，气溶胶经常产生难以根治的问题。其中包括传染病，如通常的感冒、流行性感冒、病毒性肺炎、麻疹、腮腺炎和结核病。吸入颗粒有时也是以下疾病产生的主要因素，包括支气管炎、肺气肿、哮喘、弥漫性肺间质纤维化、肺泡炎、矽肺、炭疽病、铍中毒、农民肺、肺结核、肺癌和鼻癌。

　　当吸入的颗粒或其代谢产物通过血液或淋巴系统分布全身时，吸入的颗粒可以诱导多处器官或组织系统出现疾病症状，包括肝坏死、再生障碍性贫血（骨髓衰竭）、溶血性贫血、白细胞减少症、氟中毒、骨癌、头痛、眩晕、失眠、烦躁和肌肉无力。这里列举的气溶胶相关疾病清单并不完整。

　　气溶胶除了对健康产生不利影响之外，还包括：对农作物和其他植物的损害；造成工艺品和建筑材料的劣化；粉尘爆炸；能见度降低；镜子、镜片、窗户、油漆表面、布料、皮肤、头发、食物和水的污渍形成；抽气泵、发电机和电子设备损坏；减少地球表面的太阳常数；引起空气逆流；形成雾霾。

1.1.2　颗粒状态

　　不同气溶胶之间的粒径、形状和构成的巨大差异使得其特点不可能被简单地概括。气溶胶粒径大小可以作为一种基本的分类依据（表 1.2）。粒径包含给定尺寸范围，均与描述气溶胶物理行为的方程组相关联。克努森数 Kn 是一个无量纲的参数，与气溶胶半径 r_p 与悬浮气体分子的平均自由程 λ_g 有关，由下式给出：

$$Kn = \frac{\lambda_{\mathrm{g}}}{r_{\mathrm{p}}} \tag{1.1}$$

表 1.2 主要粒子状态及各种性质对粒子半径的依赖性

	属性			
	自由分子	过渡态	滑流态	连续态
克努森数	>10	0.3~10	0.1~0.3	<0.1
粒子半径/μm	<0.005	0.005~0.2	0.2~0.65	>0.65
运动阻力	与 r^2 成正比	过渡性		与 r 成正比
蒸发速率	与 r^2 成正比	过渡性		与 r 成正比
光散射	与 r^6 成正比	过渡性		与 r^2 成正比
凝结率	与 r 相关	过渡性		与 r 无关

资料来源：改编自 Hesketh（1977），第 1 章。

分子平均自由程表示与其他气体分子的连续碰撞中，气体分子移动的平均距离。标准实验室空气的分子平均自由程约为 0.065 m，是气体分子平均自由程的 20 倍，是空气分子的 200 倍。克努森数大于 10 的粒子在气体分子中体积相对较小，因此该粒子将周围的气体分子"视为"单独的、快速移动的碰撞实体（在自由分子体系中的粒子运动以扩散为主）。在低克努森数值下，由于颗粒足够大，周围的气体充当连续介质（根据游离分子定律，粒子运动由惯性力主导）。在极端过渡和滑流两个状态下，必须通过修正其他两种状态的方程来处理颗粒行为。图 1.1 提供了空气中直径为 0.01 μm 的颗粒的尺度图。

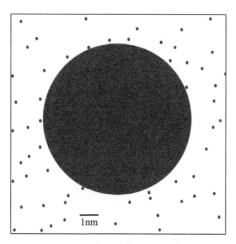

1nm

图 1.1 空气分子中直径为 0.01 μm 的颗粒的尺度示意图。该粒子克努森数是 13，所以颗粒为游离分子状态

1.1.3　气溶胶术语

显而易见，各种类型的气溶胶在许多方面影响我们的生活，大量的专业术语用于描述各种分散的气溶胶系统。例如，通常用于描述气溶胶的术语包括：空气杂质、空气污染物、艾特肯核、气溶胶胶体、气溶胶、灰分、云、胶体、冷凝核、分散胶体、液滴、尘埃、排放物、废气、辐射尘、细颗粒、絮状物、雾、烟气、浊雾、火山灰、薄雾、微尘、纳米颗粒、核、颗粒、羽状物、粉末、烟雾、烟、烟灰、喷雾和超细颗粒。部分所选术语的定义如下。

艾特肯核、冷凝核（Aitken nuclei，condensation nuclei）——该种颗粒存在于相对湿度范围为200%～300%的过饱和条件下水蒸气冷凝中心，直径范围通常为0.01～0.2 μm。

气溶胶、气溶胶胶体（aerosol，aerocolloid）——①空气中的分散体系。根据Drinker 及 Hatch（1936）的观点，气溶胶的术语定义由 Gibbs 在 1924 年首次提出；②气体中小液体和/或固体颗粒的相对时间稳定的悬浮液。气溶胶颗粒的直径尺寸范围为 0.001～100 μm。

云（cloud）——任何具有确定整体形状和大小的自由（没有空间限制）气溶胶系统，如雨云和烟雾环。

胶体（colloid）——液体或固体颗粒在气体、液体或固体介质中的分散体，具有以下所有特性：沉降速率低、表面积与体积比大、肉眼不可见性及可引起光散射。实例包括烟气、牛奶和明胶。

粉尘（dust）——分散在气体中，由机械分解的固体或粉末颗粒。

细颗粒（fine particles）——空气动力学直径为 0.1～2.5 μm 的粒子。

烟气（fume）——由较小的初级颗粒簇组成的团聚气溶胶。通过冷凝形成烟雾，并对分解成游离、独立颗粒具有一定的抗性。

雾（mist）——原先是指直径大于约 20 μm 的颗粒的液滴气溶胶，但该术语现在用于描述包括所有在亚微米直径范围内的液体气溶胶。

纳米颗粒（nanoparticles）——尺度小于细颗粒的颗粒。尺寸通常在 1～50 nm 之间，部分直径略大。

颗粒（particle）——可以悬浮在液体或气体中的小体积物质。

颗粒状物质（particulate）——这个术语通常是一个形容词，意思是"以单独的颗粒的形式"，但它可以用作名词，意思是"许多颗粒"（包括固体和液体中的颗粒）。

烟雾（smog）——一种由气溶胶和气体构成的高度可变的混合物，通常存在于空气或市区的下风处。烟雾这个词，原本意为雾，现在与空气污染有关。

　　烟（smoke）——各种浓缩的可见气溶胶，多数由过饱和蒸气冷凝而形成。烟通常由有机材料的燃烧产生，并且可能含有各种固体、液体和气体。由于气体和颗粒物浓度高，烟通常表现出云的特征。

　　超细颗粒（ultrafine particles）——几何直径小于 0.1 μm 的颗粒。

　　由于相关科学文献撰写人来源于不同领域，上述气溶胶的精确粒径范围普遍缺乏一致性。这种专业领域包括大气化学、工业卫生、工程学、吸入毒理学、燃烧技术和药物医疗。每个专业都有自己独特的术语。

　　市面上已出版了几本关于气溶胶的参考书。基本理论均参考 Nicholai A.Fuchs（1964 年）编写的《气溶胶力学》，由 R.E. Daisley 和 Marina Fuchs 从俄语翻译成英文，并由 C.N. Davies 编辑。这些书目包括部分科普性和部分专业性的书籍，见表 1.3。虽然列举的参考书籍并不详尽，但其涵盖了在气溶胶研究中出现的大多数问题。

表 1.3　关于气溶胶的参考书目

作者/标题/出版商/日期	内容
Brown，L.M.，Collings，N.，Harrison，R.M.，Maynard，A.D.，and Maynard，R.L.，Eds.，Ultrafine Particles in the Atmosphere，Imperial College Press，London，2000	有 16 个章节描述超细气溶胶物理性质、来源、成分分析和对健康影响
Cohen，B.S. and McCammon，C.S. Jr.，Eds.Air Sampling Instruments，9th Ed.，ACGIH®（American Conference of Governmental Industrial Hygienists），Cincinnati，OH，2001	由不同领域的专家编写了 23 个章节，涵盖了气溶胶采样的基本原理、方法和仪器使用，主要侧重工业卫生应用的内容
Cox，C.S. and Wathes，C.M.，Eds.，Bioaerosols Handbook，Lewis Publishers，Boca Raton，FL，1995	包含 21 个章节，专业地介绍了生物气溶胶物理性质、采样、尺寸分布、产生、分析、环境问题、实验室安全和政策等内容
Davies，C.N.，Recent Advances in Aerosol Research，Macmillan，New York，1964	包含气溶胶声学、黏附、反应、凝结、扩散、燃烧、大小和形状、蒸发和冷凝、过滤、产生、成核和生长、电性能、采样、电泳、沉淀、放射性和沉积性的内容
Davies，C.N.，Ed.，Aerosol Science，Academic Press，London and New York，1966	包含了 12 个章节，包含气溶胶产生、过滤、电荷、测量、黏附及沉积
Dennis，R.，Handbook on Aerosols，U.S. Energy Research and Development Administration，Oak Ridge，Tenn.，1976	关于气溶胶的产生、采样、尺寸、光学性能和在空气中动力特征的实用指南
Drinker，P. and Hatch，T.，Industrial Dust，McGraw-Hill，New York，1936	倾向于介绍粉尘的危害，涵盖基本的气溶胶性质、对人类的影响、尺寸、浓度、组成，也包括粉尘控制的实际方法
Einstein，A.，Investigations on the Theory of Brownian Movement，Dover，New York，1956	Einstein 在 1905～1908 年之间撰写的五篇文章的翻译，涵盖了热诱导粒子运动及其对各种物理现象的贡献
Finlay，W.H.，The Mechanics of Inhaled Pharmaceutical Aerosols: An Introduction，Academic Press，New York，2001	涵盖了颗粒尺寸分布及粒子物理学的内容，以及呼吸道沉积、医用气溶胶及其发生器
Friedlander，S.K.，Smoke，Dust and Haze，2nd Ed.，Oxford University Press，New York，2000	涵盖了大气、气溶胶、空气污染和气溶胶传递模式的教科书

续表

作者/标题/出版商/日期	内容
Fuchs，N.A.，The Mechanics of Aerosols，Dover Publications Inc.，New York，1964	关于颗粒物尺寸范围、稳定和不均匀的运动、布朗运动、扩散、凝结和分散
Fuchs，N.A. and Sutugin，A.G.，Highly Dispersed Aerosols，Ann Arbor Science，Ann Arbor，1970	包含了 1 μm 以下颗粒物的描述、产生及特性
Gehr，P. and Heyder，J.，Eds.，Particle-Lung Interactions，Marcel Dekker，Inc.，New York，2000	包含 19 个章节，涉及环境、工业和医疗气溶胶的综合处理：吸入、清除、生物研究和健康后果
Green，H.L. and Lane，W.R.，Particulate Clouds: Dust, Smokes and Mists，2nd Ed.，Van Nostrand，New York，1964	通过一些精美的气溶胶图片，全面描述气溶胶物理特性、产生、取样、收集、健康危害和工业应用
Hesketh，H.E.，Fine Particles in Gaseous Media，Ann Arbor Science，Ann Arbor，MI.，1977	理论性描述气溶胶大小、尺寸测量、运动、力的影响（如静电和磁力）、声学和粒子捕集
Hickey，A.J.，Ed.，Inhalation Aerosols: Physical and Biological Basis for Therapy，2nd Ed.，Informa Healthcare U.S.A.，New York，2007	近 40 位专家撰写的涵盖气溶胶空气动力学行为、生物学内容和药物学的著作
Hidy，G.M. and Brock，J.R.，The Dynamics of Aerocolloidal Systems，Pergamon Press，Elmsford，NY，1970	包含气溶胶动力学、热力学和质量传递、扩散、产生、成核和凝结的部分工程和物理化学方法
Hidy，G.M.，Aerosols: An Industrial and Environmental Science，Academic Press，Orlando，FL，1984	涵盖气溶胶动力学、产生、测量、应用、环境、对健康影响及监管
Hinds，W.C.，Aerosol Technology: Properties, Behavior and Measurement of Airborne Particles，2nd Ed.，John Wiley & Sons，New York，1999	为具有化学、物理和数学背景的师生准备的学院级教科书。涵盖气溶胶基本属性、呼吸道沉积、粉尘爆炸、尺寸测量和生成技术。有问题和解答的内容
Irani，R.R. and Callis，C.F.，Particle Size: Measurement Interpretation，and Application，John Wiley & Sons，New York，1963	气溶胶收集和定量技术，包括沉淀、利用显微镜、筛分和其他几种方法
Liu，B.Y.H.，Ed.，Fine Particles，Academic Press，New York，1976	涵盖 34 篇论文的研讨会，内容包含气溶胶产生、抽样、测量和分析
Lundgren，D.A.，Harris，F.S. Jr.，Marlow，W.H.，Lippmann，M.，Clark，W.E.，and Durham，M.D.，Eds.，Aerosol Measurement，University Press of Florida，Gainesville，FL，1979	57 篇涉及离心机、旋转分离器、冲击器、光学计数器、电气分析仪、冷凝核计数器和扩散电池的论文
Marple，V.A. and Lui，B.Y.H.，Eds.，Aerosols in the Mining and Industrial Work Environments，3 Vols，Ann Arbor Science，Ann Arbor，MI，1983	81 篇论文，总共超过 1200 页的关于工作环境中的气溶胶问题的综合国际研讨会，内容包括其属性、抽样、分析和吸入
Mercer，T.T.，Aerosol Technology in Hazard Evaluation，Academic Press，New York，1973	偏向仪器和危害分析，涵盖尺寸分布、气溶胶基本性质、测试气溶胶的产生，以及浓度、大小和可呼吸分数的测量
Mercer，T.T.，Morrow，P.E.，and Stober，W.，Eds.，Assessment of Airborne Particles，Charles C. Thomas，Springfield，IL，1972	气溶胶基础、产生、测量、分析、沉积和危害评估研讨会论文集，并有 28 页的另一篇文献
Murphy，C.H.，Handbook of Particle Sampling and Analysis Methods，Verlag Chemie International，Deerfield Beach，NJ，1984	以教科书的形式，包含了粒子特征、抽样和几种分析技术
Ruzer，L.S. and Harley，N.H.，Eds.，Aerosols Handbook: Measurement，Dosimetry and Health Effects，CRC Press，Boca Raton，FL，2005	专业研究人员撰写的 24 章内容，其主题广泛，内容包括从科学和医疗气溶胶到环境和放射性气溶胶对健康的影响

作者/标题/出版商/日期	内容
Salem, H., and Katz, S.A., Eds., Inhalation Toxicology 2nd Ed., Taylor & Francis, Boca Raton, FL, 2006	专家撰写的共 40 章（1034 页）内容包括吸入毒理学方法及测量，具体的物质包括石棉、有毒气体、卷烟烟气和生物气溶胶
Seinfeld, J.H., and Pandis, S.N., Atmospheric Chemistry and Physics, 2nd Ed., Wiley, New York, 2006	内容包括大气、气溶胶、空气污染和运输模式的教科书
Silverman, L., Billigs, C.E., and First, M.W., Particle Size Analysis in Industrial Hygiene, Academic Press, New York, 1971	内容包括颗粒特性、采样和尺寸分析方法、尺寸分布分析和颗粒尺寸筛选的实例
Vincent, J.H., Aerosol Science for Industrial Hygienists, Elsevier Science, Tarrytown, NY, 1995	工作环境中的气溶胶和气体，包括物理性状、取样、吸入和控制
Wen, C.S., The Fundamentals of Aerosol Dynamics, World Scientific, Singapore, 1996	关于气溶胶运动、沉淀、凝结传热和浓缩装置中的相互作用的理论研究
Willeke, K., Ed., Generation of Aerosols and Facilities for Exposure Experiments, Ann Arbor Science, Ann Arbor, MI, 1980	包含 28 篇文献的关于气溶胶生成、表征、沉积、溶解、对健康的影响、电荷效应、潮解、暴露技术和其他内容的研讨会论文集
Willeke, K. and Baron, P.A., Eds., Aerosol Measurement: Principles Techniques and Applications, Van Nostrand Reinhold, New York, 1993	含有 38 个章节，包括气溶胶特性、采样、测量、仪器使用和应用

1.2　直接观察气溶胶颗粒

气溶胶颗粒的直径上限通常约为 100 μm，接近人眼的分辨率下限。用于分辨两个相等亮度的点的瑞利条件是这些点的中心被分开至少与衍射图案的中心盘的半径一样大的距离。根据瑞利标准，正常眼睛应该能分辨两个距离约为 70 μm 的物体。该分离对应于大约 1′ 的弧度，即在 100 m 距离范围处分辨 3 cm。肉眼难以分辨绝大多数单独的气溶胶颗粒。

高功率的光学显微镜是大约用可见光光波长的 1/2 或 0.2 μm，提供的分辨率高于肉眼的 350 倍。该分辨率通过用折射率大于空气的折射率（$n_{空气} = 1.00$）的油填充样品和物镜之间的空间来实现。典型显微镜油的折射率约为 1.5。在这种介质中，光的波长小于空气中的波长，从而提高分辨水平。因此，光学显微镜适合观察的颗粒直径下降到约 0.3 μm。当使用光学显微镜观察小于此值的颗粒时，可能会看不见。虽然可以通过短波长或暗场照明来改善这种情况，但是在用光学显微镜调整颗粒样品时必须谨慎。当粒径分布的直径降低到接近或刚刚高于分辨率极限时，由分辨率不足而导致误差的情况总是存在的。这种情况在图 1.2 中示出，其显示了使用光学显微镜观测得到的假想粒子分布和重整化分布。该原理适用于任何分辨率极限大于样品中的极小颗粒粒径的观测设备或方法。

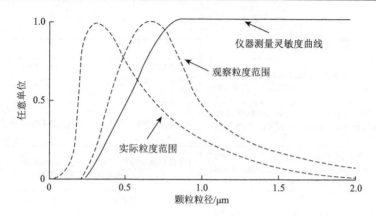

图 1.2 由于仪器分辨率受限，图为假定的粒径分布和仪器测量的粒径分布关系
已将径分布归一化

利用电子显微镜可以突破这种分辨率的限制。通过利用热丝产生的电子，可让分辨率实际极限接近于 0.001 μm。电子的波长，即关于其速度 v 的函数，可由德布罗意方程给出：

$$\lambda = h/mv \tag{1.2}$$

式中，h 为普朗克常量；m 为电子质量。在 50000 V 的加速电位差下，电子波长为 0.25 Å（0.25×10^{-10} m）。实际上，电子显微镜的分辨率受到电子波长以外的因素的限制。这种限制对气溶胶影响不大，因为分辨率的实际范围小于最小的气溶胶颗粒。然而，当使用电子显微镜测量颗粒尺寸时，会产生若干伪影。假设已经获得了一个适合查看的代表性样本。在显微镜内，样本处于高真空的环境，大约 10^{-4} 个大气压下。在该温度下，许多物质会迅速蒸发。在聚焦电子束中，温度（600℃或更高）的增加可能会让真空下通常稳定存在的颗粒蒸发。在几秒钟内观测到样品消失并不稀奇。此外，如果样品及其表面不导电，颗粒会由电波而带电荷并从收集基板飞出。有时由于样品上蒸气的冷凝，颗粒也会变大。油、油脂和其他有机材料在可见光范围内热颗粒接触时炭化，并会快速形成厚度达到 1~2 nm 的涂层，该涂层会导致明显的观测误差。这些工件的控制不是微不足道的，必须考虑特殊技术（如样品冷却）。克服这些情况可不简单，特殊的工艺技术（如样品冷却）必须被考虑使用。没改完

1.3 卷烟烟雾：一种常见的气溶胶体系

卷烟烟雾是一种常见的气溶胶体系，可用其阐述气溶胶的一些重要性质。烟草在约 1000℃ 下燃烧形成大量无机和有机气体、液体和固体（Baker，1974）。忽略抽吸间隔期间产生的侧流烟气，热混合烟气流经未燃烧的烟草进行过滤，再经过残留气体和新鲜空气稀释，并用其他汽化物质富集。离开的烟雾的粒径

和数量浓度都取决于未燃烧卷烟的对接长度——卷烟越长，颗粒越少且粒径越大（Keith and Derrick，1960；Ishizuet et al.，1978）。这种效应显然主要是由于过滤和优先除去了较小的颗粒。新鲜未稀释的烟气中每立方厘米空气中可能含有数十亿个颗粒，其中液滴直径范围主要在 0.1～1.0 μm 内，固相物质大部分高于或低于该范围。新鲜卷烟烟气中的气体组分多到无法完全罗列，包括水蒸气、一氧化碳、二氧化碳、一氧化氮、硫化氢、异戊二烯、丙酮、甲苯、乙醛和氰化氢等（Jenkins et al.，2000）。由于这些组分经环境空气稀释，会出现以下情形，包括温度下降、冷凝蒸气附着在颗粒上、化学反应、挥发物蒸发、凝结、沉淀以及颗粒的扩散传递。新鲜空气的稀释比例决定烟雾可能足够稠密以表现出"云气动力学行为"（Phalen et al.，1994a；Hinds et al.，2002）或者足够稀薄，使得每个颗粒独立移动而不受周围颗粒的明显影响。新鲜卷烟烟雾颗粒的凝结速度相当快，在 1 s 内每立方厘米的颗粒数可以下降到初始数量的一半。这种凝结倾向于增加颗粒尺寸，但是当实际测量空气中颗粒粒径关于时间的函数时，其经常表现出降低。这是由于颗粒的蒸发导致的平均粒径减小以及产生新颗粒的速率快于通过凝结增加粒径。

　　烟气被吸入后会在呼吸系统中沉积。尽管呼吸模式（包括呼吸时是否闭气等）会改变沉积效率和模式，但是据测量通常沉积量占总体吸入物质的 50%～90%（Landahl and Tracewell，1957；Hindset et al.，1983；Martonen，1992；Phalen et al.，1994a；Hofmann et al.，2001）。这个值大于用相同的中值粒径（0.1～1.0 μm）的惰性颗粒预测的结果，该证据表明，除了通常的颗粒沉积机制，也存在其他的机制。有几种机制，包括将挥发物蒸馏到呼吸道壁、颗粒-颗粒相互作用产生的云雾状态保持了烟气的相对整体性，使得它或多或少作为一种大量的低密度物质从而沉积，Rayleigh-Taylor 不稳定性理论可以解释该悬浮气体的沉淀（Hinds et al.，2002），烟气带有电荷也会引起沉淀增加。

　　一旦沉积，呼吸道中各种烟雾成分的持续时间将是可变的。一些快速溶解的组分将进入体液并从肺组织中除去。其他组分可能会抵抗溶解或其他清除机制，并在呼吸道中持续多年。大多数成分将以中间速率清除。

　　在前面的例子中，可以看到气溶胶的多种物理和化学性质如何与吸入毒理学有关。气溶胶技术是吸入毒理学不可分割的基础之一。本章和其他章节中的材料更详细地介绍了本例中卷烟烟雾的概念。

1.4　颗　粒　尺　寸

　　当我们考虑气溶胶颗粒时，自然会想到关于颗粒粒径的问题。粒径也许是描述气溶胶时最令人困惑的属性。气溶胶颗粒是具有独特几何直径的平滑球体。多项因素复杂化了气溶胶几何直径的确定。气溶胶系统通常由大量不同尺寸和形状的颗粒组成，其中需要使用几何尺寸的统计概念。对于球形颗粒，可以将具有代表性的多个数量的颗粒结合起来测量，并用于估计平均值或中值直径，以及尺寸范围（如标准偏差）的相关估计。当单个颗粒不是球形时，可以对每个颗粒或大量随机颗粒进行数次直径测量，并用统计学方法得出数据。

适用于球形颗粒的统计直径是颗粒投影面积的直径。将具有相同横截面的圆的直径区域作为粒子的二维投影图像。实际上，投影面积直径是通过圆形覆盖物拟合颗粒而获得的，排除粒子面积等于圆的面积。仪器利用颗粒照片可以快速便捷地测量投影面积直径。Endter Gebauer 分析仪（Zeiss® TGZ3，Zeiss，Germany）是这类仪器中最知名的。但这种技术普遍被图像分析软件所取代。

粒径相关的几个可测量的性质中，任何一个都可以用来定义直径。用于测量的仪器通常用球形气溶胶颗粒校准，并且获得校准曲线，使仪器响应于校准气溶胶的几何直径。在这种情况下，测量值为当量直径。常见的等效直径是基于电场中的光散射、空气动力学行为、表面积、扩散偏移和迁移率测量的。这些特性通常取决于折射率、形状、密度和表面粗糙度等颗粒的性质，因此两个等效颗粒的几何尺寸可能会有很大不同。基于物理性质的尺寸约定是有用的，因为它们直接与颗粒与环境相互作用的方式有关。当对远距离物体的可见度感兴趣时，基于光散射的约定直径是适当的。在吸入毒理学中，空气动力学直径是非常有用的。它通常被定义为具有与静止空气相同的终端沉降速度的单位标准密度（ 1 g/cm^3 ）的球形颗粒的直径，用来形容颗粒。空气动力学直径，通常适用于直径大于 0.5 μm 的颗粒，因此不受布朗轰击的强烈影响确定其重要的惯性性质，如不遵循气流和沉降速率。这些性质是吸入颗粒沉积在肺中的主要决定因素。若几何直径小于 0.5 μm 左右，接近空气分子碰撞之间的平均自由程，粒子运动受扩散力的强烈影响。在这种尺寸范围内，颗粒不再像空气一样连续流动，随机不均匀的分子轰击使颗粒在随机的方向上漂移，使稳定终点沉降速度的概念变得无效。

1.5　粒径大小的讨论

在气溶胶中，单个粒子各不相同，变化是其固有特性。因此，当一个物理特征，如直径，用于描述单个粒子时，对于粒子群就存在一个值。相对于用本身具有的各种特性（如松紧性、模糊性）分布数据，用数学分布表示离子尺寸更有帮助，可以更方便地导出新参数。例如，如果正态分布函数能够更好地拟合气溶胶样品尺寸的大小，那么仅用两个数字——中位数和几何标准偏差，就可以定义气溶胶粒子大小分布。两个值中，一个可以重建原始数据的分布。如果需要，粒子分布的体积和表面积也可以借助于适当的方程计算，只要粒子分布的几何形状很简单，如球形或立方体。

各种数学尺寸分布已成功地应用于粒子大小数据，对这些分布相对完整的描述可以在表 1.3 所列的文献中找到。大多数情况下，对数正态分布可很好地拟合常见粒子的大小。

对数分布函数与正态分布函数形式相似，函数中粒子性质的对数（如直径）是正态分布的。给出以样品直径为函数的正态方程，如下所示为正态分布和对数正态分布方程。

正态分布

$$f(D) = \frac{1}{\sigma(2\pi)^{1/2}} \exp(-[D - \bar{D}]^2 / 2\sigma^2) \tag{1.3}$$

对数正态分布

$$F(D) = \frac{1}{D \ln \sigma_g (2\pi)^{1/2}} \exp(-[\ln D - \ln D_g]^2 / 2\ln^2 \sigma_g) \tag{1.4}$$

式中，D 为直径的平均值；σ 为标准差；D_g 为几何平均数（或直径中值数）；σ_g 为几何标准偏差。两个参数：一个测量集中趋势，另一个测量分布趋势，特异地描述每一条曲线。

考虑对数分布函数是累加计数分布函数，给出粒子在给定直径 D 下的函数：

$$C(D) = \int_0^D \frac{1}{D \ln \sigma_g (2\pi)^{1/2}} \exp(-[\ln D - \ln D_g]^2 / 2\ln^2 \sigma_g) \mathrm{d}\ln D \tag{1.5}$$

当以直径 D 作对数概率图 $C(D)$ 时，结果是直线图。这个 $C(D)$ 等于 0.5 的点取决于粒子的中值直径 D_g。几何标准偏差 σ_g 是 $C(D) = 0.5$、0.16 和 0.84 时通过关系式计算得出。

$$\sigma_g = \frac{D_{50}}{D_{16}} = \frac{D_{84}}{D_{50}} \tag{1.6}$$

为方便起见，气溶胶尺寸分布参数通常由对数概率图上的尺寸数据决定。数值计算方法也可用于估计 D_g 和 σ_g。如果颗粒尺寸以数字表示，其中一个是直径中间值 D_i，另一个是粒子数 N_i，然后估算 D_g 和 σ_g：

$$\ln \mathrm{CMD} = \sum_i \frac{N_i \ln D_i}{N} \tag{1.7}$$

$$(\ln \sigma_g)^2 = \sum_i \frac{N_i (\ln D_i - \ln \mathrm{CMD})^2}{N - 1} \tag{1.8}$$

式中，k 为区间数，$i=1\sim k$；N 为总粒子数，如下：

$$N = \sum N_i \qquad (1.9)$$

当已知 D_g 和 σ_g 时，根据 Hatch 和 Choate（1929）的对数正态分布方程，可以估计粒子的体积中值粒径（VMD）和表面积中值粒径（SMD）。

$$\ln VMD = \ln CMD + 3\ln^2 \sigma_g \qquad (1.10)$$

$$\ln SMD = \ln CMD + 2\ln^2 \sigma_g \qquad (1.11)$$

体积和表面积分布中都有 σ_g，这个数理论上分布相同。

为了有助于理解几何标准偏差，有必要考虑假设粒子的集合，每个集合具有相同的中值直径，但有不同的几何标准偏差。图 1.3 是几何标准偏差为 1.1（基本上是单独分散的）、2.0 和 3.0 时描述黑圈的集合。这些值跨越单源产生气溶胶的几何标准偏差。

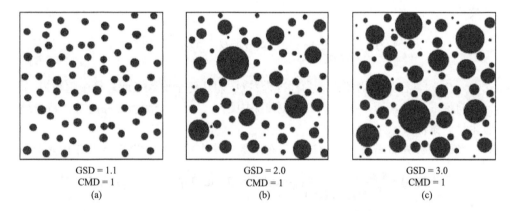

图 1.3　图中黑圈集合的中值直径（CMD）都为 1，几何标准偏差（GSD）各不相同

1.6　气溶胶特性

1.6.1　形状

与宏观物体一样，气溶胶粒子以各种各样的形状存在（图 1.4）。为了实际的目的，四种类型的形状似乎足以描述感兴趣的吸入研究的颗粒。前三类是由三个相互垂直的轴在粒子中心会聚形成的。如果粒子边界沿轴延伸到大致相同的距离，粒子可以分为球形或近似球形。液体颗粒通常是球形的，因为它是由过饱和蒸气的冷凝或小液滴蒸发形成的许多颗粒。

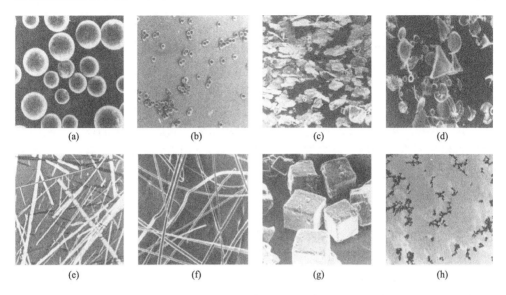

图 1.4　常见粒子的形状：（a）聚苯乙烯乳胶球；（b）豚草花粉；（c）青铜粉末；（d）硅藻；（e）石棉纤维；（f）矿物棉纤维；（g）氯化钠晶体；（h）金属（银）烟团。（a）～（g）引自 *The Particle Atlas*，1973 年第 2 和 3 卷，并得到 McCrone Institute 的许可

　　如果一个轴的粒子比其他两个轴的短，像个板状，可以得到一种平板形状的粒子。这种形状的颗粒包括石墨、滑石、云母和昆虫鳞片。板状颗粒通常是通过机械方式形成的，如磨损。

　　纤维状是一种重要的粒子形状，其一个轴的长度比另一个轴长三倍或更多，如石棉、玻璃纤维、矿棉、毛发碎片和各种塑料纤维。这些粒子倾向存在于一股流动的空气中，其长轴与它们的运动方向平行，因此对它们的气体动力学直径影响最大的是最小尺寸而不是长度。因此，与体积相同的球状颗粒相比，纤维状颗粒能在呼吸道更深处存在。另外，纤维状粒子可以抵抗肺移动细胞的吞噬，长期停留在体内。

　　排除其他类别的粒子，第四类粒子是些形状非常不规则的粒子，如星状粒子，包括氧化锌烟雾颗粒和烟雾、粉煤灰、金属烟雾形成的小粒子簇。链凝聚颗粒可能主要由数百个常见的小单元组成。它们的形状不规则（Moskal，et al.，2006），非常接近于变形蜘蛛，具有长的、分叉的链状肢体。这些颗粒可能有非常大的比表面积（单位质量的表面积）和相应低的（小到 10% 的母材料）有效粒子密度。大的比表面积和低密度的支链附聚物使它们随气流在空气中悬浮很长一段时间。它们也能深入肺部，并能向肺泡表面输送相当多的物质。这种颗粒在肺中可长久停留，因为它们有一个大的表面可以溶解在肺部。肺中吸入铅的金属烟雾后，溶解的铅可能在几小时后迅速出现在血液中。应强调初级颗粒（即颗粒簇）和附聚物之间的区别。通常，附聚物相当稳定，通过电子和分子力保持在一起。团聚体的气体动力学特性可能与它们的单个初级粒子的性质有很大的不同。

1.6.2　密度

　　粒子密度，即单位体积的质量，通过多种重要方式影响粒子的行为。例如，相同直径的两个球状粒子的密度不同，在静止空气中会有不同的质量和不同的终点沉降速度。如果它们的几何直径在 1 μm 以上，则其沉降速度将在很大的范围内与密度成正比。相反，如果两个球形粒子具有相同的沉降速度，那么密度越低，其质量就越大，因此，如果沉积在肺部，可能会产生更多的毒物。同样，对于两个质量相等的球形粒子，密度越大的粒子体积越小，其在空气中的运动越受到布朗运动的影响。手册中发现的各种材料的密度值很少适用于气溶胶粒子。大多数气溶胶粒子的表观密度明显小于相应的基体材料密度值。这是由于孔隙度的存在，即颗粒中存在孔隙。Beeckmans（1964）研究显示多达 90%的粒子体积是空的，这种情况并不少见。表 1.4 中的值是气溶胶粒子密度的典型值。颗粒密度的测量不是一个简单的问题，所使用的方法包括在各种流体中进行浮选试验，同时测定几何直径和空气动力学直径，然后计算密度。

表 1.4　气溶胶粒子密度与同一组分基体材料密度的比较

材料	形成方式	颗粒密度	体积密度
Au	电弧	0.2～8	19.3
Ag	电弧	0.64～4.22	10.5
Hg	加热	0.07～10.8	13.6
MgO	镁燃烧	0.24～3.48	3.6
$HgCl_2$	加热	0.62～4.3	5.4
CdO	电弧	0.17～2.7	6.5

资料来源：Fuchs（1964）。

1.6.3　电荷

　　自然界和实验室中的气溶胶粒子通常带有净电荷。事实上，在通常情况下任何气溶胶中，即使试图不让它们带电，也会有相当一部分粒子被充电。电荷对气溶胶粒子行为的影响存在几个方面，包括改变凝聚速率、表面沉积速率和在电磁场的存在下的轨迹。本节包括粒子产生电荷的机制、电荷在粒子上的分布、气溶胶带电粒子的衰变速率和实验室产生电荷平衡的方法。

1. 电荷产生机制

气溶胶在生成时通常产生电荷。其中一个机制是摩擦起电效应，有时被称为摩擦带电。当具有不同介电常数的材料（或一种绝缘特性材料）接触然后分离时，摩擦带电产生。尽管两种不同材料在一起摩擦可以产生闭开接点，但摩擦本身似乎并不是摩擦带电的必要条件。一个常见的实验，玻璃棒与丝绸摩擦，玻璃棒获得正电荷，而丝绸获得负电荷。一般来说，当两种材料接触紧密时，导体（较低的介电常数）会变成负电荷。

在气溶胶发生器中，粒子可以短暂地接触金属、橡胶、玻璃或塑料制品的表面，这种接触可以捕获电荷。同样地，当不同成分的颗粒分散时，相邻颗粒之间的介电常数的差异会使产生的气溶胶带电。即使一种物质组成的粉末被分散，一些粒子也会带正电，并且与带负电荷的数相等。在这样粉末分散的情况下，Kunkel 发现每个粒子平均电荷 $\bar{q}$ 近似与颗粒的直径 D 成正比（Mercer，1973）：

$$\bar{q} = 25D \tag{1.12}$$

式中，$\bar{q}$ 为平均电荷；D 为颗粒直径，μm。

当气溶胶由含离子的分散液体形成时，自由离子的随机运动导致单个水滴中的正负离子数目不等。当液滴分开时，携带净电荷的离子会吸引相反极性的离子，并且会发生一些电荷损失。忽略了后者的影响，Smoluchowski 和 Natanson 给出了形成液滴直径 D（μm）与平均电荷数的函数表达式，设液体中的离子浓度为 N（每立方厘米液体离子含量）（Mercer，1973）。

$$\bar{q} = 8.2 \times 10^{-7} D^{3/2} N^{1/2}, \quad 当 N < 10^{15} \, cm^{-3} \tag{1.13}$$

$$\bar{q} = 5.6 D^{1/2}, \quad 当 10^{18} \, cm^{-3} \leqslant N \leqslant 10^{20} \, cm^{-3} \tag{1.14}$$

液体的破裂可能导致对称的电荷分布，或者是在非常高的离子浓度下的不对称电荷的分布。另一种使粒子带电的机制可能是其与空气离子的相互作用。这种离子总是由天然放射性产生（宇宙射线、氡气等放射性元素），但这种离子可以通过高压或大电场放电。由于不均匀离子的附着或不同放电速率导致正负空气离子不对称的电导率（单位电位差的电流），不对称的电导率可导致气溶胶粒子不对称地放射带电亚原子粒子（如 α 或 β 辐射），从而放射性粒子将获得净电荷。空气的电离是由于放射导致一些自放电，这样的放射性粒子通常会获得净电荷。对于核衰变率高于每分钟 1 或 2 次崩解的颗粒，可预期显著的净电荷。Yeh 等（1976）对放射性自充电已进行了理论和实验证明。

2. 一个带电粒子对附近导体的吸引力

当一个粒子所带电荷为 q，在自由空间距离导体的表面距离为 d，导体表面具有均匀电位时，将会产生一个有趣的现象。导体中的电荷重新分配产生反场，实际上相当于一个电场，由第二个带相反电荷的粒子产生，−q 距离导电表面的距离为 d。第二个表面电荷类似于虚像，称为虚拟电荷。两个带相反电荷的粒子产生的电场刚好在导体的表面达到等电位状态。奇怪的是，带电粒子被施加了一个力，好像它被虚拟电荷吸引一样。库仑定律给出导体表面对粒子吸引力的大小（c.g.s）：

$$F = \frac{q^2}{d^2} \tag{1.15}$$

式中，F 单位是 dynes（达因），q 单位是 C，d 单位是 cm（Hinds，1999）。吸引力方向是沿粒子及其虚拟粒子的连线。Cohen 等（1996）已经证明虚拟电荷和空间电荷效应可以增加吸入气溶胶的沉积。

3. 电荷的分布

带电的气溶胶粒子吸引带相反电荷的气态离子，并获得和失去电荷。通常环境条件下，最终将达到平衡状态。空气中的双极性离子（具有相等正、负电导率）气溶胶的平衡电荷分布具有对称形式，每个粒子的电荷可能为零。在这种情况下，Boltzmann 平衡成立，平均电荷数（正或负粒子）$\bar{q}$（电荷带电单位）对单个粒子的粒子直径 D（μm）的函数如下：

$$\bar{q} = 2.37D^{1/2} \tag{1.16}$$

如果空气（或其他气体）中正、负电导率不相等，粒子将获得一个平均净（非零）电荷。

4. 带电粒子的衰变速率

在实验室中通常需要加速气溶胶的排放速率。[85]Kr 气溶胶排放设备用于实现此目的。这些市售设备（TSI，Shoreview MN，USA）由金属管组成，包含一个 [85]Kr 密封源，可以产生空气正、负离子的 β 发射体。Liu 和 Pui（1974）已经广泛地研究了 [85]Kr 中和剂。设备中一个大的金属管中有一个含 Kr 中心钢管（直径 3 mm，厚 0.076 mm），气溶胶可从中通过。他们发现当流动的气溶胶 Nt [N 为离子浓度（ions/cm³），t 为停留时间（s）] 超过 6×10^6 ions·s/cm³ 时，气溶胶可以实现高电荷的 Boltzmann 平衡。

在吸入研究中，这种设备或另一个双极离子设备的使用能很好地中和新生成的气溶胶。未达到电荷平衡的气溶胶在吸入给药系统或实验对象的外表上都存在不必要的沉积。表 1.5 展示了实验室排放器中高电荷气溶胶平衡排放的最大流速的实例。对于某些应用，[210]Po 中和剂或放射性离子发生器具有较好应用（Covert et al.，1997；Hinds and Kennedy，2000；Ji et al.，2004）。

表 1.5　$^{85}Kr^a$ 装置中电荷平衡的最大流量

放电器放射性/mCi	最大气流/(L/min)
0.5	14
1	17
2	23
10	107

资料来源：Liu 和 Pui（1974）。

a ^{85}Kr 中和体积 1.4 L，放射源在一个 0.076 mm 直径的薄壁钢管中，Nt（10^6 s/cm³）平衡中和最大带电粒子是由给定的气流条件实现的。

与空气离子相互作用而引起的粒子电荷的损失或增益呈指数变化。电荷水平越高，负电荷粒子的吸引速度越快，净电荷损失越快。不带电粒子的充电率可以方便地表示一个半衰期达到平衡时的电荷分布。在普通空气条件下，半衰期约为 400 s（Gunn，1955）。对于带电粒子在大气中电荷损失率的估计很难，但用 Liu 和 Pui 的 Nt，一个新生成的气溶胶可能在大气中约 4 h 达到 Boltzman 均衡要求。

1.6.4　光散射

气溶胶粒子在入射光方向上的消光或减弱是由吸收和散射引起的。吸收包括辐射能转化为热能和其他形式的能量，包括化学键的激发。散射包括在波长不变的条件下入射光的重新辐射。对于一个单一的宏观均匀的物体，原始光束的强度 I_o 与强度 I 的关系如下：

$$I = I_o e^{-kx} \tag{1.17}$$

式中，k 为消光系数；x 为基体厚度。透射光强与原始光强的比值 I/I_o，即透射率，也称为透光率。消光系数和厚度的乘积 kx 称为混浊度。

对于单个粒子，消光系数或面积效率因子 E（Hodkinson，1966）为

$$E = \frac{\text{分散粒子吸收的总能量}}{\text{入射粒子几何能量}} \tag{1.18}$$

对于一些粒子，空气中有 n 个单位体积，每个都有一个投影面积 a（被光束截获），$k = naE$，且

$$I = I_o e^{-naEx} \tag{1.19}$$

单粒子消光系数 E 随粒子形状、大小、组成和光的波长而变化。

散射光，或更准确地说，重新辐射相同波长的光，通常不会在所有方向上均匀地散射。再辐射光的角度依赖性非常复杂，并且取决于颗粒的形状、大小、成分和光波长（Hodkinson，1966）。

利用气溶胶光散射已经开发了几种仪器（见第 4 章）。利用气溶胶的光学特性

能最大限度地减少气溶胶干扰。使用仪器可在特定的角度区域探测消光或散射强度，然而，这种仪器的局限性比较大，这些限制包括：

（1）与光粒子束重叠产生重合误差；

（2）用同种形状或成分的粒子进行校准后，使用该仪器测定其他类型粒子的误差；

（3）给定尺寸颗粒的灵敏度低；

（4）由于光束非球形粒子的随机取向产生的误差；

（5）加热和蒸发的粒子很容易改变。

1.6.5　吸湿性

吸湿性气溶胶颗粒，即那些可溶于水并能在较高湿度环境中生长的颗粒，构成吸入气体的大部分，包括海盐、硫酸液滴、烟草烟雾、各种药品，以及各种喷涂产生的气溶胶。由于在正常情况下，呼吸道的相对湿度超过吸入气溶胶气相湿度，水溶性气溶胶颗粒将会吸入。吸湿性增长是否会改变这些颗粒的沉积是一个重要的问题。国际放射防护委员会肺动力学课题组（TGLD，1966）建议使用最终吸湿性粒子的大小计算吸入剂量。计算方案考虑采取增长率（Landahl，1972；Ferron，1977；Martonen，1982；Ferron and Busch，1996；Schum and Phalen，1997；Finlay，2001），这些更先进的方法似乎更必要，因为许多吸湿颗粒在通过气道时显著增长。较大的颗粒在较长的时间内继续生长，较小的颗粒则迅速地完成生长。以直径为 1 μm 的干氯化钠颗粒吸入支气管的时间增长曲线为例表明直径在前 1～5 s 时显著增加，大概 10 s 后，直径最终增长到 4 μm。因此，将有更多近似的沉积估计（Ferron and Busch，1996）。许多吸入毒理学研究感兴趣的材料有吸湿性，然而，即使是微量吸湿性的物质颗粒也可以大大改变其增长率（Bell and Ho，1981），因此当将理论增长模型应用于真实气溶胶时必须谨慎。

1.6.6　表面积

特定的表面或单位质量小的颗粒的表面积大得惊人。对于完全光滑的球体，用关系式计算出比表面积：

$$S_s = \frac{表面积}{质量} = \frac{6\pi D^2}{\pi D^3 \rho} = \frac{6}{D\rho} \tag{1.20}$$

式中，D 为颗粒直径；ρ 为密度。式（1.20）给出了一个特定表面的最小可能值，而不光滑未破裂的球形粒子将具有更大的表面积。环境中颗粒可能有粗糙的表面、毛孔、裂缝或内部空隙，这大大增加了它们的比表面积。对于这种粒子，可以通过实验测量获得物理或化学相互作用的表面积，基本测量方法如布鲁诺尔等（1938）描述的（BET 法）。在这种测量中，表面积来自于气体在不同分压下凝聚的气体量。吸附在颗粒上的气体量可以用灵敏的微量天平或其他测量技术进行测定。当气体能够更好地进入小缝隙时，使用这些方法得到表面积的值依赖于所用的气体。氮吸附等温线常用来确定颗粒的表面积。Mercer（1973）描述了适用于测量颗粒特异性表面积的方法和实验装置，各种表面测量仪器可以从测微学仪器有限公司（Norcross，GA，美国）获得。表 1.6 显示了各种粒子的比表面积。

表 1.6　不同类型不同大小颗粒的比表面积

类型	直径/μm	比表面积/(m²/g)	备注
液态水	100	0.06	计算
	10	0.6	计算
	1	6	计算
	0.1	60	计算
	0.01	600	计算
石英	100	0.05	测量 [a]
	10	0.4	测量 [a]
	1	3.5	测量 [a]
银熏	0.03	16	测量 [b]
木炭	—	800	测量 [c]

a Hesketh（1977）第 1 章；

b Phalen（1972）；

c Brunauer（1938）。

颗粒表面积在吸入毒理学中的重要性来自三种现象：气溶胶吸附气体并将其携带到肺部深处的能力；当颗粒物通过空气的传播在呼吸道中沉积后，粒子表面促进或催化化学反应的趋势；表面积对肺颗粒溶解速率的影响（Mercer，1967）。吸入实验中颗粒的比表面积在实践中很少测量。这一影响因素在未来将引起更多的关注。

1.7　气溶胶动力学

1.7.1　颗粒的移动

悬浮颗粒在空气中的悬浮时间是气溶胶粒子的重要性质之一。为了了解颗粒的稳定性，并对暴露系统和呼吸系统中的气溶胶沉积进行定量估计，研究粒子运动，即气溶胶动力学是很有必要的。必须考虑三种类型的力对气溶胶粒子的运动影响：①外力，包括重力和电场产生的；②阻力，来自于周围的气体介质；③相互作用力，粒子之间（带电粒子的吸引或排斥为例）。气溶胶力学通常是从前两种力的考虑出发的，第三种力通常被忽略，或者将第三种力作为修正。对粒子运动更深入的介绍参见 Hinds（1999）第 7 版第 3 章。

1. 重力和浮力

重力是使空气中的粒子向下的拉力，即 F_G，等于粒子质量 M_p 与重力加速度 g（980 cm/s^2）的乘积：

$$F_G = M_p g \qquad (1.21)$$

因为粒子的质量是体积和密度的乘积，所以公式可以写成

$$F_G = g\pi D_p^3 \rho_p / 6 \qquad (1.22)$$

这种重力被一个相反方向（重力相反的力）的浮力所抵消。这个力由阿基米德原理给出，等于粒子流体的质量与颗粒体积液密度 ρ_f 的乘积：

$$F_G = -g\pi D_p^3 \rho_f / 6 \qquad (1.23)$$

静力 F_{GB} 等于重力和浮力总和

$$F_{GB} = g\pi D_p^3 (\rho_p - \rho_f)/6 \qquad (1.24)$$

设粒子的直径为 1 μm，代入公式，发现相比于 F_G，F_{GB} 很小：

$$
\begin{aligned}
F_{GB} &= (980\,\text{cm/s}^2)(3.14)(1\times10^{-4}\,\text{cm})^3(1-10^{-3}\,\text{g/cm}^3)/6 \\
&= 5.13\times10^{-10}\,\text{g}\cdot\text{cm/s}^2 \qquad (1.25)\\
&= 5.13\times10^{-10}\,\text{dynes}
\end{aligned}
$$

2. 阻力

空气与运动粒子的相互作用而产生的阻力的大小，取决于粒子 D_p 的大小、粒子相对于空气的速度 U 和空气的黏度 η。这种力的表述在粒子的大小范围内是很简单的，因为在空气与粒子的碰撞中，粒子的大小相对于平均自由程是相当大的。

在这种情况下，粒子将周围的介质看作连续的流体，而不是快速移动的单个气体分子的集合。

此外，如果颗粒是固体且足够小，它的运动不会对加速的空气流体产生很大的干扰，但需要考虑黏附力。在上述条件下，Stokes 阻力或连续介质力学中空气阻力 F_D，与运动方向相反：

$$F_D = 3\pi\eta D_p U \qquad (1.26)$$

Stokes 定律适用于直径在 1～100 μm 的空气粒子，Stokes 定律可以通过修正因子（坎宁安滑移修正）向下延伸到直径约为 0.05 μm 的粒子。

3. 终端沉降速度

一个粒子在稳定重力和不断增加的空气阻力 F_D 的影响下下降，净加速力为 F_{GB}。当以恒定的速度继续运动时，粒子上的净力为零。这个恒定的速度称为终端沉降速度 U_t，在一定的速度 U_t 下，通过净加速力等于阻力，速度 U_t 为

$$F_{GB} = F_D \tag{1.27}$$

$$g\pi D_p^3 (\rho_p - \rho_f)/6 = 3\pi\eta D_p U_t \tag{1.28}$$

$$U_t = \frac{gD_p^2(\rho_p - \rho_f)}{18\eta} \tag{1.29}$$

在 Stokes 机制中，终点沉降速度可以非常小，可以 1 μm 直径球体的单位密度代替。

$$U_t = (980\ \text{cm/s}^2)(1\times10^{-4}\ \text{cm})^2(1-10^{-3}\ \text{g/cm}^3)/18\times[184\times10^{-6}\ \text{g/(s·cm)}] \tag{1.30}$$

$$= 3.0\times10^{-3}\ \text{cm/s}$$

$$= 30\ \mu\text{m/s}$$

沉降速度的依赖性强，表 1.7 中给出了特定的粒子直径下的 U_t 值。需要注意的是，终端沉降速度与粒子密度成正比，因此表 1.7 中的沉降速度值可以用非单位球密度获取其估计值。

表 1.7　单位密度（1 g/cm³）下不同直径球形颗粒的终端沉降速度（未校正和滑移校正），坎宁安滑移修正因子和均方根位移（布朗）

颗粒直径/μm	坎宁安滑移修正因子	沉降速度/(cm/s)	校正沉降速度/(cm/s)
0.01	22.2	3.1×10^{-7}	6.69×10^{-6}
0.05	4.97	7.53×10^{-6}	3.74×10^{-5}
0.10	2.87	3.01×10^{-5}	8.63×10^{-3}
0.50	1.33	7.53×10^{-4}	1.00×10^{-3}
1.00	1.16	3.01×10^{-3}	3.50×10^{-2}
5.00	1.03	7.53×10^{-2}	7.77×10^{-2}
10.0	1.02	3.01×10^{-1}	3.06×10^{-1}
50.0	1.00	7.29	7.31
100.0	1.00	2.48×10^1	2.48×10^1

资料来源：改编自气溶胶物理学表，BGI Inc.，1971。

4. 坎宁安滑移修正

随着颗粒直径的减小，Stokes 假设的连续性和各向同性介质变得不再有效。空气分子之间的空间相对于颗粒不再是可忽略的。这种现象和其他分子动力学现象导致阻力 F_D 减小，其强度依赖于粒子尺寸的大小。

$$F'_D = F_D / K_s \qquad (1.31)$$
$$U'_t = U_t K_s \qquad (1.32)$$

式中，上标意味着滑移因子 K_s 是无单位的坎宁安滑移因子，大小总大于 1。这个以坎宁安为名的理论因子通常由分子平均自由程、颗粒直径或大气压力和粒径的函数经验公式计算。

Davies（1945）提出了一种方便计算 K_s 的方法：

$$K_s = 1 + (2 / PD)(6.32 + 2.01\exp[-0.1095PD]) \qquad (1.33)$$

式中，P 为厘米汞的大气压力；D 为粒子直径，μm。在 1atm 时，直径为 1.0 μm 和 0.1 μm 的粒子滑移因子分别为 1.16 和 2.9。表 1.7 为滑移对颗粒终端沉降速度的影响。

5. 布朗运动

气体分子的随机轰击导致气溶胶粒子速度的随机定向变化。这种现象导致粒子在其他叠加力作用下移动。这种运动被称为布朗运动，对于直径小于 0.5 μm 的小颗粒尤为重要，并导致粒子在腔室、管道和呼吸道表面沉积凝结、扩散，这一现象由 Fuchs（1964）和 Mercer（1967）发现。较高的大气温度和较小的颗粒直径下，布朗运动撞击引起的平均粒子速度更大。表 1.7 给出了在 1 atm 气压和 20℃ 温度下各种大小颗粒扩散所引起的平均移动速度，也给出了滑动修正位移。扩散和沉降对静止空气中粒子位移的净影响如图 1.5 所示，值得注意的是当粒子的粒径

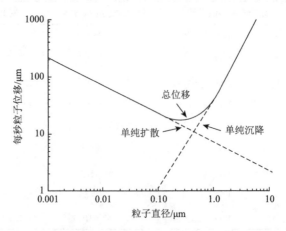

图 1.5　静止空气中 1 s 内颗粒的沉降、扩散和位移的总和（粒子密度 = 1 g/cm³）

约为 0.3 μm 时，粒子移动速度达到极小值。这种颗粒受到分子轰击和重力联合作用的影响较小，因此在空气中悬浮时间较长，吸入时在呼吸道中沉积效率较低。

1.7.2　凝结

接触到的空气粒子通常会粘在一起形成单个粒子，这一机制被称为凝结，其可导致颗粒数量的稳步减少及平均粒径的增加。

凝结是由单个气溶胶粒子速度差异所驱动的。这些差异包括扩散（由于布朗运动）、气体动力学扩散导致的沉降速度差异、层流或湍流大气中的速度梯度和粒子电迁移率的差异，以及由外力如光束产生粒子的运动。在吸入研究中，气溶胶凝结通常是不需要的，因为它会由于沉积而损失（但损失由于扩散而减少），导致颗粒尺寸增加。

凝结过程包括两个粒子聚集在一起。在所有粒子大小相同的情况下，它的速率与单位体积粒子数 N 的平方成正比。在扩散产生单分散粒子凝聚的情况下，适用 von Smoluchowski（1917）理论。它可以通过凝结系数常数 K_c 预测单位体积空气中粒子数的变化率与常数 N^2 相关。

$$\frac{\mathrm{d}N}{\mathrm{d}t} = -K_c N^2 \tag{1.34}$$

式中，K_c 与滑移因子 K_s 和粒子大小相关。

$$K_c = 3 \times 10^{-10} K_s \tag{1.35}$$

通过微分积分方程和强加初始条件 N_0 为时间趋于 0 时 N，可以获得：

$$N = N_0 / (1 + N_0 K_c t) \tag{1.36}$$

在式（1.36）中，可以看到凝结粒子数是粒子初始数量和凝结系数的函数。在实际情况下，气溶胶的凝结速率通常会与上面的计算大不相同。这是由于以下几个因素，包括单分散性偏差（颗粒凝聚时将会产生）、气流、带电荷的粒子和其他因素。因此，公式只提供特定浓度下降的估计。对凝聚函数更完整的介绍见 Zebel（1966）或 Hinds（1999）第 12 章。

1.8　颗粒大小和毒性

1.8.1　颗粒质量

许多吸入物质的反应被认为具有剂量依赖性，也就是说，明显的反应与高的剂量浓度有关。剂量通常用目标组织单位质量的毒性来表示。

$$剂量 = \frac{有毒物质量}{目标物质量} \tag{1.37}$$

毒物的"量"通常是有毒物质的质量。然而，它也可能是粒子数、表面积、化学或其他特性。在城市空气污染中，一系列颗粒潜在毒性的特点可以在 Phalen（2002，72 页表 6.2）中找到。最近有研究表明，对于单位质量的颗粒，超细颗粒比大颗粒可能有更大毒性（Oberdorster，2001）。

单个颗粒具有较大质量的几个沉积颗粒可能比沉积多个质量较小颗粒具有更大的影响。这一事实尤其重要，因为气溶胶中每个颗粒的质量可以在许多数量级上变化。例如，由于球形颗粒的质量与几何直径的立方成正比，所以在肺内沉积 1000 个直径为 0.1 μm 的颗粒，等于在肺内沉积一个直径为 1 μm 的颗粒质量。

当不同质量的颗粒沉积在呼吸道中时，每个颗粒直接影响的细胞数量可能随每个颗粒的质量显著变化。沉积在呼吸道中的一定质量的物质可能介于许多小颗粒之间或较少的大颗粒之间，并且不同情况对总体毒性的影响可能是惊人的。这种考虑对于快速溶解的材料来说可能不那么重要，因为这些材料仅作为颗粒短暂存在，但对于体内难以溶解的材料尤为重要。

相对不溶解的放射性粒子 α 发射的物质在肺部区域沉积，为粒子质量如何影响毒性提供了例子。由于粒子对周围细胞的直接影响主要涉及 α 放射，每个气溶胶粒子对周围的组织产生放射。一方面，肺内含有的许多大质量颗粒很少致癌，因为危险的细胞数量有限，而那些被照射的细胞实际上可能被过度照射而被消毒，从而防止肿瘤的发生。另一方面，我们可以认为肺内分布有较大颗粒时更危险，因为颗粒周围的细胞接收大剂量照射相对于较小颗粒相关的较小剂量辐射更危险（尽管更多的细胞受到辐射）。这个所谓的热粒子问题与核技术对环境的影响有关。一个相似的问题存在于肺部不均匀沉积产生的局部热点（放射性或非放射性）（Phalen et al.，2006）。

1.8.2 空气动力学特性

固体颗粒的类型可以根据它们的形状和气体动力学特性来定义，包括近似球形的球状颗粒，片状颗粒，长细颗粒或纤维状颗粒，团簇或聚集颗粒。对于给定空气动力学直径的近似球形的颗粒，密度较高的颗粒总质量较低。因此，在给定气体动力学大小时，空的或海绵均质颗粒的质量更高。颗粒的毒性与颗粒密度的差异是可以估计的，但尚未系统地研究。长细纤维的空气动力学直径几乎与其长度大致相同，直到长度与直径之比约为 20（Timbrell，1972）。因为这个原因，石棉纤维与小颗粒的空气动力学近似，可以深深地沉积在肺部。此外，这种粒子不能由肺巨噬细胞有效地除去。这些影响是石棉工业肺疾病所强调的。

吸入毒理学研究中，一种有趣的气溶胶——金属烟雾，由小于 0.1 μm 的颗粒链状团聚体组成。已知肺损伤与吸入金属烟雾有关，这可能与给定质量的烟雾气溶胶大的表面积相关。大表面的烟雾颗粒空气动力学阻力使得它们能够跟随空气流，逃避上呼吸道的压缩。和石棉纤维相似，金属烟雾颗粒渗透到肺部深处的能力无疑增大了其危害。

1.8.3　表面积

考虑两类有毒颗粒材料：一是需要溶解产生影响的物质，二是不需要溶解的物质。石棉和石英这样的固体颗粒具有有毒物质的形状或表面特征，其他材料如铅和锰等可能需要溶解才能中毒。对于这两种类型的颗粒材料其比表面积（表面积与质量比）影响其毒性。光滑的球形颗粒的比表面积等于 $6/\rho D$，ρ 是物理密度，D 是几何直径。单位密度粒子的直径为 1 μm，其比表面为 $6 \text{ m}^2/\text{g}$，而 0.01 μm 直径的颗粒其比表面积为 $600 \text{ m}^2/\text{g}$。细二氧化硅的毒性增加，可能与表面积增加有关。毒性机制可能与颗粒表面和组织反应有关（Stober，1968）。最近对超细颗粒的研究表明，颗粒表面面积及粒子数可能是其毒性的重要因素，某些情况下该因素也许比粒子的质量更重要（Oberdorster，2001；Kreyling et al.，2006）。

Mercer（1967）提出了一个与肺部清除实验数据相关的肺颗粒溶解模型。该模型假定溶解速率与颗粒的有效表面积成比例。有毒物质溶解时，表面积增加，毒性增强。在不同的水介质中，银粒子的溶解（质量中值直径 0.04 μm）表明即使是不溶性物质在超细状态下也能迅速溶解（图 1.6）。基于溶出速率发现在蛋白液中，根据 Mercer 模型预测这些银粒子在约 48 h 内基本上完全溶解在肺中（Phalen，1972）。测量粒子的溶出速率方法综述见 Ansborlo 等（1999）。有关估计颗粒在细胞中溶解的信息见 Stefaniak 等（2005）。小颗粒系统毒物由于较大的比表面积，比大颗粒更易溶解，因此在肺中沉积时毒性更大。

1.8.4　其他尺寸依赖因素

除了颗粒大小、分布、沉积方式和溶解速率对颗粒毒性的影响外，其他尺寸相关的因素也可能对毒性产生影响。Holma（1967）提出巨噬细胞有效吸收聚苯乙烯球的最佳粒径是 1.5 μm，他也给出了吞噬直径的上限为 8 μm。Kreyling（2006）研究表明超细颗粒也不能被有效地吞噬，这大概是由于信号比较小。在可吸入颗粒物的范围内（0.01～10 μm），肺巨噬细胞摄取的相对效率问题值得进一步研究。

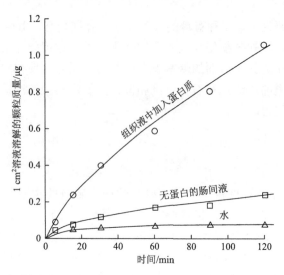

图 1.6　金属银烟雾颗粒在各种水性介质中的溶解。在蛋白质的溶液中溶出速率增加可能是由于银离子与蛋白质的结合。初始粒子的中值粒径为 0.03 μm

资料来源：根据 Phalen（1972）重新绘制

Gross 和 Westrick（1954）和 Tucker 等（1973）报道了肺泡膜对粒子通透性的影响。通过气管注入给予大鼠小的碳颗粒（<0.2 μm），19 h 后，颗粒在细胞外间隙中被发现，作者认为这是颗粒膜渗透的证据。在希尔斯的实验中，老鼠吸入胭脂红颗粒的直径范围为 0.05～5 μm。在吸入后 3 h，显微镜检查发现在细胞外间质空间（肺细胞之间的空间）存在"小聚集体，直到细胞大小"。这些微粒物质可能会残留、溶解、运输到淋巴或血管，或被运输到呼吸道，随后被吞咽。粒子大小在膜渗透中的影响是当前比较关注的一个话题（Kreyli ng et al.，2006）。

表 1.8 显示了粒子的质量、表面积、比表面积和单位比重球的微克样品中的颗粒数量。注意，粒子质量变化超过 15 个数量级！

表 1.8　微量材料 [a] 中颗粒的直径、质量、比表面积和颗粒数量

直径/μm	质量/g	表面积/cm²	比表面积/(cm²/g)	No. /μg [*]
0.001	5.24×10^{-22}	3.14×10^{-14}	6.00×10^{7}	1.91×10^{15}
0.01	5.24×10^{-19}	3.14×10^{-12}	6.00×10^{6}	1.91×10^{12}
0.1	5.24×10^{-16}	3.14×10^{-10}	6.00×10^{5}	1.91×10^{9}
1.0	5.24×10^{-13}	3.14×10^{-8}	6.00×10^{4}	1.91×10^{6}
10.0	5.24×10^{-10}	3.14×10^{-6}	6.00×10^{3}	1.91×10^{3}
100.0	5.24×10^{-7}	3.14×10^{-4}	6.00×10^{2}	1.91

a 适用于单位比重的光滑球体；

* 单位质量颗粒数量，译者注。

1.9　气　体　性　质

1.9.1　颗粒从空气到组织中的运动

以下将主要涉及不与组织反应的气体（关于吸入气体附加材料可以在第 2 章中找到）。气体在空气、水和油介质中的分子量和相对平衡溶解度将在很大程度上解释这些气体在吸入时的行为。气体从空气进入组织的运动涉及一系列步骤。吸入将气体带入呼吸道。易溶于水的气体将被带入鼻子、口腔和主要气道中。未被吸附在上呼吸道中的气体将流入小气道并向肺部扩散，这种扩散是由浓度梯度驱动的。如果气体的大气分压大于肺泡中的气压，则气体将进入肺部网状区域。在肺泡中，气体将与肺表面达到平衡。达到平衡的初始速率取决于分配系数，即空气中的气体相对于在平衡状态下溶解于组织中的相对体积的比例。

$$分配系数 = 分布系数 = \frac{在介质A中的气体体积}{在介质B中的气体体积}（平衡状态下）\quad (1.38)$$

在肺泡中，介质 A 可以被认为是空气，介质 B 可以看作水（代表组织）。溶解的气体将分布在组织内，包括血液，并且水性和非水性（如脂肪或脂质）将按一定比例（如水和脂质的百分比）在隔室中分配。由于血液的流动性和组成，溶解在血液中的气体将分布在身体各处的器官中。

如果受试者有足够多的时间在空气中呼吸固定浓度气体，所有组织中的气体将有效地达到平衡，并且进入和离开任何组织的分子的运动速率也将平衡。这种假设基于气体不与组织任何成分反应或化学结合，吸入机制仅是简单的溶解。当环境空气中的气体浓度充分下降时，该过程反转。具有丰富血液供应的组织往往比那些供血不畅的组织解吸得更快，气体被呼出，直到完全被清除。例如，气体在具有丰富血液供应的脑器官中比供血不畅的脂肪组织中更快地被呼出。脑和脂肪都含有丰富的脂质，因此可以容纳大量的脂溶性气体。基于生理学基础药代动力学（PBPK）模型用于调查各种吸入气体和蒸气是可行的（Dennison et al., 2005）。

1.9.2　气体浓度的表示

空气中的气体浓度可以用许多方式表示：①百分比组成，体积的百万分之一（ppm），十亿分之一（ppb）等；②微克每立方米（$\mu g/m^3$）；③以毫米汞柱（mmHg）或其他压力单位的分压表示。在大多数毒理学研究中，大部分气体浓度用气体在空气中的组成表示。浓度可以基于质量或体积，但是在任一种情况下，除非说明大气压力，否则这种表达浓度的方法是有问题的。以氮为例，空气中含氮百分比为 79%（79 万 ppm），这种空气成分没有显著的有害影响。然而，在深海潜水时压力升高到 4～5 atm 时，79%的氮气可能成为麻醉气体导致生物迷失方向和死亡。尽管这是一个极端的例子，但却表明降低或升高大气压力可以改变组织吸收气体分子的驱动力。因此，应谨慎使用体积百分比、质量百分比或相关单位，并且通常应避免在给定压力下对其他压力进行毒性数据的外推。使用单位体积空气中气体的质量，如 mg/m³ 来表达浓度是合理的，无论环境压力如何，因为该单位与分子数成正比。类似地，气体的分压涉及每单位体积空气中存在分子的数量及摄取到组织中的驱动压力。将气体浓度单位从 ppm（体积）转换为 mg/m³ 是常用的，反之亦然。假设理想气体定律在现行条件下足够准确，可以使用表 1.9 中的换算。为方便起见，表 1.9 中列出了几种转换因子。

表 1.9　将 mg/m³（气体质量/空气体积）转换为 ppm（气体体积/空气体积），以及 k^a

气体	分子式	分子量	$k = 24.45/MW[ppm/(mg/m^3)]$
乙炔	HCCH	26.04	0.939
氨气	NH_3	17.03	1.44
二氧化碳	CO_2	44.01	0.556
一氧化碳	CO	28.01	0.873
氯气	Cl_2	70.91	0.345
氟	F_2	38.00	0.643
甲醛	HCHO	30.03	0.814
氢气	H_2	2.02	12.1
硫化氢	H_2S	34.08	0.717
甲烷	CH_4	16.04	1.52
一氧化氮	NO	30.01	0.815
氮气	N_2	28.02	0.873
二氧化氮	NO_2	46.01	0.531
一氧化二氮	N_2O	44.02	0.555
氧气	O_2	32.00	0764
臭氧	O_3	48.00	0.509
光气	Cl_2CO	98.93	0.247
二氧化硫	SO_2	64.07	0.382

a 适用于标准温度和压力。

$$k = \frac{摩尔体积\,(22.4\,L/mol)}{分子量}\left(\frac{T}{273}\right)\left(\frac{760}{P}\right)$$

式中，T 为温度，K；P 为压力，mmHg。

1.9.3　溶解度

如前所述，气体在水中的溶解度是气体在呼吸系统内沉积的重要决定因素。一方面，高度水溶性的气体通常被上呼吸道表面有效去除，并且不会以高浓度到达肺部深处。另一方面，较差的水溶性气体在上呼吸道中不能被更好地吸收，可以更好地渗透到肺部深处。

一个重要例外在存在大量气溶胶颗粒的情况下发生。液滴可以将溶解的气体携带到肺中，从而增加肺部深处对通常被困在上呼吸道中的物质的暴露。即使是干燥的颗粒也可以携带大量吸附在其表面上的气体。

第2章 呼 吸 道

2.1 引　言

比较单位时间呼吸空气与摄入相应的水和食物的量是有益的。男性、女性和儿童对于空气、水和食物的正常摄入量的值可以在各种参考文献中找到（Altman and Dittmer，1974；EPA，1985；Schleien et al.，1998）。如表 2.1 所示，测试人员同一时期休息状态下每天吸入约 10800 L 空气，消耗约 1.7 L 饮用水和约 1.6 L 食物。室内空气密度约为 1.2 g/L，相应的每日空气、水和食物摄入量分别约为 13000 g、1700 g 和 1600 g。

表 2.1　成年男性（70 kg）空气、水和食物的摄入量及这些污染物暴露剂量假设100%摄取

暴露途径	状态	正常摄入速率		污染物剂量/(mg/d)	
		g/d	L/d	1 ppm（*w/w*）	1 μg/L
空气	休息	12960	10800	12.96	10.8
空气	8 h/d 轻体力劳动	20160	16800	20.16	16.8
饮水	非极端环境	1700	1.7	1.70	0.0017
食物	包括水	1610	1.61	1.61	0.0016

资料来源：改编自 Schleien 等（1998），第 12 章。

假设一种污染物，无论以何种方式摄入，通过身体任何部位时都趋于（100%）储存在身上。两种假设，第一种情况下，假设污染物在空气、水和食品中存在的水平为 1 ppm（污染物/载重量），即每克空气、水或食物含有 1×10^{-6} g 污染物。在第二种情况下，假设污染物在空气、水或食物中的浓度为 1×10^{-6} g/L（1 ppm 污染物的质量/空气的体积）。表 2.1 给出了每个案例下污染物每天的剂量。在第一种情况下，污染物存于 1 μg/g 的载体上，通过呼吸摄取的量约为饮水或进食的 8 倍。在第二种情况下，在空气中污染物剂量为 1 μg/L 时，通过呼吸摄取污染物的量超过水或食物的 6000 倍。大量空气不断地被吸入，因此通过这条途径产生毒性的可能性是相当大的。这种情况不能应用于多种途径的不同暴露。

推荐几本详细论述本章所介绍主题的好书，包括《吸入毒物外推模型的基本原理》、《臭氧和二氧化氮》（Miller and Menzel，1984）、《吸入毒理学》、《设计和阐释吸入研究及其在风险评估中的应用》（Dungwort et al.，1988）、《吸入颗粒和气体的关系外推》（Crapo et al.，1989）、《肺比较生物学》（Parent，1991）、《呼吸毒理学和风险评估》（Jenkins et al.，1994）、《吸入毒理学（第二版）》（McClellan and Henderson，1995）、《鼻吸入外源性化学物质的毒性和临床剂量对人体健康的影响》（Miller，1995）、《雾化吸入：近期前沿研究》（Marijnissen and Gradón，1996）、《大鼠肺和肺癌中粒子超载》（Mauderly and McCunney，1996）、《肺脏：科学基础（第二版）》（Crystal et al.，1997）、《人类毒理学手册》（Massaro，1997）、《粒子-肺交互作用》（Gehr and Heyder，2000）、《健康和疾病中的肺生物学》（Bittar，2002）、《肺：发展、老化和环境》（Hardi ng et al.，2004）、《肺的毒理学（第四版）》（Gardner，2006）、《吸入毒理学（第二版）》（Salem and Katz，2006）、《粒子毒理学》（Donaldson and Borm，2007）、《吸入气溶胶：物理和生物学基础治疗（第二版）》（Hickey，2007）。新的相关书籍不断出版，《肺比较生物学》（第 28 卷，第 2 期，1983 年 8 月）包含了 21 篇论文，涵盖了多种常用的物种，是美国呼吸疾病研究的一个补充。

2.2 产 后 发 育

哺乳动物的诞生标志着其从水环境过渡到呼吸空气，它仅是在肺中的持续重组（Burri，1997；Harding et al.，2004），哺乳动物中肺发育的本质是相似的，但结构发育的成熟时间有很大不同（Parent，1991；Plopper and Pinkerton，1991；Plopper and Fanucchi，2004）。这种变化也体现在许多功能中，包括外源性激活和/或解毒、腺体分泌、老化和对吸入材料防御（Parent，1991；Harding et al.，2004）。这里只作简要概述。

肺的发育过程分为四阶段：伪腺体，从腺体外观转变为管状分支；小管，其特点是气道分支和血管定位；囊状上皮细胞，包括上皮细胞的分化和肺的扩大；肺泡的发生。小鼠这些阶段的时间安排如下：在出生后（19 天后）肺部处于中期阶段，肺泡形成发生在出生后第 5～30 天（Cardoso，2004）。相比之下，人类是在完成囊泡期和肺泡形成的早期出生的（Cardoso，2004）。关于各种物种，Zoetis 和 Hurtt（2003）提供了对豚鼠、仓鼠、狗、猴和人参考的简要回顾。值得注意的是，狗是用于儿科吸入药物安全测试的可接受物种。其他物种的毒理学调查也是有用的，发育阶段的时间是已知的，因此结果也是可以理解的。两个参考文献《肺发育》（Hodson，1977）和《肺：成长、老化和环境》（Harding et al.，2004），在肺的发展中提供了更多的细节。

2.3　隔　　间

像呼吸道这样复杂的器官系统，是通过形成概念性的解剖单元或单元来简化的。如果过程是彻底的，可以将各个隔间相连，形成完整器官的有用描述。

隔间也是形成许多类型数学模型的基本单位，并且可以通过描述多室系统中的材料或信息传递与速率相关联的传递系数。呼吸道如何划分的问题没有独特的解释。对疾病诊断和治疗感兴趣的医生可以考虑四个部位：①大气道（鼻、口、咽、喉、气管和主支气管）；②小气道（较小的支气管和细支气管）；③腺泡（末端细支气管、肺泡管和肺泡）；④血管。同时，组织学家可能更喜欢使用基于细胞类型的隔室，如内皮、上皮、腺体、软骨、肌肉和神经元。国际放射防护委员会（ICRP）肺动力学课题组（TGLD，1966）提出的三个主要区域对吸入毒理学家来说都是非常有用的。课题组根据解剖特征、颗粒沉积和清除现象将呼吸道分区域。美国国家辐射防护与测量委员会（NCRP，1997）对区域进行了修改，如图 2.1 所示。表 2.2 提出了类似的模型。

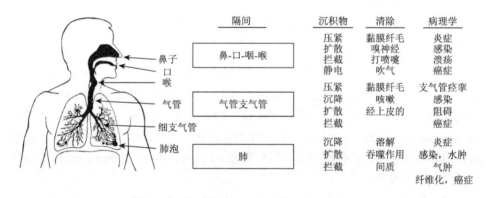

图 2.1　NCRP 的分区模型

表 2.2　用于分析颗粒吸入的人体呼吸道隔间

部位	解剖结构	ACGIH	ICRP	NCRP	TGLD
头部气道	鼻 口 鼻咽 口咽 喉	头-气道区（HAR）	胸腔区（ET）	鼻口咽喉区（NOPL）	鼻咽区（NP）

续表

部位	解剖结构	ACGIH	ICRP	NCRP	TGLD
气管-支气管束	气管	气管支气管区（TB）	支气管区（BB）	气管支气管区（TB）	气管支气管区（TB）
	支气管				
	细支气管(终末支气管)				
气体交换部位	呼吸细支气管	气体交换区（GER）	肺泡间隙区（AI）	肺区（P）	肺区（P）
	肺泡管				
	肺泡小囊				
	肺泡				

资料来源：ACGIH®，1985；ICRP，1994；NCRP，1997；TGLD，1966。

　　使用 NCRP（1997）术语，鼻口-咽喉（NOPL）隔室从前鼻孔开始，包括通过喉部的呼吸道。该区域中的颗粒沉积物包括两个大的颗粒，其惯性导致阻塞物的撞击，并使其通过扩散到气道沉积的小颗粒的壁上（ICRP，1994；NCRP，1997）。几种途径描述了沉积在鼻腔中颗粒的清除。相对易溶解的物质进入血液，一些难溶的物质通过黏膜纤毛运输到喉咙继续吞咽。鼻子的前三分之一部位主要通过吹洗、擦拭或其他外在手段清除颗粒物，有效去除不溶性颗粒可能需要 1～2 天。鼻后部黏膜纤毛清除，间隙为 10 分钟至 30 天，较慢的清除与组织损伤有关（NCRP，1997）。最近，针对超细颗粒已经记录了朝向大脑的嗅觉清除途径（Dorman et al.，2002；Oberdörster et al.，2004）。口腔大部分通过吞咽或祛痰清除颗粒物。

　　气管支气管（TB）区域从喉基部开始，包括气管和纤毛支气管气道，下至末端细支气管。通过 NOPL 区域的相对较小的颗粒将会存入 TB 区域。惯性撞击、沉降和布朗扩散（对于小颗粒）机制导致沉积，拦截是纤维的重要沉积机制。

　　在口腔呼吸期间，运动或说话时，鼻子中收集颗粒的能力丧失，颗粒倾向于沉积在 TB 区域中且效率更高。TB 区域既可以纤维化又具有黏液分泌功能，因此通过黏膜纤毛作用然后吞咽使沉积颗粒清除。相对可溶性的物质可能迅速进入血液循环。

　　在较细的气道中，黏液运动速度最慢，并且朝向气管。由于大小不同颗粒沉积在 TB 区中，较小的颗粒倾向于在肺中沉积较深，预期较大的颗粒可以更快地被清除。在 TB 中清除持久性物质不能以单一速率来描述。研究表明健康的气道在 24 h 内几乎完全清除颗粒，但最近的数据显示，结核患者的清除速度非常慢（ICRP，1994；Kreyling and Scheuch，2000）。

　　第三隔室，肺（P）区域是气体交换的主要部位，包括呼吸细支气管（RB）、肺泡管、肺泡囊和肺泡。颗粒到达和沉积在该区域时，必须通过 NOPL 和 TB 区域，并且通过沉降、扩散或拦截与 P 表面接触。由于每次呼吸时，一部分未被呼出，所以沉积的时间对于一些颗粒可能较长。来自 P 区的清除还没有被完全了解，但肺动力学课题组（TGLD，1966）提出了几个机制，包括：①溶解相对可溶性的材料，吸收进入体循环；②将颗粒直接通入血液；③巨噬细胞吞噬颗粒，易位于纤毛化气道；④将颗粒转移到淋巴系统。可以通过考虑呼吸道的有用性来说明吸入颗粒的沉积。颗粒的沉积现象可能是复杂的，特别是在呼吸气道如此复杂的几何结构中。如果测量吸入和呼出空气中颗粒的浓度，并且绘制一个与图像相对的粒径图，则可以获得一个谷状沉积效率曲线［图 2.2（a）］。在颗粒直径约为 0.5 μm 时，总沉积曲线出现最小值，因为该直径的颗粒不受惯性或扩散力的强烈影响。

通过使用区域沉积的详细测量和一些数学计算，可以将该总沉积曲线分解为 3 个更简单组分的单个隔室。每个隔室的沉积概率有时可用于将各种疾病与导致这些疾病颗粒的尺寸相关联。例如，机械师的鼻癌可能与空气动力学直径大于 10 μm 气载颗粒的收集效率有关。图 2.2（b）为校正吸入性曲线，即大颗粒逃逸进入鼻子或嘴部的趋势（Soderholm，1989）。

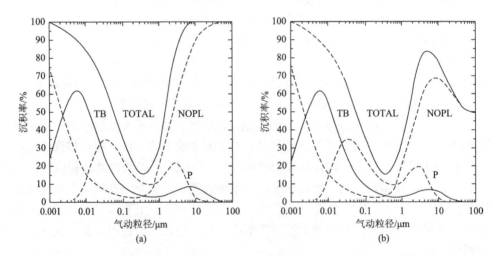

图 2.2　（a）正常呼吸时人呼吸道主要区域的颗粒沉积；（b）（a）部分颗粒沉积效率乘以尺寸依赖吸入性

资料来源：Phalen（2002）"空气污染的微粒争议：案例研究和经验教训"，Kluwer 学术出版社，图 5.2，60 页，得到 Springer Science 和 Business Media 的同意。注意：使用 NCRP（1997）模型构建的曲线

三室模型已被广泛使用，但其具有一些重要的缺点。例如，颗粒沉积在给定隔室内的模式没有解决，不应该做出沉积是均匀的假设；又如，TB 隔室中的

分叉可以是高度沉积的区域点（Phalen et al.，2006）。此外，该模型不能完全分离末端细支气管及肺泡管和囊泡之间的区域。该区域包含结构独特的 RB，因为它们含有分泌黏液的纤毛细胞（如 TB 区）和肺泡（如 P 区）。RB 中间区域应该被赋予独立地位作为第四个隔间，因为它通常是人类产生气道疾病的部位（Bates，1989）。

2.4 大体解剖学

2.4.1 概述

哺乳动物呼吸道的大体解剖结构包括鼻子、口腔、咽、喉、气管支气管树、呼吸性细支气管（当存在时）、薄壁组织（肺泡管、肺泡囊、肺泡）和相关的胸膜、隔膜、血管、淋巴管和主要神经单位。正如人们所预期的那样，这些结构不仅在解剖学上是复杂的，而且在物种之间也有很大差异。有几篇文章详细介绍了哺乳动物呼吸道解剖学（Parent，1991；ICRP，1994；NCRP，1997；Massero，1997；Bittar，2002；Harding et al.，2004）。

2.4.2 鼻、鼻咽和喉

哺乳动物的鼻和鼻后腔是一个复杂的器官，具有嗅觉、检测空气中的刺激物、收集气体和颗粒、调节吸入空气的湿度和温度，以及从眼睛、鼻窦和耳朵内部排出液体的功能（图 2.3）。这些关键的功能也使鼻咽部区域成为空气中毒物的重要目标。它必须在环境浓度下处理未经过滤的空气污染物，而任何功能损伤都可能会导致严重的后果，甚至威胁生命。

人类的鼻子包含两条通道，由软骨中央隔开。一般成年男性鼻子的气量约17 mL（Gross and Morgan，1991）。气体通过鼻孔进入鼻腔，鼻孔的横截面积约为 0.7 cm^2。鼻腔由骨、软骨和结缔组织构成支撑壁，提供足够的刚性以防止呼吸时塌陷。鼻腔的前 1/3 在脸上被皮肤覆盖，并且没有有效的黏液涂层。后 2/3 的空腔被黏液覆盖，以一定的速度约 1 cm/min 向后移动到纤毛吞咽点。这种黏液由杯状细胞和腺体产生，与液体（包括眼泪）混合，从眼睛流入鼻腔和面部骨骼的窦腔。鼻腔的前部被毛发部分覆盖，通过毛囊底部的神经捕获大量吸入体。

每个人的鼻腔中央和后部包含 3 个鼻甲（贝壳状结构），向下弯曲的架状板分层吸入空气，并可以增加吸入空气的湿度，加热或冷却吸入的空气。眼睛和鼻腔管道通向鼻甲和鼻腔壁之间的空间。嗅觉区位于最上面的鼻甲上方。

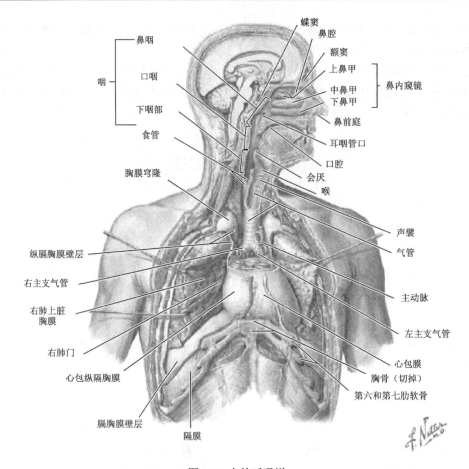

图 2.3　人的呼吸道

来源：Netter 医疗插图（使用经 Elsevier 许可），版权所有

　　在它的后部，鼻腔变窄并且向下急剧转向。这个区域的鼻咽是捕获一些颗粒的收集区域。鼻咽部形状大致呈管状，与口腔咽部相连（嘴后边的部分），在其下部约几厘米处。咽部在会厌处分开转入喉和气管，或继续向下至食管。咽内衬黏液纤毛上皮。

　　会厌是一种在吞咽期间可以移动的覆盖喉部入口的肌肉瓣。其他的肌肉活动也可以防止吞咽物质进入气管，所以手术切除会厌的人可以吞咽而不会窒息。

　　喉或声音盒是一个短的管状空腔，呈可变尺寸的狭缝状，其中心部分变窄（图 2.4）。缩小是由喉壁两侧折叠引起的。最上面的褶皱被称为假声带，下面褶皱被称为真声带。成年人喉约 3～6 cm 长，有一个变截面取决于通过它的气流速率（Stanescu et al.，1972）。平均成年女性喉的大小约为成年男性的 78%（Gross and Morgan，1991）。喉代表气流的主要阻力元素，也形成吸气空气射流，导致气管壁上的颗粒撞击（Schlesinger and Lippmann，1976）。喉部被肌肉、骨骼和软骨包裹，内衬黏液覆盖膜，与鼻腔和咽后部非常相似。喉中黏液向上推进吞咽。

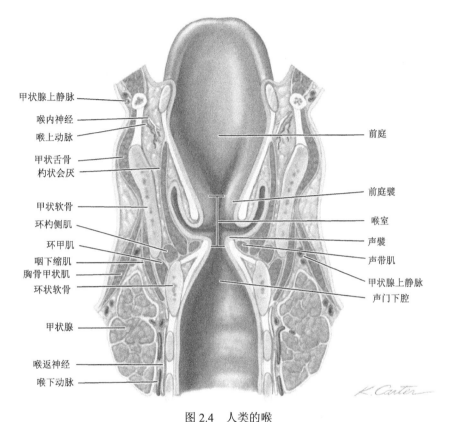

甲状腺上静脉
喉内神经
喉上动脉
甲状舌骨
杓状会厌
甲状软骨
环杓侧肌
环甲肌
咽下缩肌
胸骨甲状肌
环状软骨
甲状腺
喉返神经
喉下动脉

前庭
前庭襞
喉室
声襞
声带肌
甲状腺上静脉
声门下腔

图 2.4　人类的喉

资料来源：Netter 医学插图，经 Elsevier 许可使用，版权所有

　　虽然上面的解剖描述严格适用于人类，但哺乳动物一般都有类似的结构。结构的尺寸和形状因物种而异，甚至在特定物种的不同品种中也有差异（Gross and Morgan，1991）。想象一下：如鼩鼱、海豚和大象鼻腔的差异。一种常见的实验动物狗，在几个重要的方面与人不同。狗的鼻腔比人类长数倍，并含有二十多个鼻甲（Schreider and Raabe，1981）（图 9.7，第 9 章）。

2.4.3　支气管树

1. 气管

　　气管与喉在入口处相连，是一个软管，可分裂成两个主要支气管（图 2.5）。人类约有 20 个 C 形软骨在其壁上防止其塌陷。软骨环末端之间的空隙充满了柔软的肌肉组织。因此，在横截面上，气管倾向于具有 D 或 O 形结构，这取决于其内部气压。气管的内壁覆盖着由杯状细胞和黏液腺生成的黏液。黏液通过纤毛细胞朝向喉部移动。

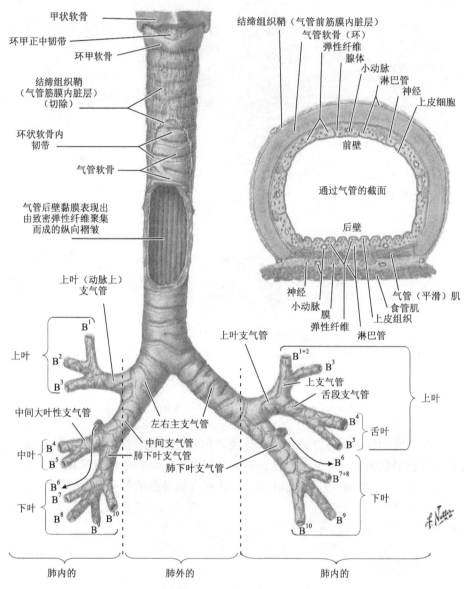

图 2.5　人类气管和主要支气管

资料来源：Netter 医学插图，经 Elsevier 许可使用，版权所有

在呼吸过程中，由于气管的延伸，气管的直径和长度都在变化。例如，第 9 章所述气管的尺寸因物种而异。

有些物种的支气管在中区附近的气管分支出来进入肺部的一个肺叶。猪和山羊中存在气管支气管，但其在人类和大多数其他哺乳动物中极少存在。

2. 支气管和细支气管

在哺乳动物中，气管分为两个主支气管，称为支气管。在人体中，这些支气管进入左右肺，肺泡开始出现在细支气管壁之前，继续分几代，人类约分 16 代（图 2.6）。肺泡标志着 TB 树的结束和呼吸 RB 区域的开始。

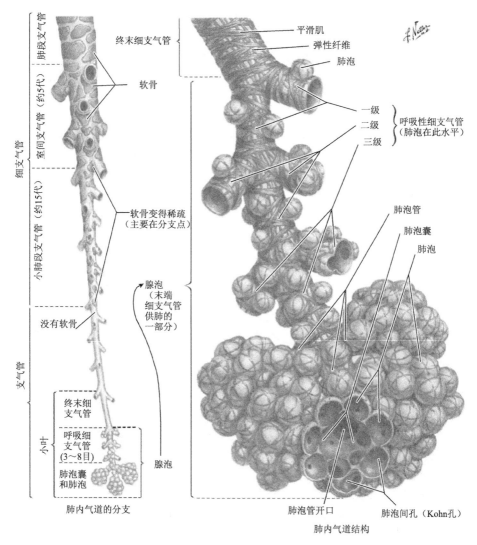

图 2.6　支气管、细支气管、肺泡管、肺泡囊和肺泡
资料来源：Netter 医疗插图，经 Elsevier 许可，版权所有

　　支气管和细支气管横截面大致为圆形，平滑肌完全包围支气管气道。支气管壁上气管的 C 形软骨被外侧平滑肌上不规则形状的软骨板所取代。在管直径约 1 mm 或更小的 TB 树下面，软骨消失。这些称为细支气管的管体有分泌黏液的杯状细胞，但在其壁上没有黏液腺。支气管的最外层由坚韧的结缔组织和弹性纤维的混合物组成。

　　支气管的内衬有纤毛假复层柱状上皮细胞、分泌黏液的杯状细胞和底层的黏液分泌腺（图 2.7）。由于在吞咽时黏液向咽部推动，TB 树具有主动清除的功能。细支气管排列着没有假复层的纤毛柱状上皮细胞。

　　哺乳动物的结核病有两种基本的分支形式，单一和常规的二分法（Schlesinger and McFadden，1981）。这些术语与出生前树枝支气管的形成方式有关，但在描述成熟的肺部时也很方便。狗、猫、兔、绵羊、猴子、猪、大鼠、小鼠、仓鼠和其他几个物种的特征是气道长而逐渐变细，通常具有小侧分支，大约呈 60° 从主气管上脱离（Phalen et al.，1978a）。人肺是典型的规则二分支（对称），一个管分为两个几乎相等的子分支，直径和相对的母管分支角度几乎相等。然而，人肺也确实存在分支不对称（Phillips and Kaye，1997）。图 9.4（第 9 章）说明了这两种类型。分支模型是代数的函数，随着进一步深入肺部，分支越来越对称。

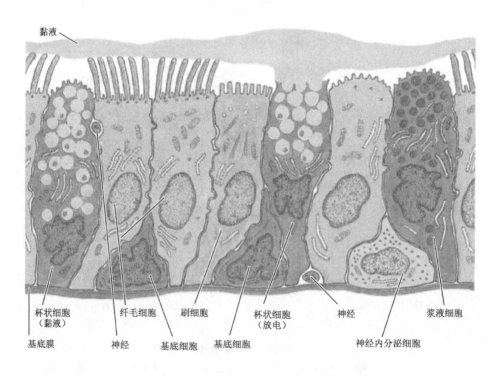

黏液

杯状细胞（黏液）　　纤毛细胞　　刷细胞　　杯状细胞（放电）　　神经　　浆液细胞

基底膜　　神经　　基底细胞　　基底细胞　　神经内分泌细胞

气管和大支气管。以纤毛和杯状细胞为主，有少量浆液细胞，偶尔有刷细胞和克拉拉细胞。大量的基底细胞和少数的神经内分泌细胞存在

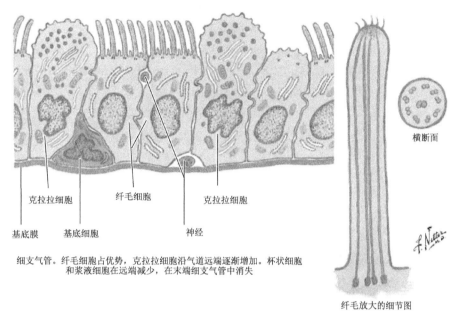

横断面

克拉拉细胞　　　纤毛细胞　　　克拉拉细胞

基底膜　　基底细胞　　　　　神经

细支气管。纤毛细胞占优势，克拉拉细胞沿气道远端逐渐增加。杯状细胞和浆液细胞在远端减少，在末端细支气管中消失

纤毛放大的细节图

图 2.7　支气管壁上的细胞

资料来源：Netter 医学插图，经 Elsevier 许可使用，版权所有

数据取自人、狗、大鼠和仓鼠硅橡胶 TB 复制品铸件（Phalen et al.，1973；Phalen and Oldham，1983）。复制模型在胸部制成并固化、消化组织、切除肺泡，并进行测量。气道分支的理想化模型（图 2.8）用于定义测量参数。一段的长度由位于两个子段轴的交点和母段的中心轴之间的中点 a 和 b 定义。吸入颗粒总路径的长度是通过它所经过管子长度的总和来表示的。每个管子测 2 个或 3 个直径取其平均直径 D。每个子段的分支角度（θ）定义为从母段向子段移动的大气流方向。子段的确定：主要子段和次要子段（主要子段直径较大，次要子段段小）。研究发现主要和次要子段在以下几个方面有所不同：主要子段有较小的分支角度，虽然并不总是这样，但通

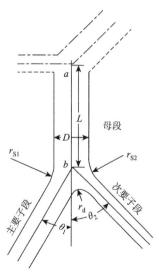

图 2.8　理想的气道分支模型，是气管支气管结构的基本单位气道。直径（D）、长度（ab，L）、半径（r）和分支角度（θ）由该模型定义

常与短小的子段相比，其长度更短。

由 Weibel（1963a）描述的人类对称 TB 树模型被广泛使用，模型包含气道长度、直径和数量的信息。近期，更多的人类（ICRP，1994；NCRP，1997）和大鼠 TB 模型（Yeh, et al.，1979；Yeh and Schum，1980）被提出。这些模型之间的差异可能涉及技术上的差异和/或解剖学的个体差异。目前已经对人、狗和大鼠 TB 模型进行了审查（McBride，1991；Phillips and Kaye，1995，1997；Brown et al.，2005）。图 2.9 显示了人体呼吸道，包括细支气管和肺泡。

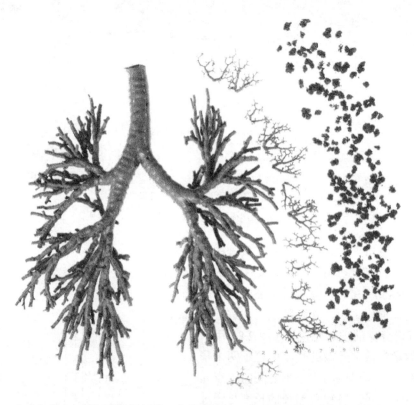

图 2.9　人造气管支气管气道的复制品，内嵌有辅料，在胸腔内制成并保持分支角。最大的部分代表支气管，细枝表现为非肺泡化的细支气管和小的腺泡

为什么人类 TB 区域比其他哺乳动物更为对称呢？这种差异可能与人的直立姿势和更多的球形胸腔内部而不是水平的姿势和多数其他哺乳动物拉长的胸部有关。此外，人体无毛皮减少了身体通过呼吸系统蒸发冷却的要求。因此，毛皮覆盖的动物也许可利用长单轴气道气流在潮湿的环境中迅速移动，从而有效地喘气而表面没有过度通气。

2.4.4　呼吸细支气管

人类支气管树终端的细支气管，直径约为 0.6 mm，分支形成一阶 RB。这些 RB 继续分支共给出 2～5 个数量级的 RB。

随着它们的分支，RB 有越来越多的肺泡开口进入管腔（图 2.6）。这些肺泡薄壁，被毛细血管包围，可能参与肺的气体交换功能。在肺泡之间，RB 的表面是纤毛上皮。在肺泡内，没有发现纤毛细胞。

对 RB 提出三点重要的问题。首先是这些结构有巨大的物种变异性（Phalen and Oldham，1983；Tyler and Julian，1991）。一些哺乳动物，如大鼠和小鼠，甚至似乎完全没有 RB。其次，在人类中，RB 被认为是疾病的重要部位（Bates，1973，1989）。最后，这些结构形成了肺部沉默区域的一部分，是呼吸系统疾病难以通过常规肺功能测试来检测的区域。事实上，通过呼吸系统的约 90% 的气道阻力气流是在大气道中产生的。因此，在气道阻力的临床测量中，可能无法检测到狭窄或部分阻塞的小气道。而且，由于 RB 基本上均匀地分布在整个肺中并且数目少于肺泡管和肺泡囊，所以它们的结构不容易在 X 光片中看到。基于此，小气道疾病的检测需要专门的技术（Bates，1989；Garay，1992）。

2.4.5　软组织和肺区

软组织与其支持框架或辅助组织不同，与机体的主要功能有关。在肺中，软组织与肺泡有关，但不包括气管和支气管树，这些气管和支气管树通常具有将空气输送（或传导）到肺泡的功能。肺软组织的主要结构元素是肺泡管、肺泡囊、肺泡、肺泡毛细血管和肺部淋巴管。这些单位如图 2.6 和图 2.10 所示。注意，腺泡通常被定义为由终端细支气管提供的气体交换单元。人类腺泡含有约 10000 个肺泡（Mercer and Crapo，1991）。

肺泡管是一种管状结构，其壁完全覆盖有肺泡。肺泡管分支到另外两个肺泡管或两个盲端管称为肺泡囊。虽然肺泡囊通常被描绘成球形，但其更接近肺泡（或气囊）类似一个不完整的多面体（图 2.10）。肺泡的开放面暴露于呼吸细支气管、扁平管或肺泡囊中的空气中，闭合部分由精细毛细血管网络包围。因此，在肺泡中，大气和血液进行紧密接触，在此可以发生 CO_2 和 O_2 的平衡。除了周围的毛细血管网以外，肺泡被弹性纤维和非弹性纤维部分包围以提供机械支持。不同物种之间肺泡的大小和总数有很大的不同，同一物种随着年龄的增长也有所不同，甚至从个体到个体差别也很大。成人肺泡的平均直径为 150～300 μm。肺泡数量取决于人体的大小，275 亿～800 亿不等（Ochs et al.，2004）。

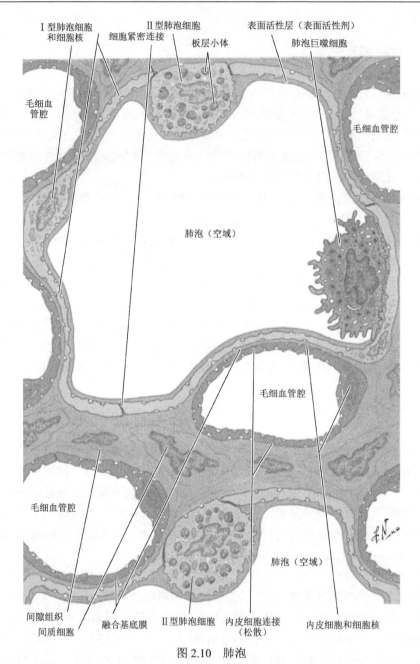

图 2.10　肺泡

资料来源：经 Elsevier 许可使用的 Netter 医学插图。版权所有

2.4.6　肺的类型

McLaughlin 及其同事（McLaughlin et al.，1961a，1961b）检查了用彩色乳胶

注射的哺乳动物肺部，对三种基本肺部类型给出了定义。在给定的肺模型中，他们发现肺叶分离的程度、胸膜的特征（包裹肺的膜）、存在或缺乏终端和呼吸性细支气管扩张及肺的血液供应相似。选择这些参数是因为它们在肺部疾病发展中的重要性及其在整个器官中可能的分布（Tyler and Julian，1991）。因此，人们可能会在给定的肺类型中预期哺乳动物类似的肺部疾病和这些疾病的范围。Ⅰ型肺，包括牛、绵羊和猪在内，具有厚胸膜、发育良好的次级分叶和明显的小叶间隔。Ⅱ型肺，包括狗、猫和恒河猴在内，具有非常薄的胸膜、没有继发性分叶和不明确的小叶间隔。Ⅲ型肺，包括马和人类在内，是一种中间型，具有较厚的胸膜、未完全发育的小叶和偶然的小叶间隔。关于远端气道的解剖结构，牛、大鼠和天竺鼠具有很少的 RB 肺泡化。另一个极端是狗、猫和恒河猴具有严重的肺泡化。人、马、兔肺泡化介于两者之间，RB 区存在中等程度的肺泡化。在选择动物进行研究或者在物种间推断结果时应该谨慎对待。

2.5　细胞和组织

2.5.1　纤毛黏膜

在鼻、喉、气管、支气管和细支气管后部的组织被称为纤毛黏膜或黏液纤毛上皮（图 2.7）。顾名思义，这种组织的特点是细胞中存在许多毛发样的突起（纤毛），并且存在个别细胞和腺体，这些细胞和腺体分泌组成黏性和弹性液体。被低黏度液体包围的纤毛是活动的，并以协调的方式运动和律动，导致覆盖的黏液移动通常朝向吞咽它的咽喉方向。

尽管通常假定覆盖的黏液是连续的且不间断的，但 Salathé 等（1997）认为其可能是不连续的。人呼吸系统的纤毛细胞具有细胞核并且形状是柱状的，直径 $10\sim15\ \mu m$，高度 $20\sim40\ \mu m$。纤毛细胞附着于基底膜上，替代细胞似乎在成熟细胞下方形成以替代丢失的细胞。在气道内腔的突出顶表面，有 $15\sim150$ 个或许更多的丝状纤毛，其长度为 $5\sim15\ \mu m$，直径约为 $0.3\ \mu m$。纤毛弯曲，然后以每分钟数百次的速度向前冲击。相邻细胞上的纤毛协调地跳动，以每分钟毫米数量级的速度推动黏液。

在纤毛细胞之间散布的柱状杯状细胞大小与纤毛细胞相似，但缺乏纤毛，底部狭窄，因此呈杯状（图 2.7）。这些细胞也附着在基底膜上，制造黏液并在顶部打开，将其内含物排出到气道表面。在基底膜下面，有一些由细胞簇组成的黏液腺，这些细胞分泌到通向上皮表面的导管中（图 2.11）。人体气道表面分泌的黏液总量约为 100 mL/d，可能每天吞咽 10 mL。

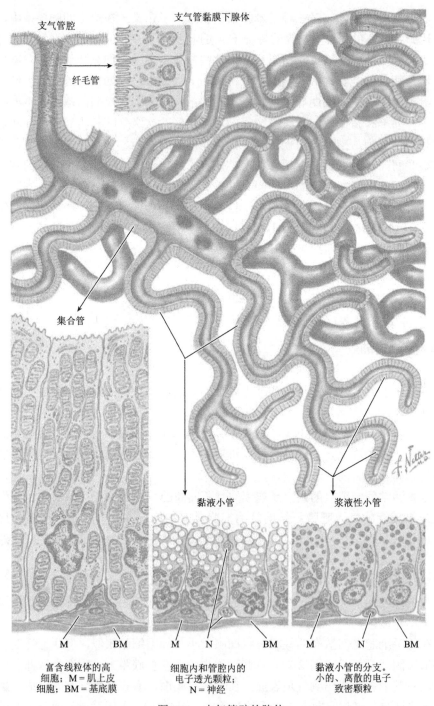

支气管腔

支气管黏膜下腺体

纤毛管

集合管

黏液小管

浆液性小管

M   BM

M   N   BM

M   N   BM

富含线粒体的高
细胞；M＝肌上皮
细胞；BM＝基底膜

细胞内和管腔内的
电子透光颗粒；
N＝神经

黏液小管的分支。
小的、离散的电子
致密颗粒

图2.11 支气管壁的腺体

资料来源：Netter 医学插图，经 Elsevier 许可使用，版权所有

NOPL 和 TB 室纤毛黏液分泌组织负责清除气道表面的颗粒。这个功能取决于黏液的质量和数量及纤毛的数量和同步性。病毒和细菌感染及几种肺部疾病和毒物可能导致黏液过量或不足，以及纤毛的丢失或麻痹（Salathé et al.，1997）。这种状态下，打喷嚏和咳嗽成为清除黏液纤毛上皮的主要清除机制。咳嗽往往被认为是一个令人讨厌的症状，但它是一种保健机制，可以清除呼吸道中的毒素和传染性生物。

2.5.2　肺泡

如前所述，人类肺泡是一个多面体结构，直径 150～300 μm，面向大气开放（图 2.10）。壁主要由非常薄的肺泡上皮细胞形成，肺泡上皮细胞核膨胀到肺泡腔。在其最薄的部分，Ⅰ型肺泡上皮细胞的厚度约为 0.1 μm 或稍小。这些细胞似乎具有相对光滑的表面，位于 0.02～0.04 μm 厚的基膜上。另一个基膜支持毛细血管内皮细胞。这些细胞连接形成毛细血管壁，其大小和形状与薄的肺泡细胞相似。Weibel（1964）及 Weibel 和 Gil（1977）（表 2.3）报道指出空气与血液界面的总厚度由 H. Meesen 测量。较大的动物界面厚度较大（Pinkerton，et al.，1991）。

表 2.3　不同物种稀薄区域气血屏障的厚度

物种	毛细血管内皮/μm	基膜/μm	肺泡上皮/μm	全屏障/μm
人类	0.02～0.4	0.11～0.16	0.04～0.065	0.36～2.5
狗	0.25	0.12～0.18	0.03～0.08	0.4～0.65
兔	0.015～0.075	0.06	0.1	0.17～0.24
鼠	0.018～0.1	0.065	0.05～0.1	0.13～0.26
鸡	0.15	0.05～0.057	0.02～0.12	0.2～0.3
猪	0.0385～0.075	0.0295～0.047	0.0145～0.0175	0.1～0.14

资料来源：Meessen（1960）。

较厚的立方形细胞型肺泡上皮细胞表面覆盖着小突起（微绒毛）。这些微绒毛大大增加了其表面积，同时暗示着细胞体内内含物的存在，使得细胞制造并分泌物质到肺泡表面。这种细胞参与了表面活性剂的产生和分泌，降低了肺泡所具有的塌陷倾向（Clements et al.，1958；Pattle，1965）。肺表面活性物质的异常可能与疾病状态有关，包括水肿、婴儿呼吸窘迫综合征、肺透明膜病和肺泡萎陷（Ganong，1999）。

　　哺乳动物、爬行动物和两栖动物Ⅰ型和Ⅱ型肺泡上皮细胞在结构和功能上似乎相似。在几种鸟类中，Ⅱ型（分泌）肺泡上皮细胞不是在肺泡内被发现的，而是位于更远处的 TB 细支气管树上。Ⅱ型肺细胞在生长和修复中可以分裂并产生Ⅰ型细胞。

　　存在于肺泡区的其他细胞包括巨噬细胞、牙槽刷细胞和间质细胞。巨噬细胞将在后面详细描述。牙槽刷细胞大致呈金字塔形，位于肺泡基底上并突入肺泡中。它的曝光面上有大的微绒毛，但其功能是未知的（Mariassy，1991）。

　　在一些地区，肺泡和毛细血管的基膜由称为肺泡间隔或间质的空间隔开。间质中包含弹性和非弹性纤维及成纤维细胞。成纤维细胞是参与结缔组织形成的不规则形状的细胞。病理状态下（如水肿和感染），由于存在过多的液体和细胞如血液白细胞（白细胞），间质空间可能会变大。

　　在固定组织肺泡壁中经常观察到出现连接相邻肺泡的孔。Adriani（1947）根据 Miller 研究称这些孔隙为 Kohn 孔隙（图 2.6）。Loosli（1937）和 Port 等（1977）研究表明这些孔在包括小鼠、大鼠、豚鼠、猫、兔、猴、狗、猪、狒狒、马和人类在内的哺乳动物中表达。Martin（1963）在研究衰老对狗肺泡孔隙的影响时发现，每个肺泡有 3~8 个孔隙，并确定其直径在 2~10 μm（平均 8 μm）之间。他得出结论，新生犬没有肺泡毛孔，但是在老年狗中，这些毛孔排列在肺泡上皮细胞上，因此这些细胞是不固定的。环境压力可能是毛孔发育的动力（Pinkerton and Green，1991）。Mitzner（1997）回顾了肺部的侧支通气，证据表明这些毛孔可能不是在体内开放的。Mitzner 称之为"Kohn 毛孔"，是 Roosevelt（1890）发现在肺铸型上的可见肺泡孔。

2.5.3　巨噬细胞

　　肺泡巨噬细胞较大，核细胞有能力吞没异物（图 2.10）。哺乳动物的巨噬细胞直径是变化的，Kromback 等（1997）研究表明，大鼠巨噬细胞直径为 13 μm，而人的巨噬细胞直径为 21 μm。巨噬细胞有很多功能，包括异物隔离和分泌（Valberg and Blanchard，1991）。已知巨噬细胞有 100 多种分泌物（Nathan，1987）。巨噬细胞通过细胞膜的液化、细胞内容物的流动和膜的重新形成，改变细胞形状。因此，巨噬细胞是流动的，可吞噬液体和小块物质。吞噬作用和胞饮作用是内吞作用的两个方面，用来描述被细胞吞噬的物质。吞噬作用是指固体材料的掺入，胞饮作用指的是液滴的合并，内吞包含这两个过程。

　　巨噬细胞在肺泡的表面自由移动，凭借其吞噬和杀死传染微生物的能力维持肺部的无菌环境。巨噬细胞也能吞噬沉积在深肺中的其他颗粒。因此，肺泡巨噬细胞（PAM）偶然地和/或通过趋化性（化学刺激反应的运动）发现它们的目标。

趋化性可能是积极地朝向碎片，或者是消极地远离碎片。这需要吸入颗粒趋化潜能的数据。

吞噬是一个连续过程（Stossel，1976；Valberg and Blanchard，1991），步骤包括：①目标识别；②接收消息以启动吞噬作用；③将信息传递给效应物；④将巨噬细胞膜附着到靶标上；⑤形成伪足；⑥伪足性吞噬；⑦伪足与巨噬细胞体融合。任何子进程失败都可能导致巨噬细胞对肺的防御失效。

Hocking 和 Golde（1979）回顾了巨噬细胞抗菌机制的研究，并列出了这些细胞中存在的抗菌药物的性质，包括过氧化氢、过氧化氢酶、超氧阴离子和溶酶体阳离子蛋白。对于沉积在肺深部的不能存活的物质，Brain 和 Corkery（1977）认为巨噬细胞的主要作用是预防不溶性物质掺入肺部组织中，清除率较低。因此，如果吞噬发生，可能有毒颗粒不能进入组织，它们将与脆弱的细胞长期接触。

巨噬细胞存在于肺以外的部位，如骨髓（起源的地方）、结缔组织和腹腔。肺泡巨噬细胞和腹膜巨噬细胞的作用似乎有重要差异。例如，Lehrer 等（1980）发现兔肺泡巨噬细胞杀死白色念珠菌（一种酵母）的效率几乎是未受刺激的腹膜巨噬细胞的两倍。

巨噬细胞吞噬颗粒的效率惊人。在吸入颗粒物沉积的几分钟内，PAM 就开始进食了。同时，这些细胞似乎在充满碎片时也能够吞噬细胞。McAllen 和 Chiu（McAllen et al.，1981）数据表明，PAMs 通过灌洗可以恢复（用生理盐水冲洗肺脏），可以携带超过自身重量 10 倍的胶体金属颗粒，而流动性或吞噬能力没有明显的损失。巨噬细胞这个术语，意思是"大食者"，确实是合适的名字。但是，Stöber 等（1994）提出超负荷的巨噬细胞会失去流动性，这与在重度暴露的肺部观察到（Morrow，1988；Mauderly and McCunney，1996）的清除超负荷现象是一致的。同时，某些粉尘对巨噬细胞有明显的毒性，导致其死亡或衰弱。这种细胞毒性颗粒包括镉、镍、锰、铬、二氧化硅、石棉、钒和煤尘（Brain and Corkery，1977；Hocking and Golde，1979）。

很多关于细胞吞噬作用的效率与颗粒大小有关的早期工作由 W. O. Fenn（1921，1923）完成。Holma（1969）提出 1.5 μm 为最佳粒径，可以有效且最大限度地被巨噬细胞摄取。他发现吞噬摄取颗粒直径的最大上限是 8 μm。但是，吞噬颗粒的最低粒径不易测量（Valberg and Blanchard，1991），且吞噬 15 μm 粒径的颗粒已有报道（Cannon and Swanson，1992）。

2.5.4　分泌黏液的腺体

人体大气道中分泌黏液的腺体数量较多，向周边逐渐变得稀疏，在细支气管水平上消失。与杯状细胞一起，这些分支的黏膜腺体产生黏液覆盖在呼吸道纤毛上（图 2.11）。黏液分泌到管道上后在进入支气管之前就会连接到纤毛的集合管。这些纤毛导管为支气管表面上的针孔，在气管中最大表面浓度约为每平方毫米一个开口（Netter，1979）。有两种类型的细胞——黏液细胞和浆液细胞，停留在基底膜和线小管上。发现血管细胞衬在小管的盲端和黏液细胞系更近端（上）部分。这些细胞的分泌物形成黏液，主要是具有黏性、弹性、润滑性、黏合性和润湿性的酸性糖蛋白（King et al.，1989；Girod et al.，1992）。

它的弹性使得黏液可以像温泉一样储存能量，拉伸或压缩后返回其原始尺寸。这个属性使得纤毛有效地推动黏膜层。腭覆盖着黏液纤毛上皮，Gilboa 和 Silberberg（1976）发现，交联凝胶组成的合成黏液可以被有效地运输。如果模拟物交联过度，如太固化或太轻度交联、太流畅，则不会发生纤毛运输。在类似的研究中，Giordano 等（1978）使用狗气管证明随着弹性模量的下降，黏液运动的速率增加。更硬材料的弹性或应力（单位面积的力）与应变（变形）的比率更大。因此，纤毛中似乎有一定的黏液弹性影响运输。支气管炎、哮喘、囊性纤维化和其他疾病中黏液深度和/或物理性质是异常的。Jeffery（1994）和 Kim（1997）描述了黏液在疾病中的作用。吸入材料对黏液性质的影响在吸入毒理学中是有意义的。

2.5.5　神经支配的呼吸系统

神经系统接收、产生、传递、存储和处理信息。神经系统存在于身体的几乎每一个组织中，在肌肉、器官、腺体、组织和细胞的自发控制和协调中起着重要的作用。在呼吸系统中，神经负责：①控制肌肉的呼吸，调整支气管气道的大小，以及咳嗽、喷嚏和呕吐反射；②保护性呼吸模式的开始和控制；③控制分泌物；④血流分布的调节；⑤提供关于气味、刺激性和肺组织液及血液成分的感官信息（图 2.12）。就身体而言，大部分的信息都是由神经传递的。呼吸道系统在意识水平上没有被注意到。表 2.4 涵盖了呼吸道主要肌肉群的神经支配，但这并不是对呼吸系统神经支配的完整描述。

在毒理学研究中尤其重要的是触发咳嗽反射的神经，由压力、伸展和化学感受器引起的神经及与支气管肌肉收缩、保护性呼吸模式和黏液腺分泌有关的神经（Zorychta and Richardson，1991）。呼吸道的神经支配几乎存在于鼻子到肺泡的每个区域（Alarie，1973）。吸入物质与系统的相互作用是一个富有成效的研究领域。

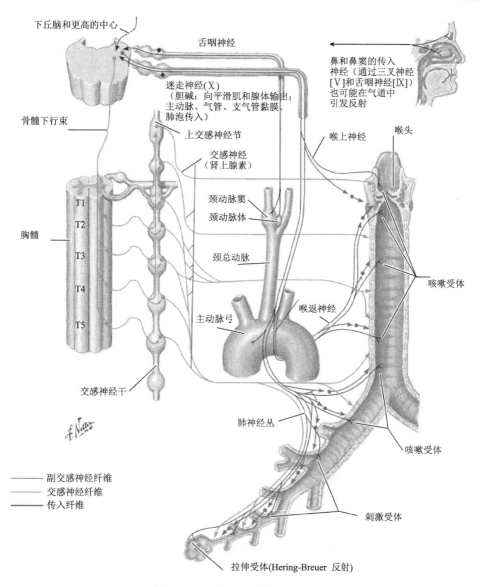

下丘脑和更高的中心

舌咽神经

鼻和鼻窦的传入神经（通过三叉神经[V]和舌咽神经[IX]）也可能在气道中引发反射

迷走神经(X)（胆碱：向平滑肌和腺体输出；主动脉、气管、支气管黏膜、肺泡传入）

骨髓下行束

上交感神经节

交感神经（肾上腺素）

喉上神经

喉头

T1
T2
T3
T4
T5

胸髓

颈动脉窦

颈动脉体

颈总动脉

咳嗽受体

主动脉弓

喉返神经

交感神经干

肺神经丛

咳嗽受体

刺激受体

—— 副交感神经纤维
—— 交感神经纤维
—— 传入纤维

拉伸受体(Hering-Breuer 反射)

图 2.12　人体呼吸道的神经支配

资料来源：经 Elsevier 网站允许使用的医疗插图，版权所有

表 2.4　控制和协调呼吸和说话的运动通路

神经核和段数	神经	功能
脑桥-运动核 V	下颌神经	开闭颌，开气道，稳定甲状软骨
脑桥-运动核 Ⅶ	面神经	吸气时，防止软组织塌陷
髓-核不明确	咽、喉神经	关闭鼻咽，咳嗽时控制言语和喉部

续表

神经核和段数	神经	功能
髓-舌下神经核	舌下神经	开闭口咽
颈髓		
1	舌下神经	控制舌骨上肌
1~3	舌下神经鞘和颈动脉降支	稳定甲状软骨
1~8	后支	伸长脖子，打开气道
2~4	椎根	辅助吸气肌
3~5	膈神经	主要吸气肌
4~8	前支	辅助吸气肌
胸髓		
1~11	肋间神经	主要吸气肌，可能呼气肌
1~12	脊神经后支	脊柱的延伸
7~12	肋间和肋下	主要呼气肌
腰髓		
1 和 1~5	髂腹股沟神经、髂腹下神经、脊神经后支	呼气肌和可能的吸气肌
骶髓	骶神经和阴部神经	骨盆和括约肌

资料来源：改编自 Campbell（1964），21 章。

2.5.6　支气管肌肉组织

　　沿气管后壁延伸的平滑肌形成螺旋状包裹于支气管和细支气管周围，通过收缩大大减少气道直径（图 2.5 和图 2.6）。在哮喘发作中，支气管肌肉的收缩是一个主要的促发因素，伴随着过量黏液的分泌。这种反应可能是由吸入颗粒或气体、感染、摄入食物或药物导致的，也可能是心理因素造成的。支气管收缩可能是通过神经反射或释放生物活性物质（包括组胺）对平滑肌的直接化学作用。

2.6　空　气　流　通

2.6.1　正常的呼吸

　　静息的成年男性平均每次吸入大约 500 mL 空气（潮气量）。这个体积与总容量约 6 L 相比较小。吸入的空气充满了上呼吸道和肺 TB 树，总蓄积量约为 200 mL。肺泡通气约 300 mL，与存在肺泡内的空气混合。正常呼气时，TB 树上的空气基本上是从体内排出的，大约有 300 mL 肺泡空气。呼出的肺泡空气与刚刚吸入的

300 mL 空气是不一样的，是混合的肺泡空气。因此，吸入肺泡区域的污染物气体或颗粒可能在连续几次呼吸中被冲刷掉。吸入材料在支气管树中沉积和吸收的时间较短（约几秒钟），而在肺泡区域中沉积的停留时间可能是几分钟。

　　通过参考图 2.13 和表 2.5 可以更好地理解呼吸，呼吸科学家感兴趣的是各种体积和容量。静止呼吸期间（呼吸），大约每 6 s 开始吸入一次，并使肺内的气体量达到最大值的一半或总肺容量的一半。呼气使肺内气体体积减少约 500 mL，使肺处于静息呼气水平或仅存功能残气量，气体体积约为 2500 mL。经过 24 s（图 2.13），受试者做了一次最大的吸气，吸入了大约 3500 mL 的空气，使肺容量达到最大吸气量 6000 mL。在最大呼气水平，排出肺活量 4800 mL，使肺有 1200 mL 的气体残留量。呼气储备量约 1300 mL，是静息呼气水平呼出的最大容积。这些肺容积正常值随年龄、性别、体型、种类及其他因素而改变（Newton，1995；Sahebjami，1991；Lai，1991）。

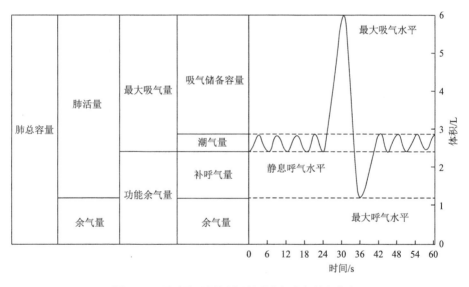

图 2.13　通过肺活量测定法测量人肺容量和体积

表 2.5　肺体积和容量

1. 潮气量：每个呼吸周期中吸气或呼气的气体量。也是呼吸的深度
2. 吸气储备容量：可从吸气末端吸入的最大气体量
3. 呼气储备容量：呼气末期可以呼出的最大气体量
4. 肺总容量：最大吸气结束时肺内气体量（最大吸气水平）
5. 肺活量：在最大吸气后通过努力可以从肺部排出的最大气体量
6. 功能余气量：在休息呼气水平下肺中剩余的气体量

非人类哺乳动物的肺容量值更难以获得，因此需要最大努力进行合作。此外，这种测量通常需要使用面罩或咬嘴，这可能改变呼吸模式。麻醉通常也会改变呼吸模式。狗、马、羊和一些啮齿动物已经被训练戴口罩，因此可以获得相对正常的肺容量。这些数据的例子将在第 9 章中讨论。Mauderly（1988）和 Costa（1991）等对小型哺乳动物的肺功能检测进行了综述。

2.6.2 运动

吸入研究中，运动对吸入毒物反应的影响是非常重要的。在运动过程中，对毒物的反应可能会发生一些改变（Mautz et al.，1988；Mautz，1997）。吸入的空气量增加会导致更大的暴露。相对于坐着，走路的人每分钟可能吸入 2～3 倍的空气量。最大努力下，人类和其他哺乳动物每分钟吸入空气的体积可以增加 10 倍以上（Newton，1995）。运动时空气输送速率较大的一个抵消因素可能是功能残气量增加，因此，新鲜吸入的空气被大量的残留空气稀释。通常情况下，功能残气量的增加百分比相对于每分钟通风量的增加百分比而言是很小的。在运动中，经常有从鼻部到口鼻（鼻子和嘴巴联合）呼吸的转变。这种转变发生在不同人群的不同工作负荷下（Saibene et al.，1978；Bennett et al.，2003），具有降低上呼吸道对气流阻力的作用。进入口腔的空气不利于鼻腔清除更大的颗粒和气体污染物，增加了许多吸入物质的生物影响。

其他可能会改变一个人对空气污染物的反应因素有：①保护性反射呼吸模式的抑制（如转移到更浅的呼吸）；②锻炼对喉部扩大的影响；③组织代谢的变化可能改变局部组织的敏感性。

肌肉运动产生的内部热量必须消散。如果皮肤温度不足以使足够的热量去除，其他生理机制将发挥作用。人体汗水蒸发是一种有效的冷却机制。肌肉工作、环境高温和湿度的组合可导致产生汗水的速率超过 1.5 L/h（Ganong，1999）。被毛皮覆盖的动物中如狗的舌头和口腔中的水分蒸发可使口腔后部血管丛的血液冷却。大鼠通过增加尾巴的血流量散热。在管中暴露期间，大鼠尾巴上方的气流可促进热调节。将实验动物用作人体锻炼的模型时必须注意。Stavert 等（1982a，1982b）开发了一种基于皮肤和直肠温度的算法控制的冷藏跑步机，其可让运动中的狗暴露于空气污染物的同时防止气喘。

2.6.3 吸入刺激物的反射反应

哺乳动物呼吸道的神经支配导致了与吸入污染物相互作用的一个重要类别，即感觉刺激引起的呼吸模式反射性改变。这种刺激可能与疼痛、嗅觉或其他知觉有关，也可能与刺激神经结构有关。一般来说，反射动作似乎是有保护作用的，因为呼吸模式的改变有助于限制或防止呼吸道暴露。常见的反射动作包括咳嗽和打喷嚏；不太常见的是支气管收缩、通气量减少及黏液分泌过多。Alarie（1973）、Amdur（1978a）和 Kane（1979）论证了吸入物质对感官器的重要影响。Alarie 根据刺激性和它们对呼吸系统中各种受体的影响将吸入材料分类（表 2.6）。Phipps 和 Richardson（1976）描述了测量刺激效应的另一种方法。在他们的方法中，用气管插管从麻醉的猫身上收集黏液。

表 2.6 刺激呼吸道神经末梢化学品的分类

A. 感觉刺激剂 定义：通过鼻子吸入会刺激三叉神经末梢，唤起鼻子的灼烧感，抑制呼吸。大多数刺激会引起喉部咳嗽。 其他特征：刺激角膜三叉神经末梢并诱发撕裂，诱发面部烧灼感，可诱发支气管收缩 举例：氯苯乙酮、二氧化硫、氨、丙烯醛、惰性粉尘	B. 支气管收缩剂 定义：吸入时会引起气流阻力增加。通过轴突反射或释放组胺，可以直接作用于平滑肌。 其他特征：大多数通过对支气管黏膜的作用产生疼痛 举例：SO_2、氨、惰性颗粒、过敏原
C. 肺刺激剂 定义：吸入时会刺激肺部的感觉受体，引起快速浅呼吸、引起呼吸困难和呼吸急促的感觉而不是疼痛。 其他特征：可以诱发肺水肿，然后呼吸疼痛 举例：光气、NO_2、O_3、硫酸雾、硫、氮芥、五氟化硫	D. 促汗剂 定义：吸入时作为感觉刺激物，支气管收缩剂和肺部刺激物。 其他特征：类似于肺部刺激物感觉 举例：氯气、酮、二氯甲基醚、五氟化氯

资料资料：改编自 Alarie（1973）。

吸入的物质也可表现为可辨别的事件，如中毒、嗅觉或疼痛。这样的事情，不管是愉快的、中性的还是不愉快的，都可以改变其行为，产生回避或在极端情况下上瘾（Bowen et al.，2006）。Wood（1978）对吸入材料的这些方面，包括实验室研究方法进行了简要回顾。上述吸入毒物学的重要性是双重的。首先，感觉刺激是一个潜在的重要生物学终点。其次，对具有刺激特性物质的反应可以改变受试者的行为，并产生比其他因素更大或更小的暴露。

由于不同的神经支配，吸入不同种类刺激物有不同的反应（Zorychta and Richardson，1991）。美国国家科学院委员会（Committee on Sulfur Oxides，1978）也指出了物种差异在吸入刺激中的重要性。该委员会报道："老鼠的支气管几乎是无法收缩的，其他常见的实验动物，包括豚鼠、猫、狗和猴子，对吸入 SO_2 的反应主要是气道变窄。气道变窄反映在流动阻力增加，猫和兔鼻黏膜的刺激与支气管收缩相关。"对于人的评论是相同的，认为吸入 SO_2 时支气管收缩。

2.7 吸入颗粒的沉积

2.7.1 介绍

当气溶胶吸入时，一些粒子会呼出，其余沉积在呼吸道表面或悬浮在未吸入的空气中。颗粒的沉降是它们偏离气流并接触到气道表面的结果（黏附系数假定为 1，即接触表面的任何粒子都会沉积）。除了非常大或非常小的颗粒外，总沉积效率将小于 100%。表 2.7 显示了部分已知或可能影响吸入颗粒沉积的因素。很显然，模拟气溶胶沉积是一项艰巨的任务。

表 2.7　已知或可能影响吸入颗粒沉积的因素

环境特征：重力常数、磁场强度、电场强度、电离子、温度、相对湿度、风速、空气成分、气压、照度

颗粒特征：几何尺寸、形状、密度、吸湿性、表面积、表面成分、电荷、导电性、集聚状态、每单位体积的颗粒数、温度、刺激物

呼吸道特征：鼻腔、口腔和咽部解剖、鼻毛、身体、鼻子或头发上的电荷、喉部开口的大小和形状、气管解剖、支气管解剖、黏液分布、肺泡解剖、表面温度、表面成分

呼吸模式特征：潮气量、空气速度、呼吸频率、功能残余容量、裂片之间和内部的空气分布、空气混合特性、屏气

2.7.2　气溶胶沉降模型

　　三种基本类型的模型被用来估计吸入气溶胶沉积：经验（根据实验数据）；机理（基于颗粒在管内沉积的理论模型和其他简化结构）；计算流体动力学（CFD，基于模拟气道边界条件设计的气流，然后将粒子放入气流中并计算所有通过与边界相交而沉积的轨迹粒子）。每种类型的模型都有其优点和缺点（表 2.8）。经验和机理模型被广泛应用于风险评估，由 NCRP（1997）和 ICRP（1994）商讨而定。NCRP 和 ICRP 的报告都是优秀的，有很好的参考价值，包括解剖、生理及吸入气溶胶沉积的物理化学方面，无论气溶胶是否具有放射性。另外，这两份报告都描述了用于预测男性、女性和儿童在休息和体力活动时颗粒沉积和清除的相关软件。粒子沉积模型的机械方法可以追溯到 Findeisen（1935）。

表 2.8　吸入颗粒沉积预测模型的优缺点

模型	优点	缺点
实验学	实验数据良好；可进行自身验证	只适用于能被测量的事物 昂贵的实验费用
机械学	不需要太多的计算能力 主要的机制很容易建模 可以适用于多种情况	气道几何形状必须简化 有些机制很难建模 不要提供太多细节
计算流体动力学	详细提供气溶胶沉积模式 可以使用真正的气道解剖	需要大量的计算工作 流场的解可能是模糊的 粒子与流场的相互作用可能是不现实的 使用的计算机代码很难理解和修改

经验模型、机理模型与 CFD 模型必须考虑气溶胶吸入效率，其吸入空气中粒子实际上是伴随吸入的气体进入鼻子或嘴。大颗粒采样不足（吸入效率＜100%），因为当进入鼻子或嘴时它们的沉降速度大于空气流速。吸入效率取决于颗粒的粒径、环境风速、上肢解剖、吸入率、身体朝向风的方向和其他因素。因此，人类或任何其他物种的吸入效率曲线取决于一个单一粒子的尺寸。美国政府工业卫生学家协会（ACGIH®，1985，2007）、国际标准化组织（Soderholm，1989）和欧洲标准化委员会（CEN）（Lidén and Harper，2006）已经接受了低风速工作人员空气动力学直径达 100 μm 的颗粒吸入曲线（图 2.14），超过在风的所有方向上的平均值。大颗粒、高、低、静止风速以及一些实验室动物的可吸入性已经得到了解决（Ménache et al.，1995；Asgharian et al.，2003；Jarabek et al.，2005）。吸入效率数据需要儿童（Phalen et al.，1992）、其他哺乳动物和各种暴露条件下的数据。注意，实验室暴露的吸入效率受特定暴露系统的影响。

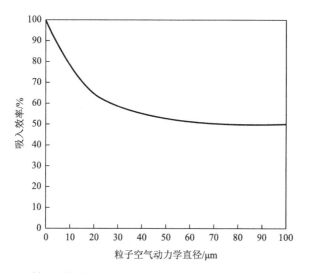

图 2.14　气溶胶可吸入性，是指人体头部从周围空气中采集气溶胶粒子的风速和方向平均效率
资料来源：Phalen（2002），大气颗粒物污染之争，Kluwer 学术出版社，图 5.1，第 56 页，获得施普林格科学与商业媒体的许可

沉积在头部气道（口、鼻、咽部和喉部）内的粒子普遍使用基于经验数据的两个方程计算（ICRP，1994；NCRP，1997）。尽管合适的方程意味着精密，但它们所代表的临床数据差别非常大。例如，来自七项研究的平均静息吸气鼻腔沉积（对于 3.3 μm 的空气动力学直径颗粒）为 0.31（31%）。然而，两个不同的人中实际沉积数据范围为 0%~90%。因此，使用 31% 的平均沉积量将大大高估某些人的沉积量，并且大大低估了其他人的沉积量。吸入和呼出过程中鼻腔和口腔颗粒沉积的经验公式及数据散布，可以在 NCRP（1997）的第 5 章中找到。

　　总沉积量（颗粒沉积在呼吸道任何地方的概率）可以直接测量，所以这些值对于成年人是众所周知的。为了估计颗粒在 TB 和沉积 P 气道的沉积，数学调整是必要的。构建区域沉积曲线的基本模型：

$$DE_{TOTAL} = DE_{NP} + DE_{TB} + DE_P \qquad (2.1)$$

式中，DE_{TOTAL} 为总的沉积效率；DE_{NP} 为鼻咽沉积效率；DE_{TB} 为支气管沉积效率；DE_P 为肺沉积效率。DE_{TOTAL} 和 DE_{NP} 通过实验获得，DE_{TB} 通过计算获得，DE_P 从 DE_{TOTAL} 公式通过 DE_{NP} 和 DE_{TB} 加减运算获得。人们必须认识到许多假设，以及使用平均数据的事实：任何个体的沉积可能无法准确估计。上述方法的结果见图 2.2，考虑可吸入性包括或不包括的情况。曲线适用于休息情况下成人呼吸不带电的非吸湿性颗粒。

　　软件可生成类似于图 2.2 成人、儿童和大鼠各种状态下的运动及颗粒尺寸分布的曲线（Birchall et al., 1991；ICRP, 1994；Brown et al., 2005）。该软件通常考虑 3 种沉积机制（撞击、沉降和扩散），有时为 4 种（加上拦截，它允许颗粒具有较大的尺寸，如长纤维）。虽然不建模，但电、热等其他机制也可以改变粒子的沉积和蒸腾。

　　吸入颗粒计算流体动力学（CFD）模型在 1990 年左右被提出（Gradón and Orlicki, 1990；Yung et al., 1990；Lee and Goo, 1992；Balásházy and Hofmann, 1993；Kinsara et al., 1993）。虽然 CFD 建模提供了关于颗粒沉积非常详细的解释，但实验验证其准确性很难（Oldham et al., 2000）。然而，CFD 预测重粒子沉积在支气管树的分支点上（Balásházy et al., 1999；Oldham et al., 2000；Broday, 2004；Longest and Oldham, 2006）有很强的实验性支持（Phalen et al., 2006）。特殊人群包括婴儿、儿童和青少年（Yu and Xu, 1987；Schiller-Scotland et al., 1992；Martonen and Zhang, 1993；Bennett et al., 1996, 2003；Phalen and Oldham, 2001；Asgharian et al., 2004；Kreyling et al., 2007；Ménache et al., 2008）、女性（Prichard et al., 1986；Kim and Hu, 1998）、实验动物（Schlesinger, 1985；Raabe et al., 1988；Martonen et al., 1992；Newton, 1995；Brown et al., 2005；Jarabek et al., 2005；Tran and Kuempel, 2007）和患有某些肺部疾病的人（Sweeney et al., 1995；Bennett et al., 1997；Kim and Kang, 1997；Segal et al., 2002；Chalupa et al., 2004；Kreyling et al., 2007）的颗粒剂量计算方面也取得了进展。

2.8　吸入气体的吸收

　　许多气体与肺液和组织成分发生反应。这种反应气体的考虑超出了本书的范围，但 Kimbell 和 Miller（1999）的介绍是可用的。其介绍了非反应气体的行为，以提供导致吸入气体的吸收和分布的主要物理因素,这些因素包括气体分子固有的特性及生理特性。

气体从空气进入人体组织的运动可以分步描述。呼吸使气体通过上呼吸道、TB 树进入肺泡。这个通道中的一些气体,一小部分或基本上所有的气体都会溶解在空气通道的含水衬里中。到达近端肺泡的部分,一些将进一步向下扩散到更深的肺泡区域。

受激发的气体通过扩散进入组织,从较高浓度的区域进入较低浓度的区域,这种移动直到达到平衡(等分压力)。正常大气中氧分压为 152 mmHg,肺泡中为 105 mmHg,血液中为 90 mmHg,组织中为 0 mmHg。由组织中氧气消耗产生的这种梯度生成一个从呼吸辅助的空气向血液和身体组织的净内流。气体扩散到液体中的速率 R 为

$$R = 常数[液体中的溶解度/(液体质量)^{1/2}] \quad (2.2)$$

例如,通过上皮进入血液的扩散系数(每单位的驱动压力下单位为 mL/min),氧气约为 35,二氧化碳约为 500。这种巨大的差异主要是由于二氧化碳的水溶性更大。一旦进入血管,气体就可以通过简单的溶液运输,也可以与血液中的组成分子结合。例如,90%的氧与血红蛋白分子结合,10%在溶液中。氮和大多数其他非反应气体完全在溶液中携带。该溶液可能存在于含有高浓度红细胞的血浆中或脂类中。乙醚主要溶解在血浆中,氯仿主要溶于红细胞的脂质中,两者都不是化学结合。当考虑空气和血液界面(或任何其他界面)时,溶解度的概念可以更明确地定义。两种介质中的分配系数定义为平衡比(ER):

$$ER = 在溶液 A 中的浓度/在溶液 B 中的浓度 \quad (2.3)$$

表 2.9 显示了几种气体在水/空气和油/水中的平衡分配系数;水是血浆或组织液的替代物,而油是脂类的替代物。空气在水/空气中分配系数较小,能够迅速饱和。当空气接触到水时,在接触过程中空气可能不会大量耗尽。例如,在空气中,乙烯可以迅速平衡,在新鲜的空气中,几分钟就可以发生解吸。

表 2.9 空气和组织成分中选定气体的平衡分配系数 [a]

气体	水/空气	油/水
氢气	0.0097	1.7
氮气	0.0144	5.2
乙烯	0.089	14.4
氯仿	4.6	110
乙醚	15.5	3.2

a 水接近于血清和其他组织液,油接近于细胞和组织脂质。

溶解在血液中气体的吸收取决于器官的组成，即水和脂肪含量。大脑中脂肪含量高，血液供应丰富，是许多麻醉剂的作用部位。和体内脂肪沉积相比，大脑吸收脂质性麻醉药有一个相对较差的血液供应。当外部供应中断后，血液水平下降，大脑的快速血流灌注速度（每 100 g 组织每分钟供血量为 50 mL）会导致大脑快速释放气体。只要气体空气/组织梯度是正的，气体就会进入组织。当空气供应停止时，梯度反转，气体从器官和血液中排出，并被呼出。

深海潜水中发现了上述原理在气体毒性中应用的一个有趣的例子。在 4~5 个大气压的环境下，潜水员经常由于大脑中溶解的高氮麻醉作用而失去方向感。在较低的压力下，大脑中的氮平衡水平是不能够引起麻醉的。注意，氮在脂质中的溶解能力是血液中的 5 倍，而氦是水溶性最小的单质气体，其油/水分配系数仅为 1.7 左右。因此，在压缩的潜水气体中，氦代替氮气解决了深海潜水中的麻醉问题。氦比氮密度低，80%氦和20%氧的混合物是空气密度的 1/3，减少了呼吸的工作量。

有些气体在水介质中很容易溶解。例如，20℃、1 cm^3 的液态水可溶解 0.87 cm^3（在标准温度和压力下，STP）的 CO_2、39 cm^3 的 SO_2 和 715 cm^3 的 NH_3 而达到饱和。在相同条件下，水中溶解度低的气体包括 N_2（0.016 cm^3/cm^3 水）、O_2（0.031 cm^3/cm^3 水）、CO（0.023 cm^3/cm^3 水）和 NO（0.071 cm^3/cm^3 水）。

SO_2 通过湿模型气道时气体在介质中的溶解度和气体渗透到呼吸道之间的关系由 Ichioka（1972）通过一系列的实验证实。模型气道由分段玻璃管组成，直径为 9 mm，长度为 60 cm，内衬滤纸，用蒸馏水、生理盐水或 0.1%的牛血清白蛋白溶液浸泡。在流速为 0.5~3 L/min 时，测量了 SO_2 的穿透率。在 N_2 中，SO_2 进入管的浓度为 4~10 ppm。作为一个实验性的变化，气体有时是混合中位数直径为 0.95μm、浓度未知的氯化钠气溶胶。对于没有颗粒的 SO_2，大部分气体在第一段（总共 6 个）中被吸收，与润湿液和流速无关。牛血清白蛋白的吸收略大于水或生理盐水。在所有流体和流速条件下，SO_2 的穿透率均小于 4%。当 SO_2 和气溶胶混合物通过管道时，SO_2 的穿透率通常会提高到 11%~17%之间。

Ichioka 研究预测吸入 SO_2 可能会主要影响上呼吸道，而不是肺的深部，气溶胶的存在可能会以某种方式改变这种影响。一些生物实验确实符合这一预期。Frank 等（1967）发现放射性 $^{35}SO_2$ 在狗上部气道中大于 95%。Amdur（1957）报道，豚鼠暴露于混有 SO_2 和亚微米的氯化钠气溶胶中支气管收缩程度相比单独 SO_2 显著增加，单独的氯化钠相对于支气管收缩是惰性的。在这个实验中，仅由 SO_2 产生的支气管收缩被认为是由鼻腔刺激引起的。Amdur 的结果经 McJilton 等（1976，1973）证明，他们还测量了受 SO_2 和氯化钠气溶胶污染的豚鼠的气道阻力。McJilton 及其同事研究了相对湿度较低气溶胶和相对湿度较高以液滴形式存在的气溶胶的影响。他们发现，只有在高相对湿度下吸入时支气管收缩的强化作用才会发生，并推断这种效应是在吸入之前将高度水溶性的 SO_2 吸收到液滴中造成的。

臭氧作为低水溶性气体的例子考虑。虽然臭氧会在上呼吸道产生损害，但其最严重的影响是在肺部深处。这些影响包括杀死 I 型肺泡细胞，使肺泡壁厚度增加，并且在足够高的浓度下产生水肿。Miller 等（1978）臭氧吸收的数学建模表明在人类和各种实验室动物中，臭氧剂量预计在近端肺泡区域较高。

根据生物学、物理学和化学方面的考虑，有效模拟污染气体吸收的方法是有用的（Morgan and Frank，1977；ICRP，1994；Martonen et al.，1995；Medinsky et al.，1999；Andersen，2003）。这些模型可以用来比较在各种条件下获得的实验数据并实现从一个物种到另一个物种的外推。

2.9　防　　御

2.9.1　介绍

因为呼吸道不断暴露于大量有毒物质的微粒中，包括传染因子、过敏原及污染气体和蒸气，各种各样的积极防御对维持生命至关重要。呼吸道防护包括行为（避免暴露、呼吸反射改变）、物理（咳嗽、打喷嚏和黏液分泌）、化学（解毒和氧化）、黏液纤毛运输、免疫、细胞群变化和酶诱导。除了医学文献，还有一些很好的参考文献涵盖了这个巨大的话题（Parent，1991；ICRP，1994；McClellan and Henderson，1995；NCRP，1997；Gehr and Heyder，2000；Harding et al.，2004；Hickey，2007）。在这里，将更详细地介绍颗粒的清除。

2.9.2　近端气道清除机制

鼻子前部通过吹、擦或其他类似的方法清除缓慢沉积溶解的颗粒，迅速溶解的微粒可在组织内被吸收或在血液或淋巴液中被带走。

鼻子后部黏液纤毛清除时，颗粒清除率表现出很大的变异性。变异的原因是疾病的存在或不存在、沉积的具体位置及个体之间的差异。TCRP（1994）建议采用多种模式清理来自鼻子的颗粒，包括从鼻子到胃肠道、环境和淋巴管的清除通路。清除的半周期为 10 min（胃肠道）、17 h（环境）、700 天（淋巴结）。

快速清除大量黏液和污染物的机制包括打喷嚏和咳嗽。这些机制，通过物理的或化学的刺激引起，行为偶尔作为黏液纤毛清除失败时的重要支持。黏膜纤毛清除机制在如黏液过度增厚或干燥、纤毛丢失（如呼吸道感染期间发生的）及在吸入有毒气体或烟雾期间使纤毛失活等若干条件下发生清除失败。Mossberg（1980）描述了咳嗽在清除 TB 树颗粒沉积中的作用。他指出，健康人咳嗽，黏膜纤毛运输清除直径 6 μm 的颗粒效果不佳，但黏膜纤毛受损者通过咳嗽清除的效果很好。Mossberg 研究结果表明在咳嗽时有效清除颗粒物需要大量的黏液。他还表示咳嗽对清除较大的气道是最有效的，但是在连续不间断没有吸气的咳嗽过程中，就会清除较小的气道。

已经有记录从鼻到大脑的清除小的、缓慢溶解的颗粒途径的研究（Dorman et al.，2002；Oberdörster et al.，2004）。颗粒沿着嗅觉神经传播，毒理学意义尚不清楚。

2.9.3　黏液清除

在健康的哺乳动物中，TB 树被一层移动的黏液清除，这些黏液层被输送到口部咽喉，然后被咽下去。通常（虽然不是普遍的）认为，黏液衬里由于纤毛细胞的作用连续不断地运动，在健康 TB 气道上沉积颗粒大约 1 天之后被清除（Wolff，1991；NCRP，1997；Salathe，1997）。TB 的清除速度已由 Patrick 和 Stirling（1977）及 Stahlhofen 等（1995）证实。这些研究人员得出结论，在老鼠和人类中颗粒可能超过 30 天仍然未清除。缓慢清除的部分已被纳入 ICRP（1994）肺模型。人体慢速清除的部分（大颗粒吸入后）据报道从 1 μm 几何直径颗粒的约 70%线性下降到 6 μm 颗粒的约 5%（Kreyling and Scheuch，2000）。

在较大的气道中，黏液介导的清除似乎比较小的气道更快（Morrow，1977）。使用离散半倍清除模型到清除模型并不意味着黏液速度是不连续的。显然，从末端细支气管到气管有一个连续的黏液速度梯度（NCRP，1997），在较大的哺乳动物中气管黏液速度较快（Wolff，1991）。

清除机制（纤毛输送、巨噬细胞的作用、肺液溶解等）对大多数哺乳动物似乎是相似的。因此，期望清除现象中具有相似性。对于正常的早期清除，这种期望似乎并不成立。相似条件下相近颗粒的短期清除率存在种间差异。在人和犬快速清除消失后，大鼠和小鼠可能有时有一个相对持续、快速的清除（Snipes et al.，1989；Wolff，1991）。

Pavia 等（1980）回顾了影响粒子清除率的各种因素。他们的结论归纳在表 2.10 中。最近的研究没有发现性别的影响（Hasani et al.，1994），快速运动加快了清除速度（Wolff，1991），一些肺部疾病和遗传缺陷对清除有影响（Pavia，1987；Smaldone et al.，1993；Abu-Musa et al.，2008）。

表 2.10 各种因素对人呼吸道颗粒清除率的可能影响

性别	男性和女性可能有类似的清除率
年龄	年龄增长与清除速度较慢有关
姿势	没有明显效果
运动	轻快运动可加速清除
睡眠	可能会减少清除
吸烟	慢性吸烟会影响清洁。急性暴露于卷烟烟雾似乎可加速深呼吸道的清除，并抑制大气道的清除。效果因剂量大小而异
二氧化硫	不同研究者观察到的效应不同
氟利昂	没有效果
发胶	抑制清除
慢性支气管炎	当咳嗽不存在时，清除率降低。然而，吸入颗粒的更近端沉积可能掩盖了这种效应
肺气肿	正常或可能增加清除率
支气管哮喘	降低清除率，在某些情况下可以通过药物克服
流感	清除率降低持续 2～3 个月
肺炎	清除率降低持续长达 1 年
支气管肺癌	可能没有效果
囊性纤维化	清除受损
Kartagener 综合征（精子不游动）	清除严重受损
石棉肺	可能没有效果

资料来源：改编自 Pavia 等（1980）。

对于臭氧和其他许多物质，各种哺乳动物对颗粒清除的影响似乎是相似的（Newton，1995）。虽然人们不能预先假定相关试剂总是会影响所有哺乳动物的清除现象，但这些数据确实支持动物在毒理学研究中的应用。

目前两个结论在比较哺乳动物早期清除方面是有效的：清除率有种属依赖性；吸入剂对清除率的影响在本质上相似。

2.9.4 肺泡清除

肺泡区不具有黏膜纤毛清除装置。沉积的颗粒通过几种可能的机制被清除，包括：①全身血液的溶解和吸收；②进入血液完整的通道；③巨噬细胞的吞噬作用，然后运输到纤毛气道、淋巴管和可能的血液；④粒子在巨噬细胞或裸露的淋巴管中移动（ICRP，1994；Stöber et al.，1994；NCRP，1997；Kreyling et al.，2007）。另外，颗粒或其组分可能会长时间残留在肺组织中。通过肺泡巨噬细胞灭活微生物（有或没有清除）是肺泡防御的另一个重要方面（Pavia，1987；Murray and Driscoll，1991）。

沉积在 P 隔室的颗粒强烈依赖于颗粒的机械稳定性。在肺部发现溶解在液体中的颗粒也可能仍然在空气中、肺细胞内部或间质间隙内溶解（ICRP，1994；NCRP，1997）。

研究疾病状态或吸入污染物对深部肺脏清除的影响是非常重要的。已经证明卷烟烟雾暴露可以增加仓鼠吸入活菌的存活率，细菌感染的动物在 3%（v/v）浓度下暴露 2 h 将导致过量暴露而死亡（Henry et al.，1970）。研究表明流感感染会损害上呼吸道和下呼吸道的清除率。Green 等（1965）研究了暴露于活葡萄球菌的病毒感染小鼠，结果表明感染的动物不能有效地杀死细菌。同样，Creasia 等（1973）发现，病毒感染的小鼠显著地降低了放射性不溶性颗粒的清除。Goldstein 等（1971）报道了在暴露于臭氧和 NO_2 之前和之后，用放射性标记的活性葡萄球菌对小鼠进行攻击。事先暴露于臭氧（0.6～2 ppm，17 h）或臭氧加 NO_2（0.1～0.2 ppm 和 1.5～4.2 ppm，17 h）导致细菌总体沉积减少，并且沉积的细菌被杀死。在同一系列的研究中，吸入细菌后暴露于臭氧和 NO_2（0.4 ppm 和 4～6.8 ppm，持续 4 h）导致吸入细菌的存活和清除的增加。Ferin 和 Leach（1973）研究表明 SO_2（1 ppm，7 h/d，5～25 d）可以减少大鼠深肺和 TB 树中惰性颗粒的清除。Spiegelman 等（1968）在短暂暴露（300 ppm SO_2，30 min）后观察到了驴的支气管清除的类似作用。

加利福尼亚大学欧文分校的作者和同事对深肺部清除的研究使用了鼻子吸入不溶性放射性微粒标记肺的大鼠。标记之后，将动物分成组，以便室内暴露于清洁或污染的空气，对清除的影响测试是通过全身连续计数约 2 周。大鼠暴露后 30 天死亡，以测定剩余的放射性。在这些研究中，臭氧（0.8 ppm 或更高时 4 h）似乎可以刺激肺中颗粒去除（Phalen et al.，1980；Kenoyer et al.，1981）。Mannix（1982）等发现 SO_2 加 1.5 mg/m^3 硫酸盐气雾剂 4 h 没有改变肺脏的清除率。

使用颗粒清除率作为评估大鼠毒性试验的一个限制是过度的颗粒污染物暴露会导致清除减慢或停滞，即颗粒超负荷（Morrow，1988；Mauderly，1996a；Mauderly and McCunney，1996）。这种情况发生在巨噬细胞清除颗粒沉积速率超过肺容量时。对毒理学家来说，重要的是啮齿动物使用高浓度颗粒暴露会产生清除障碍，这可能使人类对环境（或工业）暴露的适用失效。

第3章 建立和控制暴露

3.1 引　　言

现代吸入研究必须符合暴露环境的产生和控制的严格标准。已精确调节温度和相对湿度的纯净空气有意地被具有已知和稳定特性的物质污染。在大多数精心设计的研究中，都要有一个与受试者匹配的对照组，同时（优先）或连续暴露于纯空气。这种研究的一个要求是有清洁和调节环境空气量的能力。为了应对这一挑战，必须安装、测试和成功运行合适的空气净化和调节系统。此外，生产污染物的设备必须经过精心设计或选择、检验，并在暴露过程中成功运行。此外，经验表明，污染物和清洁的通风空气混合的组合方式，以及抑制不需要的动物产生污染物的能力对于实现高质量的暴露是重要的。

两个基本条件是成功实施良好暴露的基础：产生所需环境条件的能力及监测暴露的能力。本章关注第一个条件，建立和控制暴露。第 4 章涵盖了暴露的监测和特征。一些数字单位以英文表示，以反映制造商的规格。

3.2　清洁和调节空气

3.2.1　供应空气中的污染物

吸入研究中使用的空气通常来自室外环境或实验室内空气。没有清洁的情况下，这种空气的纯度几乎不足以使用。另外，温度和湿度也可能需要调整。Doyle（1977），Barsocchi 和 Knobel（1980），Phalen（1997a，1997b）和 DOE 等（2003）已经描述了一些成功的供气清洁系统的例子。

用于过滤和调节环境空气的设备可能会对气流产生很大阻力，同时需要一台空气压缩机来提供所需的流量。压缩机通常由电动机或内燃机提供动力。在进入实验室之前，压缩机中的空气通常储存在高压储罐中。通常，来自这些系统的压缩空气很脏，含有各种各样的污染物（表 3.1）。除大气污染物外，压缩空气可能含有雾化润滑剂、未燃燃料、燃料燃烧产物、水，以及来自储罐、管道和配件内表面的鳞屑。使用无油压缩机将消除许多污染物，然而，额外的空气净化几乎总是必要的。

表 3.1　未经过滤的、压缩的环境空气中常见的污染物

来源	污染物
环境空气	土壤和其他粉尘、杂质气体和蒸气
压缩机润滑	油雾、油分解产物
燃料、燃料燃烧	碳氢化合物、一氧化碳、二氧化碳、二氧化氮、醛、水蒸气、酸性气体
储存罐、管道和其他表面	金属、金属氧化物颗粒、沉积物颗粒

3.2.2　气体清洁

1. 去除水蒸气

表 3.2 给出了饱和空气中水蒸气的量与温度的函数关系。用于从气流中除去过量水蒸气的主要方法是表面吸附、化学结合吸附、冷却冷凝、压缩冷凝及这些方法组合去除。每种方法在成本、容量和除水效率方面都有自己的特点（去除效率是在去除过程达到平衡后剩余每升空气中水的质量）。高效干燥方法的一个例子是极端冷却。用干冰和丙酮冷却至$-70℃$，平衡时每升空气留下约 0.01 mg 水。该室温下的含水量表示约 5×10^{-5}% 的相对湿度。普通冷冻空气冷却装置可用于将相对湿度降低至 20%～30%（在复温至室温时）。

表 3.2　饱和（100%相对湿度）状态下洁净空气中水蒸气的量与温度的函数关系

空气温度（T）		每立方米空气中水的质量(温度 T)/g
℉	℃	
0	−17.8	1.23
10	−12.2	1.86
20	−6.7	2.94
30	−1.1	4.49
40	4.4	6.55
50	10.0	9.40
60	15.6	13.27
70	21.1	18.45
80	26.7	25.31
90	32.2	34.23
100	37.8	45.74
110	43.3	60.39
120	48.9	78.86
130	54.4	101.8
140	60.0	130.2

续表

空气温度（T）		每立方米空气中水的质量(温度 T)/g
℉	℃	
150	65.6	165.1
160	71.1	207.3
170	76.7	258.1
180	82.2	319.0
190	87.8	391.2
200	93.3	476.2

资料来源：Nelson（1971）。

吸收和吸附去除水蒸气通常是通过干燥剂来实现的。这种干燥剂可能有一个指示器，当材料饱和时可以改变颜色，也可通过加热或干空气冲击来完成再生的可能。缺点包括相对长的平衡时间和在干燥过程中热量的积聚。固体干燥剂包括硫酸钙、硅胶、活性氧化铝、无水高氯酸镁、活性炭和分子筛（表 3.3）。液体干燥剂包括硫酸、三甘醇、氢氧化钠、氢氧化钾、氯化钙和甘油（表 3.4）。《控制测试大气》一书（Nelson，1971）对固体和液体干燥剂进行了讨论。

表 3.3 用于干燥氮气的选定固体干燥剂的剩余水含量效率，在 225 mL/min 和 25℃ 条件下通过尺寸为 14 mm 内径和 450 mm 深度的床

干燥剂	平均效率/(mg/L 空气)	再生时间/h；温度/℃
硫酸钙（燥石膏®）	0.067	1～2；200～225
硅胶	0.070	12；118～127
活性氧化铝	0.0029	6～8；175～400
无水高氯酸镁	0.0002	48；245
5A 分子筛（Union Carbide 公司®）	0.0039	不适用

资料来源：改编自 Nelson（1971）。

表 3.4 选定液体干燥剂的性质

干燥剂	在 21℃ 达到相对湿度/%	溶解浓度/%	工作温度范围/℃
硫酸	5～20	60～70	21～49
三甘醇	5～10	70～95	16～43
氢氧化钠和氢氧化钾	10～20	饱和	29～49
氯化钙	20～25	40～50	32～49
甘油	30～40	70～80	21～38

注：所获得的相对湿度是在 21℃ 下在饱和水溶液中测量值的范围。
资料来源：改编自 Nelson（1971）。

冷却空气气流导致饱和空气中携带的最大量的水蒸气减少。例如，制冷设备将空气冷却到 30℉（−1℃），然后加上一个加热器，将空气流温度提高到 70℉（21℃）。从表 3.2 中可以看出，冷却的最高含水量为 4.5 g/m³ 空气。升温至 70℉时，4.5 g 代表饱和值是 18.5 g 的约 23%，导致相对湿度约为 23%。向干燥的空气流中加入水蒸气或调节温度可以获得更高的湿度。

2. 去除不需要的污染气体

除了表 3.1 中列出的压缩空气中的污染物之外，几种环境污染物质可能以足够的浓度存在，需要清除。这些气体包括臭氧、二氧化硫和氮氧化物。可以通过将其吸附到大的表面积上或将其氧化成易于除去的产物来去除。对于后一目的，催化剂床或氧化剂床可用于促进反应，例如：

$$O_3 \longrightarrow 3/2O_2$$
$$CO + 1/2O_2 \longrightarrow CO_2$$
$$NO + 1/2O_2 \longrightarrow NO_2$$
$$SO_2 + 1/2O_2 \longrightarrow SO_3$$
$$SO_3 + H_2O \longrightarrow H_2SO_4（颗粒）$$

用于捕获污染气体的吸附剂包括活性炭、分子筛和活性氧化铝。氧化可以通过在高温下操作的铂催化剂床或高锰酸钾床完成。高锰酸钾是许多污染气体的优良氧化剂，可以浸渍在活性氧化铝颗粒（Purafil® Inc.，Doraville，GA，USA）上。这种材料不容易再生，但随着消耗，它的颜色从粉色变成黑色。去除一氧化碳氧化，如果有必要，可能需要使用含铂或 hopcalite（铜和锰的氧化物的混合物）或 Carulite®（Carus 化学公司，秘鲁，IL，USA）的催化剂床。这样的床可能需要高温或压力来促进有效的氧化。

小分子量物质以外的有机蒸气的去除可以通过吸附在诸如活性炭之类的试剂上或通过高温氧化。一种方法归功于 H. L. Kusnetz 等。Nelson（1971）利用一个直径 5 cm 的管子，里面装满了保持在 1250℉ 的铜屑。该方法需要冷却排出气流，随后通过酸起泡器、涂覆有氢氧化钠的过滤器、活性炭床和最终颗粒过滤器去除氧化产物。

3. 去除不需要的粒子

从气流中除去颗粒可以通过静电沉淀、热沉淀或过滤来实现。实验室使用的空气通常经过过滤，因为过滤可有效去除最小的颗粒且操作简单。膜过滤器可以有效去除颗粒,但通常具有相对高的气流阻力的不利特征。纤维过滤器通常具有低得多的阻力,并且对于各种尺寸的颗粒具有非常高的捕获效率。高效过滤器的一个缺点是当它们被捕获的颗粒填满时,它们倾向于"堵塞"或阻塞。通常通过在上游添加较低效率(粗糙)的过滤器,通过打褶过滤器以增加整体表面积,并通过连续测量过滤器两端的压降作为需要更换的指示来处理该问题。《核空气清洁手册》(DOE,2003)是涵盖粒子过滤系统许多重要设计考虑因素的实用参考资料。在可行的情况下,吸入毒理学实验室应满足核设施严格的空气过滤要求。Dorman(1966)、Pich(1966)和 Hinds(1999,第 9 章)已经公布了空气过滤机制的基本信息。

空气的最终过滤通常由 HEPA 过滤器(高效分配空气过滤器)进行。这种类型的过滤器,以前称为 AEC、CWS 或绝对过滤器,是一种一次性的深层褶皱干式且具有刚性外壳的干式纤维过滤器。这些过滤器在大纤维基质中具有非常细的纤维。HEPA 过滤器具有非常高的捕获效率,通常为 99.997%或更高,用于去除所有尺寸的颗粒。这种效率是由于大颗粒通过沉降和截留有效沉积(即与过滤纤维直接接触),而小颗粒通过扩散(即分子轰击)被推入与过滤纤维接触。

HEPA 过滤器和其他过滤器在美国的市场上都可以买到,包括各种大小和形状(剑桥过滤公司,Gilbert,AZ;美国空军过滤器,Houston,TX;Farr 公司,Riverdale,NJ;其他)。

HEPA 过滤器在遇到大颗粒时可能会快速堵塞,并且其更换相对昂贵,因此通常将其放置在预过滤器的后面。典型的预过滤器包括由油或黏合剂涂层的粗纤维(可重复使用和一次性)组成的低效面板过滤器,以及中等和高效打褶或袋式干式纤维过滤器。在家庭中发现的低效率过滤器,包括炉型单元,在捕获颗粒方面相对低效,并且使用有限。中等和高效率过滤器对于几微米或更大的颗粒通常具有优异的效率,并被推荐使用。预过滤器的选择标准应包括其耐火性和耐腐蚀性,以及其颗粒捕获效率和更换成本。Filtrete™(3M Corp.,St Paul,MN,USA)的替代高效过滤器使用带电纤维来在降低的压降下提高效率。

3.2.3 空气净化和调理系统

净化和调节用于吸入研究的空气的系统配置取决于几个因素,包括初始空气污染物、所需纯度、所需的清洁气流速率和压力及可接受的空气湿度和温度范围。加利福尼亚大学空气污染健康影响实验室使用的以下两种设计是专门为吸入研究设计的系统。

图 3.1 所示的系统由 William Dennison 在 1974 年设计,以满足表 3.5 中列出的标准。当时的系统成本(不包括设计)约为 30000 美元。

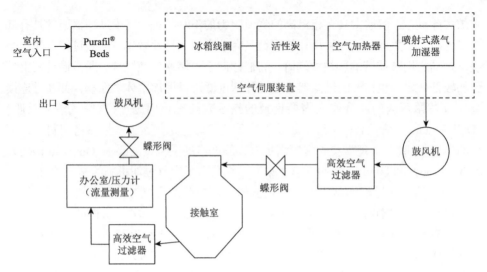

图 3.1 空气净化系统（由 William Dennison 设计）用于供应 4 个 1 m³ 体积的吸入室

表 3.5 用于供应 4 个 1 m³ 的 Rochester 暴露室 ª 的空气净化系统的设计参数

最大气流	100 ft³/min	
所需空气温度	（72±3）℉	
所需空气湿度	35%～95% RH，可控	
污染物	可能的最大入口浓度/ppm	想要的出口浓度/ppm
一氧化氮	1	0.01
二氧化氮	1	0.01
碳氢化合物（C_2H_4）	100	0.5
一氧化碳	100	2
二氧化硫	1	0.05
臭氧	0.5	0.01
氨	10	0.002

a 颗粒：去除 99.97% 0.3 μm 直径颗粒。

环境空气通过一个直径 10 cm（4 in[①]）的管道从两个可选择的来源进入系统，无论是从实验室屋顶上还是从实验室地板附近的室内。所使用的环境空气源主要取决于室外空气温度和湿度。首先使用一次性中效干式褶皱过滤器过滤环境空气以去除粗颗粒。过滤后的空气通过两个平行的 Purafil 柱（Purafil Inc.，Doraville，Ga，USA），柱深 60 cm，直径 30 cm。Purafil 柱由 1/8 直径的浸渍有高锰酸钾氧

---

① in，英寸，1 in = 2.54 cm，译者注。

化剂的活性氧化铝颗粒组成。入口气流中的水分被氧化铝吸收，同时溶解了高锰酸盐，氧化吸附的污染物。该材料从空气中去除 NO、NO_2、NH_3、SO_2、O_3、大部分碳氢化合物和一些 CO。Purafil 色谱柱之后是另一种中等效率的折叠式过滤器来去除高锰酸钾粉尘。空气通过不锈钢、离开过滤器支架、直径 10 cm 的钢管并进入空气温湿度调节单元（Bemco PTHS Air Servo；Bemco，Inc.，Simi Valley，CA，USA）。该装置有一个制冷系统，可将空气冷却至 33～35℉（0.6～1.7℃），以调节空气的水汽含量在 35℉时达到最大饱和值。活性炭过滤器进一步减少碳氢化合物的含量。一个 1000 W 的电加热器可以加热空气，另外两个加热器为 1500 W 浸入式加热器，其蒸发蒸馏水以将湿度增加至所需的水平。温度和湿度控制器操作加热器以保持设定位点出口气流中的值。清洁的空调空气流过直径 10 cm 的管道，有一个手动操作的蝶形阀，并通过歧管管道系统到达 4 个暴露室的顶部入口。这个蝶阀用来调整 Bemco 装置的总量输出。每个腔室之前还有一个 HEPA 过滤器。空气通过腔室向下流动，并通过预过滤器和 HEPA 过滤器出口由另一个蝶阀排出。屋顶上的鼓风机将空气通过气室和排气口排出到大气中。每个暴露室的两个蝶阀用于调节气流和腔室压力。

第二个系统（图 3.2）由罗伯特·沃尔特斯（Robert Walters）以几年的系统经验在 1979 年设计。设计标准相似，但其实现了更低的湿度，进一步降低了环境污染物的含量，解决了其他小问题，是更高压力的系统。首先使用液体（水）环压缩机（Nash Model CD663C，Gardner Denver Nash，LLC，Trumbull，CT，USA）将室外空气过滤并加压至 100 lb/in^2[①]。使用往复式空气压缩机将允许更高的系统压力（高达 5000 lb/in^2），但意味着更高的维护费用、更低的可靠性、压缩空气的油蒸气污染及 CO 形成的可能性压缩机润滑剂故障。此外，Doyle 等（1977）已经表明液体环压缩机适用于高压空气净化系统。将离开接收器的水饱和空气过滤以除去水滴和其他颗粒，并通过直径为 31 cm 的 80 cm 深的高锰酸盐浸渍的氧化铝颗粒床（Purafil Inc.，Doraville，GA，USA）。该装置有效地从加压空气流中除去了 SO_2、NO_x、O_3 和一些烃。空气流的进一步净化和干燥是在以压力摆动解吸再生模式操作的活性氧化铝填充的无热干燥器塔中实现的。在这种操作中，高压空气通过一个干燥塔干燥，同时一部分干燥的空气在大气压力下同时通过第二空转塔以解吸湿气和污染物。这使得空转塔能够在下一个循环中作为干燥塔。将加压空气流干燥至小于 0.1 mg/L 的水含量改善了下游活性炭床的吸附性能，并且对于防止在常温下操作的固定 Hopcalite 床的水蒸气中毒至关重要。

无热干燥器和 Hopcalite 单元是由 Del-Tech E ngineering Co.（型号 5N12，New Castle，DE，USA）提供的用于压缩呼吸空气净化的系统的一部分。类似的干燥

---

① lb/in^2，磅每平方英寸，1 lb/in^2 = 7.03070 × 10^2 kg/m^2。

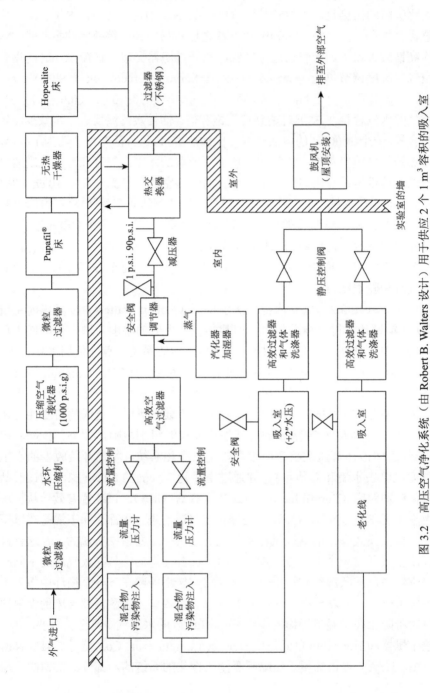

图 3.2 高压空气净化系统（由 Robert B. Walters 设计）用于供应 2 个 1 m³ 容积的吸入室
缩写：p.s.i.：磅/平方英寸，p.s.i.g：磅/(平方英寸·磅)

剂可从 Twin Tower Engineering, Inc.（Broomfield, CO, USA）获得。通过活性炭以除去较重的碳氢化合物后，空气流通过过滤器以除去夹带的霍加勒和木炭粉尘，并使用空气-空气热交换器达到实验室温度。输送到吸收室可以进行空气减压、加湿和最终高效（HEPA）颗粒过滤。通过监测环境和加工空气评估完成系统的污染物去除性能（表 3.6）。

表 3.6　高压空气净化系统去除污染物

化合物	环境浓度	净化空气浓度 [a]	测量仪器
O_3	$0\sim0.2$ ppm	<0.01 ppm	Dasibi®型号 1003-AH 臭氧检测仪
SO_2	$0\sim1.0$ ppm	<0.01 ppm	TECO®模型 43 SO_2 分析仪
CO_2	0.04%	0.02%	珀金-埃尔默®1100 型医疗质谱仪
N_2	78.3%	78.3%	珀金-埃尔默®1100 型医疗质谱仪
O_2	21.0%	21.0%	珀金-埃尔默®1100 型医疗质谱仪
CO	$0\sim3.0$ ppm	<1.0 ppm[b]	Ecolyzer®2000 型 CO 分析仪
NO	0.02 ppm	<0.01 ppm[b]	贝克曼®型号 952 NO_x 分析仪
NO_2	0.08	0.04 ppm	贝克曼®型号 952 NO_x 分析仪
CH_4	1.4 ppb	1.4 ppm	贝克曼®型号 6800 气相色谱仪
C_2H_6	6.3 ppb	7.1 ppb	贝克曼®型号 6800 气相色谱仪
C_2H_4	5.1 ppb	<2 ppb[b]	贝克曼®型号 6800 气相色谱仪
C_2H_2	4.7 ppb	<2 ppb[b]	贝克曼®型号 6800 气相色谱仪
C_3[c]	0.46 ppm	0.20 ppm	贝克曼®型号 6800 气相色谱仪
微粒	$10^4\sim10^5$ 个/mL	<100 个/mL	环境一®富 100 冷凝核计数器

a 在系统流量为 600～1200 标准 L/min 的时候测量；

b 化合物的检测限度较低；

c 具有 3 个或 3 个以上碳原子的碳氢化合物。

Roehlich 和 Rodgers（1976）、Doyle 等（1977）、Barsocchi 和 Knobel（1980）已经描述了外加的空气净化系统。Doyle 的系统是图 3.2 所示的先驱，它被开发用于加利福尼亚大学河滨分校的大气化学研究的空气净化和加湿。Barsocchi 和 Knobel 的设计被用于填充干燥的超纯空气的高压气瓶。Roehlich 和 Rodgers 的空气净化器是为了在隧道展位和其他有大量车辆通行的工作区域内从呼吸空气中去除汽车尾气而开发的。

3.3　气溶胶生成

3.3.1　一般注意事项

使用几个标准来选择吸入研究的气溶胶发生器，其中包括：①气溶胶特性，包括化学性、形状、尺寸、表面积、分散度和每单位体积空气的颗粒数；②气溶胶发生器在使用时的稳定性；③输入材料浪费（有些材料贵重或稀少）；④对实验室人员或科目的危害；⑤引进不需要的异物；⑥需维护；⑦气溶胶特性对线电压、输入空气压力、大气压力、温度和相对湿度的敏感性；⑧与其销售无关的科学家在公开文献中对气溶胶发生器的描述。

在选择发生器进行吸入研究时，对气溶胶生成没有经验的人员必须非常小心。如果有疑问，应联系气溶胶专家。

有关气溶胶产生的几个优秀的常用参考文献已列出（Mercer，1973；Corn and Esmen，1976；Tillery et al.，1976；Willeke，1980；Koch，1994；Loffert et al.，1994；Moss and Cheng，1995；Hinds，1999；Lange and Finlay，2006；Hickey，2007）。Ma-Hock 等（2007）讨论了纳米材料的生成和表征相关但特殊的问题。

3.3.2　单分散气溶胶

单分散（均匀尺寸）颗粒用于校准实验室仪器、气溶胶沉积研究、检查粒径对生物效应的影响及各种其他基础研究。除了一些例外，包括微生物、花粉和孢子，单分散气溶胶仅在实验室中产生。一类属于近单分散性的某些活性颗粒的大小列于表 3.7。用于生产单分散气溶胶的三种主要方法包括：在受控条件下生长、散装材料的精度降低及基于分布粒径的分离。获得近似几何标准偏差的气溶胶的选择方法列于表 3.8。

表 3.7　属于近单分散性的活性粒子的斯托克斯直径 [a]

粒子	斯托克斯直径/μm
病毒	0.015～0.45
细菌	0.3～15
真菌	3～100
苔藓孢子	6～30
蕨类孢子	20～60
花粉（机载）	10～100

a 定义：在静止空气中具有相同端子沉降速度的颗粒的完整球体的直径。

资料来源：改编自 Jacobson 和 Morris（1976），第 4 章。

表 3.8　生产单分散气溶胶的选定方法

方法	注解[a]
单分散粉末的分散体	例子包括石松及其他孢子和花粉。发生器包括流化床类型（最多 10^7）
Sinclair-LaMer®型发电机	蒸气通过受控冷却在种子核上冷凝（最多 10^7）
旋转盘和顶部发电机	将液体以恒定速率进料到纺丝平面上。气溶胶颗粒形成在表面的边缘（直到 10^5）
振动簧片，喷嘴或孔口	通过高频机械破裂将液体流切成均匀的碎片（高达 10^3）
水溶胶形成	化学或物理反应，例如，聚合或在水性或其他液体介质中形成晶体（最多 10^7）
隔离手段	使用在此基础上分离的粒子光谱仪尺寸相关的属性，如电子迁移率或终点沉降速度（最高 10^7）

a 括号中给出了每立方厘米空气产生的大概颗粒数。超过约 10^7 个颗粒/ cm^3，凝结迅速导致产生聚集体。

Sinclair 和 LaMer（1949）描述了一种用于单分散气溶胶的冷凝发生器。从那时起，已经报道了几个发生器修改，其中很多由 Mitchell（1995a）审查。在这些发生器中，感兴趣的材料被蒸发并且蒸气缓慢地凝结到种子核颗粒上。如果蒸气与核均匀混合并且冷凝缓慢且扩散控制良好，那么离开发生器的颗粒的平均直径 D 为

$$D^3 = 6M/\pi\rho N \qquad (3.1)$$

式中，M 为每单位体积空气的初始蒸气浓度；N 为每单位体积空气的初始核数；ρ 为冷凝蒸气的密度。式（3.1）假设蒸气不会损失到冷却段的壁上，并且核粒子相对于最终粒径 D 可忽略不计。

Prodi（1972）描述的这种类型的发生器已用于人类的气溶胶沉积研究（Tarroni et al.，1980）。在这种装置中，氮气使用 2.5 atm 的压力来雾化稀氯化钠溶液。雾化的气雾剂通过含硅胶的干燥剂干燥，形成核粒子。来自核发生器的空气流分裂，一部分通过含有熔融石蜡或巴西棕榈蜡的恒温加热起泡器，另一部分绕过起泡器并与加热塔中的第一流混合。在那里，石蜡或蜡被完全蒸发，然后缓慢冷却以促进细胞核上的凝聚。加热塔中的气流向下，以减少热空气混合。通过改变起泡器的流量和起泡温度，可以生产直径范围 0.2~2.0 μm 的颗粒。颗粒直径的几何标准偏差小于 1.1。商业版本已出（TSI，Shoreview，MN，USA；PALAS，Karlsruhe，Germany）。

Walton 和 Prewett（1949）提出了从快速旋转表面的边缘抛出的单分散颗粒的生产条件分析。从那时起，已经报道了各种旋转盘和旋转顶部液体气溶胶发生器（Mitchell，1995a）。这些发生器的运行速度范围从几百到 250000r/min，以产生直径在 6 μm 至 3 mm 范围内的单分散液滴。这些发生器还产生小的次级颗粒（卫星），其成为旋转表面边缘分离的主要液滴。随后初级粒子的干燥可用于产生直径小至 1 μm 的单分散颗粒。Lippmann 和 Albert（1967）设计了一种用于生产放射性不溶性气溶胶的旋转盘发生器，用于人类和实验室动物沉积和清除研究。在这台发生器中，将卫星颗粒分离出来并收集在过滤器上。

微球的水悬浮液的雾化和干燥（Duke Scientific Corp.，Palo Alto，CA，USA）是获得各种尺寸的单分散气溶胶的相对简单的方法。这种悬浮液可以使用各种气溶胶发生器进行雾化，压缩空气喷雾器是最常用的。虽然商业颗粒是相当均匀的，但在使用时必须考虑几个因素。首先，制造商提供的公称直径可能与接收的尺寸略有不同。其次，当液体悬浮液雾化时，有些液滴将含有多于一种的固体颗粒，有些液滴就没有。因此，干燥后，除了单分散颗粒之外，还将获得一些附聚物和一些小的残余物颗粒（由于悬浮液中存在稳定剂）。当悬浮液变得更浓缩时，附聚物部分增加，并且随着其变得更稀，残余部分更大（Fuchs，1973）。Raabe（1968）给出了悬浮液的稀释因子，使得单线态/团聚体比率保持在给定值以下。例如，使用体积平均液滴直径 5 μm 和几何标准偏差为 1.6 的雾化器雾化 1.0 μm 直径的胶乳球的悬浮液，固体（球体）的百分比（体积）应该低于 0.3（即 3000 份中的 1份）以使单体与团聚体的比例保持在 20：1 以上。在这种情况下，小的稳定剂残余物颗粒与单一胶乳颗粒的比例将约为 50：1。

Kotrappa 和 Moss（1971）使用 Stöber 螺旋管式气溶胶离心机（Stöber and Flaschbart，1969）将不溶性多分散气溶胶分级并且收集成窄粒径组，然后再悬浮于水中并喷雾成单分散气溶胶。这种技术可以用任何合适的气溶胶光谱仪和不溶的多分散气溶胶进行，可以产生几何标准偏差小于 1.1 的空气动力学直径范围为 0.3～5 μm 的气溶胶。Raabe 等（1977）使用该技术生产各种尺寸的气溶胶用于啮齿动物气溶胶沉积研究。

单分散液滴可以通过振动产生相对较小的液体流的分解。在由 Raabe 和 Newton（1970）构造的装置中，使用 Fulwyler（1965）的工作，从小孔口（直径 10～15 μm）出来的液体流通过振动压电晶体后被破碎成液滴。孔口在 300000 cps 处的振动导致液滴体积变化小于 1%。Strom（1969）描述了一种类似的气溶胶发生器。Berglund 和 Liu（1973）设计的振动孔单分散气溶胶发生器在市场上可买到（TSI，Shoreview，MN，U.S.A.）。

Fuchs 和 Sutugin（1966）、Raabe（1979）、Mitchell（1995a）、Hinds（1999）、Roth 等（2004）和 Baker 等（2008 年）给出了单分散气溶胶发生器的更多描述。

3.3.3　多分散气溶胶

多种技术已用于多分散气溶胶的受控生成，即使简单列举这些技术也很麻烦。某些方法在吸入研究中特别有用，因为它们产生了性质和大小范围类似于人们在各种环境中吸入的气溶胶。例如，用于分散干燥压缩粉末的 Wright（1950）粉尘进料器，用于液体雾化的鼓风雾化器，用于分散松散粉末的流化床振动发生器及用于汽化固体金属的爆炸丝发生器（Mitchell，1995）。

1. 液滴发生器

在吸入研究中至少有 4 种方式使用滴液: ①液滴本身可以通过吸入系统进行吸入; ②液滴可携带在液滴蒸发后被吸入的悬浮固体; ③溶液可以雾化, 在干燥时留下残留物; ④液滴可以用作气溶胶发生器的另一阶段的输入 (如作为冷凝气溶胶发生器的加热器的输入)。表 3.9 列出了两种合适的多分散液滴发生器。每个发生器具有其独特的特性, 对于给定的应用可以优选其中一种。例如, 如果每升空气需要大量的液滴, 并且可以容忍大的液滴, 则可以选择超声雾化器。同时, 压缩空气喷雾器以较低的输出速率提供较小的液滴。

表 3.9　选择的多分散液滴气溶胶发生器

类型	操作原则	参考文献
鼓风雾化器	被引导到液体输送管上的高速空气产生夹带的液体细丝的破裂	Mercer 等 (1968b), May (1973), Loffert 等 (1994), Lange 和 Finlay (2006)
超声波雾化器	压电晶体的振动形成从其尖端发射液滴的液体源	Mercer 等 (1968a), Mitchell (1995a), Moss 和 Cheng (1995), Lange 和 Finlay (2006)

压缩空气喷雾器通常被选择用于吸入研究, 因为它们的成本相对较低, 操作稳定并具有液滴尺寸特征。表 3.10 给出了一些常用的压缩空气喷雾器的工作特性。在这种类型的发生器中, 由空气在高压下通过小孔形成的空气射流打碎液流。液体流通过喷嘴内的减压或者由于储液器中的正压而从储液器被吸入空气射流的路径中。破碎的液体形成大的和小的液滴。较大的液滴会影响附近的表面 (相邻的墙壁、挡板等), 并且聚结的流体流入液体储存器。较小的液滴跟随撞击表面周围的气流从雾化器中排出。夹带颗粒的空气将基本饱和储存器中的流体蒸气。如果水溶液或悬浮液雾化, 则溶解或悬浮物质的浓度将随着时间稳定增加。有三种方法可用于控制这种影响: 储存库可以被冷却以减少蒸发, 储器可以被放大或连续更新或者进料空气可能被液体蒸气饱和。

表 3.10　压缩空气雾化器的操作特性

喷雾器	施加压力 /(lb/in^2)	气流 /(L/min)	喷出气雾剂 /(μL/L 空气)	出来的水蒸气 /(μL/L 空气)	体积中值液滴体积/μm	GSD
Dautrebande 开放式通风	5	11.2	1.0	9.7	—	
	10	14.9	1.4	9.6	1.7	—
	20	21.2	2.3	8.6	1.4	1.6~1.7
	30	27.3	2.4	8.2	1.3	—

续表

喷雾器	施加压力 /(lb/in^2)	气流 /(L/min)	喷出气雾剂 /(μL/L 空气)	出来的水蒸气 /(μL/L 空气)	体积中值液滴体积/μm	GSD
	15	6.1	8.7	12.6	—	—
	20	7.1	9.0	14.8		
3-Jet Collison	30	9.4	9.0	19.4	~2	~2
	40	11.4	9.3	23.5		
	50	13.6	10.4	27.9		
具有封闭通风口	15	12.4	15.5	8.6	4.2	—
De vilbiss®No.40	20	16.0	14.0	7.0	3.2	1.8~1.9
	30	20.9	12.1	7.2	2.8	—
	20	1.34	(34)^a	12	6.9	1.7
Lovelace	30	1.81	(22)^a	11	4.7	1.9
	40	2.28	(15)^a	9	3.1	2.2
	50	2.64	(19)^a	11	2.6	2.3
Lovelace雾化器冷却至0℃	20	1.34	55	1	—	—

a 计算。

GSD：几何标准偏差。

资料来源：改编自 Mercer 等（1968b）和 Raabe（1979）。

虽然大多数液滴在雾化器内部都会发生碰撞，但通常 $10^6 \sim 10^7$ 个颗粒/ cm^3 的空气可作为有用的气溶胶出口。这些液滴通常为对数正态分布，其几何标准偏差在 1.5～2.2 之间。新鲜雾化的液滴通常是高度带电的，并且通常经过双极离子场用于放电（Liu and Pui，1974；Ji et al.，2004）。

当溶液被雾化并且液滴干燥成残留气溶胶时，所得干燥颗粒将小于原始液滴。球形残留颗粒的质量中值液滴直径（D_d）与质量中值残留物粒径（D_p）之间的理论关系为

$$(D_p)^3 = (D_d)^3(C)(\rho_d/\rho_p) \tag{3.2}$$

式中，ρ 为密度；C 为溶质的质量分数。残留气溶胶的几何标准偏差将是液滴气溶胶的几何标准偏差。

2. 干式除尘器

通过几种方式实现干粉尘的气溶胶化，包括：①从填充粉末的塞子中刮去材

料；②使用流化床洗脱器；③通过文丘里喷嘴夹带粉末；④塞子上粉末的分散或腐蚀空气喷射。

表 3.11 列出了一些干粉尘气溶胶发生器。装载到发生器中的灰尘可以具有各种形式，包括纤维、球体、板等。因为颗粒分解或初级粒子的聚集，分散相将具有与非分散材料不同的尺寸分布。对干粉尘发生器的综述已被报道（Mitchell，1995a；Hinds，1999）。

表 3.11　干粉尘气溶胶的选定发生器

发生器	操作原理
Wright 除尘器	被压缩成塞子的粉末被刮刀刮掉并夹带在干燥的气流中
Timbrell 型纤维粉尘发生器	与 Wright 除尘器类似，但刀片高度旋转速度超过压实的石棉或纤维玻璃塞
流化床	向上流动的空气流化（悬浮）并将颗粒向上输送到垂直淘析器中，新粉末被连续送入流化段
转盘粉尘进料	粉末从料斗（搅拌）流到转台上，转盘朝向雾化空气射流旋转

流化床洗脱液通常用于吸入研究，因为它在长时间的发生中具有稳定性，并且可通过淘析有利地消除较大的附聚物和初级颗粒。现代流化床洗脱器通常包括两个重要特征：将材料连续送入发生器并在淘析柱内排放气溶胶。通常需要将材料连续进料到发生器中，因为发生器中的材料最开始会损失细颗粒部分，从而在发生器中留下较大的颗粒。因此，除非材料连续供应给发电机，否则发射的尺寸分布将随时间而变化。流化床发生器对他们发射的气溶胶赋予电荷，因此推荐通过离子场。图 3.3 显示了 Marple 等（1978）描述的发生器，他们对这些功能进行了评估。Mitchell（1995a）回顾了近期的设计。

Wright（1950）最初描述的 Wright 除尘器（图 3.4）已被用于从各种干燥材料中产生气溶胶。该材料首先形成塞子，然后由叶片刮擦并通过夹带在流动的空气流中雾化。

多分散气溶胶发生器的最后一个例子是爆炸丝装置（图 5.13，第 5 章）。该发生器产生大量类似于在焊接或金属冶炼过程中形成的链团聚金属烟雾气溶胶。在该装置中，10000 A 或更大的大电流迅速通过几毫米的电线。电线快速爆炸加热，形成电离金属蒸气（等离子体），其凝结成由非常微小的（亚微米）初级颗粒组成的支链。这种类型的气溶胶发生器不产生连续的气溶胶，但它可以用于在短暂的吸入期间在肺中产生显著的材料沉积（Phalen，1972），并且可以用于生产纳米粉末（Kotov，2003）。

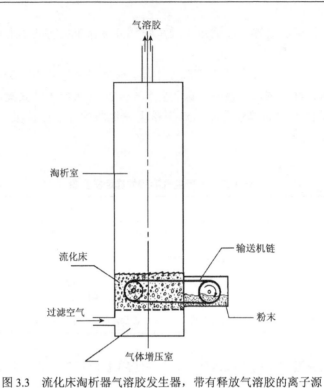

图 3.3　流化床淘析器气溶胶发生器，带有释放气溶胶的离子源

资料来源: 经允许转载自 Marple V A, Liu B Y H 和 Rubow K L, Am Ind Hygiene Assoc J, 39(26), 1978, http://www.aiha.org

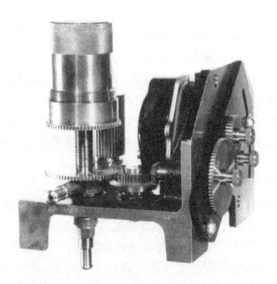

图 3.4　Wright 粉尘供给器, 其中包装有干燥的塞子和通过在流动的空气流中夹
带除去的材料而形成气溶胶

资料来源: 照片由罗彻斯特大学 L. Leach 提供

3.4　气　体　生　成

3.4.1　一般注意事项

用于吸入研究的气体的产生通常包括将浓缩气体可控地注入暴露系统的空气中。产生气体的方法包括：计量压缩气罐的输出，注入挥发性液体，液体的蒸发或通过控制温度升华固体，气体通过渗透管扩散，创建通过受控的化学或物理反应的气体。

在某种意义上，气体比颗粒难以产生，因为稳定粒径不是考虑因素。而且，气流中气体的均匀混合通常相对容易。然而，必须保持气体的纯度，包括抑制或去除不需要的颗粒。此外，在研究过程中，气体发生器必须具有稳定的输出。许多气体被水分或管道快速吸收，并且在某些情况下可以穿透管道或容器壁。活性气体也可能在接触到的表面消失。例如，臭氧可以通过新鲜的表面快速耗尽，并且可能需要通过与气体接触进行数小时的表面调节。

有关控制气体产生的参考资料包括：Nelson（1971）写的 *Controlled Test Atmospheres*，NIOSH 研究报告 *Development and Validation of Methods of Sampli ng* 及 Gunderson 和 Anderson（1980）撰写的 *Analysis of Workplace Toxic Substances*，Tillery（1976）、Wong（1995）及 Kleinman 和 Phalen（1997）撰写的综述。

3.4.2　常用技术

1. 压缩气瓶

高压下含有已知浓度的特定气体的容器可商购或在实验室中制备。这种罐的制备首先需要排空罐，然后引入浓缩气体或用注射器注入已知量的液体来完成。通常在这之后加入干净的压缩空气。混合可以通过旋转罐或加热和冷却罐的一端来实现。储存时，一些气体长时间不稳定，特殊的罐体材料如铝可延长保质期。

通常通过压力调节器和流量控制器来实现对气罐的计量去除。典型的流量控制器包括装有针阀的转子流量计、关键小孔、毛细管或多孔塞。如果不使用转子流量计，则气体混合物通过湿测试仪、干气表、加热线风速计或肥皂泡计可测量流速。这些装置可以通过加入水蒸气或其他污染物或通过吸收测量装置内的气体来改变测量的气体。表 3.12 给出了各种流量测量方法的适用范围。《压缩空气和气体手册》（Rollins，1988）是计划准备或使用压缩气体的参考材料。

表 3.12　选定流量测量装置的范围

设备	常用的有用范围
转盘	1 mL/min～10000 L/min
湿测试仪表	1～80 L/min
干气表	5～5000 L/min
孔板流量计	5 mL/min～5000 L/min
加热线风速计	0.1 mL/min～10000 L/min
肥皂泡计量器	0.5 mL/min～6 L/min
质量流量计	0.005～3600 L/min[a]

a 大概的范围。
资料来源：改编自 Nelson（1971）。

2. 注射器

电动注射器便于将挥发性液体直接注入空气流或加热容器中以促进挥发。这些装置可用于产生恒定的液体流速，可达到每分钟微升的几分之一。这些系统可以通过在定时操作时间之前和之后称重注射器内容物来精确校准。玻璃、塑料和相对惰性的 Teflon®（杜邦公司）的注射器有 0.05～10000 mL 可用各种尺寸。Nelson（1971）讨论了电机驱动注射器的几种驱动机制。

3. 蒸发和升华系统

这些控制气体产生的方法需要精确地控制发电机温度，因为气体放出的速率有强烈的温度依赖性。源储罐在温度可控的水（或油）浴中的浸没通常就足够了，并且空气可以通过浸在同一浴中的金属管。因为一些蒸气是反应性、爆炸性或易燃性的浓缩形式，所以载气通常是氮气。

4. 渗透管

这些装置通常是内部材料（通常是液体）多孔的聚合物管。渗透管中有数百种有机和无机材料。气体输出速率由管的连续称重确定。

渗透速率 Q 是聚合物的蒸气扩散系数（D）、聚合物中蒸气的溶解度系数（C）、管的厚度（t）、渗透的可用表面积（A）及管的内部（P_i）和外部（P_o）之间的压力差的函数。

$$Q = D \cdot C \cdot A \left(\frac{P_i - P_o}{t} \right) \tag{3.3}$$

当不使用时，渗透管可以通过在低温下储存来延长寿命。然而，在某些情况下，冷藏会改变未来的渗透率，因此应参考有关储存的制造商规格。几乎可以液化的任何气体都可用于渗透管。渗透管校准器也可定制。渗透管由 Mitchell（2000）更详细地描述。

5. 化学和物理反应

化学和物理的各种反应过程导致气体的产生。当感兴趣的气体不稳定时，可以使用这种方法消除前述技术产生的气体。当通过化学反应产生研究气体时，几个变量的控制可能至关重要，包括：反应物纯度、反应物浓度、反应物供应速率、反应物混合动力学、温度、压力、相对湿度、反应器几何形状。

几种物理过程导致产生气体，包括：从溶液或熔盐中电解、热转换、光化学反应、电离等电气现象、放射性衰变。

例如，可以通过放电或紫外线照射从双原子氧形成臭氧、三原子同素异形体。使用纯氧而不是空气作为反应物将防止可能形成的氮氧化物。然后，实验室臭氧发生器可以由压缩的纯氧组成，随后是压力调节器、针阀和转子流量计，以提供已知和可控的气体流入紫外线照射器。然后将来自辐射器的输送通过惰性管道输送到曝光室的混合部分中，在该混合部分与被净化的产量空气充分混合。为了获得稳定的臭氧水平，精确控制提供给辐照器的电压和氧气流量是必须的。气体密度变化导致转子参数改变校准，因此需要对其进行校正（Caplan，1985）。如前所述，在稳定浓度达到之前，需要通过流动臭氧来调节管道和室。

3.5　混合气溶胶和气体

在大自然中很少发现单组分气体。认识到这一点，再加上暴露技术的不断改善，导致多组分实验室吸入研究增加。当进行多组分研究时，出现了新的问题。将两种或更多种污染物同时引入混合器可能会导致不必要的反应，特别是当稀释前污染物以高浓度组合时，会产生不必要的反应，同时产生干净的气流。例如，浓缩臭氧和二氧化硫的混合可以迅速导致每立方米空气中形成数以万计的细颗粒。颗粒似乎是硫酸液滴，如果氨（一种常见的污染物）也存在，它可以转化成硫酸铵气溶胶。可通过在气流中彼此分离的点处引入两种气体，在引入第二种气体之前稀释一种气体来减少这个问题。

类似地，当颗粒和气体都被引入空气流中时，发生器的分离输出可能是必需的，以减少不需要的相互作用。这种相互作用可能包括气溶胶表面与气体分子的饱和，或可能产生次级化合物的化学反应。此外，由于引入的气体和空气流之间的湍流、热效应或密度的差异，可能会发生管壁上的颗粒过度损失。

当污染物混合时，应考虑一些一般原则：分别用空气稀释各组分，期望和监控不需要的反应产品，确保受试者的呼吸区域内药剂的水平是适当的，避免气体或气溶胶发生器输出流之间的温度和湿度差异及吞吐量气流。

3.6　稳定暴露环境的原则

3.6.1　发电机稳定性

各种气溶胶和气体发生器相对于其输出具有不同的稳定性特性。对于颗粒，可以预期粒径分布和产生的颗粒数量随时间会有一些变化。这种变化是由各种因素引起的，包括：电气输入的波动；供气压力、湿度或流量变化；发电机温度变化；孔阻塞及要雾化的溶液或悬浮液的浓度变化。例如，喷气式喷雾器由于储存液体的蒸发而可能在运行期间快速冷却。此外，这种蒸发可能导致储存器液体在操作期间变得更加集中。

在气溶胶离开发生器之后，另外的因素可能导致颗粒到达暴露区效率的变化。这些因素包括：气溶胶凝结；带电粒子沉积在表面上，以及由沉降、弯曲、扩散或空气湍流引起的管道损失。可以使用几种技术来将主体气溶胶输送的波动最小化：新产生的气溶胶放电；使用大口径、直的导电管用于气溶胶运输；稳定气溶胶发生器和管道的温度；通过冷却降低发电机液体的蒸发速率，使用预饱和的供气，或连续供应新鲜液体进行雾化；使用高纯度、过滤液体进行雾化；稳定供电设备；稳定气压和流量；使用过滤空气；并行使用多种气溶胶发生器；频繁清洗关键气溶胶发生器零件；避免"气候"发电机组件或气溶胶发生器；使用监控系统（用于气溶胶输出和影响输出的参数）；充分稀释新鲜生成的颗粒以减少凝血；使用紧密连接；振动气溶胶发生器的隔离。

3.6.2　暴露系统稳定性

无论暴露系统是否涉及室或较小的装置，动态系统中暴露环境的稳定性都将涉及控制若干因素：

污染物发电机输出，气流速率，压力，温度，湿度，墙壁、动物、动物笼和其他表面的损失。

暴露系统中的第二（气流速率）和第三（压力）因素是相互关联的。通常通过压缩机或高压空气罐中的压力将空气推入通过系统。此外，下游空气泵也常用于吸入空气通过系统。一般来说，良好的空气泵具有相对恒定的输出。因此，只要没有发生流动阻力的显著变化，通过典型的暴露系统的空气流就是稳定的。例如，如果过滤器装载有捕获的颗粒，电阻将增加。使用大表面积的过滤器和显示器来指示过滤器压降可以帮助保持其流动稳定性。

前面讨论过的温湿度控制需要一个吞吐量的空调系统。相对湿度是水汽含量和空气温度的函数，但温度更难控制。金属暴露系统快速传导热量，因此难以在与周围室温差异很大的温度下操作腔室。即使在现代化的空调和加热实验室中，也可能存在室温梯度。这可能是由于加热设备、窗户和强制空气寄存器的位置。这种梯度可以通过将空气充分混合在房间内的空气循环风扇来减少。必须考虑的另一个热源是由实验受试者代谢产生的。如第 5 章将讨论的，为了控制暴露区域的温度，室内装载动物通常应为室容积的 5%或更小。

墙壁和表面损失是暴露系统稳定性的另一个因素，其主要是在处理非常活泼的气体环境或气溶胶时发生稳定性问题。在表面发生化学变化的反应性气氛（如含有臭氧的那些）也会产生表面反应性的变化。当试图稳定暴露室内的水平时，这种依赖于时间的反应性可能导致问题。表面反应性变化的问题通过使用相对化学惰性的表面、使用暴露气体对表面进行预处理，并避免在内表面上积聚碎屑，可以最大限度地减少表面反应性变化。

暴露系统内的气溶胶损失可能很严重。导致气溶胶颗粒在壁上不沉积的常见条件是电场、热梯度、湍流和相对湿度的波动。通过使用接地的导电气溶胶室和管道，电场波动基本上可以消除。此外，受试者的毛皮、皮肤或衣服的电荷可能会导致暴露气溶胶的大量且不可预测的损失。通过排出气溶胶并避免过低的相对湿度可减少这种损失。

在适当关注的情况下，可以将作为颗粒和气体混合物的气体变化控制在低浓度。Walters 等（1982）的论文提出了大鼠 4 h 暴露于 5.0 ppm SO_2 加上 0.8 ppm O_3 及 1 mg/m^3 硫酸盐气溶胶（铵和铁）液滴的结果。大气特征总结在表 3.13 中。

表 3.13　含有 5.0 ppm SO_2，0.8 ppm O_3 和 1 mg/m^3 硫酸盐气溶胶（铵和铁）液滴的混合气体中气体浓度的稳定性 [a]

暴露的时间长度/h	臭氧			二氧化硫		
	x/ppm	sd/ppm	sd/x	x/ppm	sd/ppm	sd/x
4	0.81	0.04	0.05	5.0	0.2	0.04
4	0.80	0.04	0.05	5.1	0.1	0.02
4	0.79	0.04	0.05	5.0	0.1	0.02
4	0.82	0.03	0.04	5.0	0.1	0.02
4	0.80	0.02	0.03	5.0	0.1	0.02
4	0.82	0.02	0.02	5.0	0.1	0.02

a 获得了每个气体浓度的 24 个样品。

注：sd 表示标准差。

资料来源：Walters 等（1982）。

3.6.3 实时调整

尽管为建立一个稳定的曝光系统做出了一切努力，但可能会发现呼吸区域测得的污染物浓度仍然看来比预期的要多。在这种情况下，必须解决的是这些变化是否真的发生在曝光区域，还是主要是由于显示器的灵敏度的变化。因此，人们在调查曝光气体的稳定性之前，必须了解监控系统的稳定性。用于评估与仪器相关的不确定性的方法是复杂和苛刻的。

可以使用两种方法：建立非常恒定的测试环境，然后进行多次测量和统计分析；测试仪器的每个组件（如泵、过滤器、传感器）的稳定性，然后计算每个组件的合理漂移或波动对输出测量的影响。

假设监测方法得到充分改进，引入可忽略的不确定性，并且监测器提供准确的实时测量，可以对污染物发生器或曝光系统气流进行周期性调整，从而提高曝光浓度的恒定性。这样的调整可以手工进行，或者如果有足够的技术可以自动进行（Carpenter et al.，1979）。无论是手动还是自动调整，都必须解决一些问题。第一个问题起因于系统的调整不会立即改变暴露呼吸区域的浓度。事实上，在调整结果导致受试者呼吸区域发生变化之前，可能会经过几分钟。此外，在良好混合的暴露区域中，向新选择浓度的漂移将呈指数形式，在新浓度稳定之前需要进行多次空气交换（Phalen et al.，1994b）。处理这个问题的一种方法是在发电系统附近放置第二个监控系统，然后根据这些浓度读数进行调整。该方法不能消除在曝光呼吸区域测量曝光气体特性的需要。

制造发生器或流量调节时必须克服的第二个问题涉及进行适当的调整幅度以在曝光区域达到所需的变化。这样做意味着几件事情：①系统已被校准，调整幅度和响应之间的关系是定量且已知的；②可以实现所需的调节范围（即气流或发电机输出不是最大或最小）；③调整不会导致大的"超调"，也不会将曝光浓度向反方向调得过大。

进行自动实时调整的第三个问题涉及采样线完整性方面的损失。例如，如果从腔室通向监测仪器的采样管被污染、堵塞或泄漏，则监视器可能会给出错误的低或高读数。在这种情况下，暴露水平可以是适当的，但将会进行浓度的校正调整。在调整气流或污染物发生器之前，检查采样和监控系统的完整性是明智的。

第4章 暴露表征

4.1 引 言

在吸入毒理学中充分表征暴露是必不可少的，因此值得深刻的规划和细致的细节注意。基本目标是建立观察到的生物反应与暴露的可测量性质之间的关系。

首先，必须知道暴露的哪些物理和化学性质与预期的效果相关。提及颗粒，其组成、数量浓度、尺寸和尺寸分布就会立即浮现在脑海中。不太明显但通常相关的颗粒性质包括表面积、电荷状态、表面特征、吸湿性、长宽比、分形维数、肺液中的溶解速率及吸收或吸附材料的数量和类型。选择测量参数并不是微不足道的。需考虑以下尺寸参数：哪些尺寸重要，几何尺寸还是空气动力学？尺寸测量应基于数量、表面、体积或质量考虑因素？对于尺寸分布而言，模式、均值或中位数，哪个最相关？

虽然气体通常比颗粒更容易表征，但还会出现其他问题：采样间隔和仪器响应时间应该有多短？浓度数据应按平均值和标准偏差进行归一化，还是按中值和几何标准偏差或峰值记录？答案将取决于研究目标。

假设人们已经确定了相关的物理化学性质进行测量，并选择了适当的设备，然后需面对另外的问题：一个样本应该在哪里？必须获得多少样品？如何控制采样工件和干扰？

难道吸入毒理学进展的很大一部分是在过去研究中表现出大气特征的不足之处吗？人们认为一个好的吸入研究可能涉及在测量生物反应方面花费的暴露表征方法的努力。

以下各节将会提供一些有关大气特征的忠告。应该记住，暴露特征仍在不断发展，不能给出简单或某些通用规则。

4.2 呼 吸 区

通常，人们希望在吸入研究中描述被吸收的物质。因为将采样器放置在受试者的鼻子或嘴上通常是不切实际的，所以必须考虑呼吸区。该呼吸区包含受试者呼吸的区域。它从在暴露期间在鼻子或嘴部通常达到的最低高度延伸到最高高度，并且横向地包括头部的全部行程。对于笼养的大鼠，这可能是笼的整个体积。对于一个蒙面的动物，它可能是鼻孔前面的小体积。主要的一点是吸气区不在笼子上方或下方，它不在通向面罩的管道中，也不在气溶胶/气体发生器的出口处。

　　呼吸区域讨论中隐含的假设是区域具有均匀的组成。如果没有，应考虑对主体进行额外的限制（或重新定位），混合气体或在足够场所进行抽样，以便描述平均组合。当呼吸区的组成变化时，必须怀疑动物受试者可能优先从含有较少暴露材料的区域呼吸。毕竟，感觉器官的功能之一似乎是通过改变呼吸模式或产生其他回避行为来限制有毒的暴露。

4.3　应检测的参数

4.3.1　粒子参数

　　理想情况下，应该测量所有在实验中有助于生物效应的粒子特性。表 4.1 列出了应该考虑的候选属性，但是列表并不全面。当粒子暴露与生物效应相关时，表 4.1 中前四个属性几乎总是需要的。电荷通常使用气溶胶排放器来控制。

表 4.1　可能与生物效应相关的气溶胶颗粒特性

属性 [a]	注解
化学成分	影响生物反应
质量浓度（每单位质量空气中的颗粒）	影响总剂量沉积和生物反应
空气动力学尺寸	影响吸入和沉积模式
尺寸分布	影响上述所有
几何尺寸	影响沉积、清除、溶解和感官刺激性
电荷	将影响凝结速率和在室壁、动物毛皮和动物中的沉积
吸湿性	确定呼吸道中的生长速率，由此确定沉积模式
表面积	确定吸附的气体和生物反应
粒子形状	影响沉积和反应
溶解率	确定肺液和组织中的持久性
水溶性	影响呼吸道的颗粒稳定性
潮流	影响呼吸道的颗粒大小
刺激性	可能影响呼吸模式和改变剂量
相对密度	将影响沉积模式和清除率
数量浓度（每单位体积空气中的颗粒数）	可能通过"云效应"影响沉积模式，并会影响效果
抗原性	可能会影响刺激性、诱导组织反应和清除率
气味	可能诱发回避行为

续表

属性 [a]	注解
味道	可能诱发回避行为
放射性	可能影响电荷和溶解速率特性及对肺细胞的毒性
表面特征	可能影响与巨噬细胞和其他肺细胞的相互作用
温度	颗粒温度与周围气体类似，这将影响沉积模式

a 表中许多属性是相互依存的。例如，球形颗粒的空气动力学直径是几何直径和密度的函数。

在特定情况下，其他列出的属性对于解释吸入实验可能很重要。例如，吸湿性可以改变所沉积的吸入材料的量和分布（Martonen，1982；Ferron et al.，1988；Ferron and Busch，1996；Asgharian，2004）。颗粒形状对毒性重要性的一个众所周知的例子是石棉。这样的颗粒，由于它们的持久性和极端的长度，其迫害吞噬作用，并且长期保留在肺部深处。对于超细和/或纳米粒子，粒径、数量和表面积应该被考虑（Kreyling et al.，2006，2007）。在任何给定的调查中都应测量粒子性质的数量。因此，调查人员的良好判断对抽样策略的成功至关重要。

4.3.2 气体参数

与颗粒相比，表征实验气体（包括蒸气）相对简单。一般来说，对于存在的每种相关气体，必须知道：①浓度（如 ppm）和总气压；②每单位空气体积（mg/m^3）；③分压（torr、mmHg 等）。从这些数据中的任何一个，都可以测量存在的气体分子的数量浓度和空气-组织界面处的最大浓度梯度。对于气溶胶颗粒，这些测量必须在呼吸区域进行。虽然气体比空气中的颗粒更倾向于均匀分布，但是由于存在水槽、混合不良和容器泄漏，所以存在浓度的局部不均匀。

表征气体的重要部分是确定存在的颗粒的数量和尺寸。一般来说，无论采取何种预防措施，都会存在可能影响气体生物效应的颗粒。粒子影响气体毒性的能力与人类和实验室动物的研究有关（Amdur，1957；McJilton et al.，1976；Bell et al.，1977）。

在这些研究中，二氧化硫或二氧化硫 + 臭氧是研究者们感兴趣的气体，故意添加或自发形成的颗粒的存在似乎产生大于单独气体或颗粒的影响。观察到的效果的可能机制是增强吸附或吸收的气体向肺部深处输送。这些经典研究对粒子和气体相互作用的主题进行了很好的补充。

瞬时浓度峰值在气体毒性中的生物学重要性，特别是对于臭氧，非常令人感兴趣。鉴于此，在吸入研究中应记录浓度最大值。这种类型的监测意味着使用不断采样、循环时间短、提供频繁浓度数据的仪器。此外，应采取足够数量的样品，以便计算和报告暴露期间气体浓度的标准偏差。

4.3.3　环境参数

基本上所有吸入材料的毒性都受到暴露环境条件的影响。产生通气率变化的任何环境参数将影响受试者接受的剂量。此外，当环境条件产生成本时，可以改变对伤害的敏感性。为了进一步了解热、冷和运动等环境压力的影响，可参看一个专门的环境研究问题——《运动和温度应激对毒物生理反应的综合影响》[（第 92 卷（1），2003）]，其中包含 9 个论文。热、冷和运动都是重要的毒性反应。广泛认为，环境压力可能相当微妙。例如，动物可能会对从住房区域移动到实验室作出反应，即使这两个地方的条件都很好。此外，动物倾向于适应常见的环境污染物，这使得在清洁环境中养殖的动物对实验性污染物的响应可能更多或有时较少。营养缺陷也可能改变受试对象对污染物的反应。这种缺陷可能与食物成分以外的因素有关。例如，通过将大鼠置于其粪便无法再次进行再生的情况下，可以对大鼠施加压力以使其体重减轻（Thomas and Roe，1974）。Gordon（2003）提出了一个观点，即环境压力应该包括在毒理学研究中，旨在模拟现实世界的暴露。

表 4.2 列出了应该控制和/或测量的一些最重要的环境参数。正确控制这些参数的重要性不能过分强调。除非调查员在模拟实际暴露的条件下亲自体验暴露环境，否则可能完全不了解严重的环境缺陷。调查人员应进入房间，以发现环境质量的严重不足。

表 4.2　吸入研究中重要的环境参数

参数	注释
温度	影响身体活动、通气率等几种生物特征
相对湿度	影响热调节，从而影响呼吸道黏液的通气和异常
大气压力	影响通气及心脏和造血功能及组织吸收气体
照明	影响活动状态，并可能由于昼夜模式的改变而引起压力
空气污染物	可以作为污染物，导致适应或敏感的状态，并影响通气等和其他生理功能
噪声	哺乳动物共应力。由于人类活动、设备或通过小孔或尖锐边缘的空气流动而存在
振动	可以由电动机或其他设备产生的共应力
过度拥挤	已知的压力源，尤其是在室内存在多种物种时尤为严重

需要特别提及有害的空气污染物，因为一些研究已被过度无意的环境污染物所破坏。表 4.3 列出了暴露室中常见的几种污染物。第 3 章已讨论了控制这些污染物的手段。

表 4.3　暴露室中常见的环境污染物

污染物	注释
氨	由尿液细菌作用产生。随暴露时间增加，氨水平升高
二氧化碳	动物拥挤或低气流可能导致呼出的积聚代谢副产物
水蒸气	动物拥挤或低气流可能导致快速积聚
油雾	存在于油润滑空气泵的输出空气中
动物皮屑、毛皮和排泄物	由于家政管理不善、过度拥挤或不健康的动物，可能会过量
有机蒸气	清洁剂残留
可行气溶胶	家政管理不善可能会出现

4.4　仪器的气溶胶特性

4.4.1　讨论

选择和使用适当的气溶胶仪器阵列不是小事。未经培训的或没有经验的人受到广告和制造商文献中经常有偏见的主张的摆布。气溶胶特性代表了一些最困难的物理测量，甚至具有物理或工程学高级学位的人也可能不会在未经过足够培训的情况下来充满信心地进行这些测量。可以安全地指出，任何新手手中的仪器都不会始终如一地提供可靠的数据。

4.4.2　采样

在讨论气溶胶粒度仪之前，应首先考虑采集后续分析样品的设备。表 4.4 列出了几个采样设备。气溶胶取样方法包括过滤、冲击和沉淀。还可以将气溶胶离心机和级联撞击器视为尺寸选择性取样器，稍后将介绍。这些取样器可以在几个常见参考文献中找到（Willeke and Baron，1993；Cox and Wathes，1995；Mitchell，1995b；Vincent，1995；Hinds，1999；Cohen and McCammon，2001；Ruzer and Harley，2005）。

表 4.4　气溶胶样品收集装置的后续分析 [a]

取样器	原理	人为因素和限制
过滤器	空气通过孔、通道或周围纤维，但颗粒被拦截、撞击、扩散、沉降或静电相互作用所困	流量可能随着过滤器负载而变化，空气流动可能是非动力学的，过滤介质可能被损坏，过滤器支架可能泄漏并且过滤器上可能发生反应

续表

取样器	原理	人为因素和限制
静电除尘器	粒子被充电并被吸引到相反电荷的收集表面	在沉淀之前，非常小的颗粒可能会失去电荷。粒子可能以非随机的状态存放或重叠
热量除尘器	通过热梯度将颗粒打到相对较冷的收集表面上	气溶胶颗粒可能会因高温而改变
洗脱器	颗粒在重力作用下沉降到收集表面上	由于布朗运动，直径小于约 1 μm 的粒子不容易沉降
撞击器	气溶胶通过管并在液体中收集	收集效率取决于直径，结块或易碎的颗粒可能会分解
旋风分离器	含有颗粒的空气产生旋转运动，导致惯性的粒子收集	对于直径小于 0.5 μm 的颗粒，收集效率降低

a 几个好的参考文献涵盖气溶胶样本收集（Willeke and Baron, 1993；Cox and Wathes, 1995；Vincent, 1995；Hinds, 1999；Cohen and McCammon, 2001；Budyka and Ogorodnikov, 2005；Hopke, 2005；Ruzer and Harley, 2005）。

　　颗粒空气过滤器允许空气通过，但是捕获颗粒具有一定的气溶胶尺寸依赖性。通常，使用泵或其他一些方法将空气抽吸通过过滤器以产生压力梯度。过滤器通常有两种类型：复合纤维垫或具有穿透孔和/或通道的膜（Crook，1995），也可以使用带电的光纤滤波器。用于颗粒收集的纤维过滤器通常具有微米范围内的纤维直径。纤维由各种材料组成，包括玻璃、黏胶、乙酸纤维素、石棉、棉花或其他矿物和有机物质。膜过滤器通常由 0.01～10 μm 的受控直径孔的纤维素酯制成。膜过滤器通常提供比纤维过滤器更大的气流阻力，但膜过滤器的显微镜检查更容易。

　　必须非常小心地获得用于空气中颗粒物质浓度重量分析的过滤样品，以消除伪影。这些伪影包括由采样颗粒堵塞导致的过滤器效率和吞吐量气流速率的变化，由过滤器周围的空气泄漏或过滤器中的撕裂导致的低效收集，由水的损失或吸收而导致的过滤器重量的变化，由化学反应、挥发性物质的损失造成的取样的颗粒或空气沉积质量的增加或减少，由处理导致的过滤器碎片损失，处理中样品损失导致的错误，以及由非等动力条件导致的非代表性采样。从这份清单中可以看出，获得适当的过滤器样品，需要了解气流的物理知识、可能在过滤器上发生的化学反应，以及可能与手头应用有关的其他几个因素。

　　冲击采样将颗粒收集到液体中，液体通常是水。人们不能假设收集效率为100%，特别是对于小颗粒。有关撞击器的综述请参阅 Crook（1995）和 Hering（2001）。

　　用于透射电子显微镜的采样通常开始于将代表性的颗粒样品沉积在称为电子显微镜栅格的碳涂覆的小铜屏幕上（图 4.1），其还示出了衍射光栅复制品的一部分，其放置在电子显微镜中并拍照以在粒子尺寸确定期间建立放大因子。或者，对于扫描显微镜，样品可以沉积在膜或纤维过滤器或金属表面上。必须满足电子显微镜的各种标准：收集表面应通常平坦，收集表面必须是良好的热电导体，必须收集足够数量的颗粒,收集表面上的粒子重叠应该可以忽略不计,必须获得有代表性的样品,采样过程不能显著改变颗粒,采样表面必须清洁,没有不需要的颗粒。

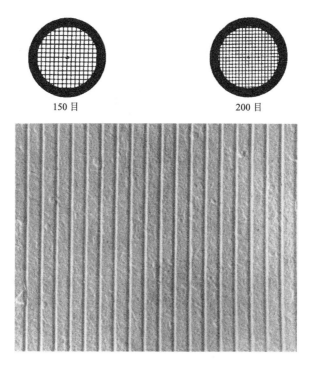

150 目 200 目

图 4.1 电子显微镜栅格和衍射光栅复制品

资料来源:照片由 Ted Pella 提供

设计用于样品收集的静电除尘器经常用于收集电子显微镜的气溶胶样品。在静电除尘器中,气溶胶颗粒通过单极离子场进行充电,通常由电晕放电产生。

然后将颗粒收集在给予相反电荷或处于低电位的电子显微镜栅格上。在 Morrow 和 Mercer(1964)的一个成功的设计中,一个保持在 –7kV 的尖锐的金属电晕放电点放置在保持在低电位的栅格上方 1 cm 处(图 4.2)。在栅格和离子源之间以 70 cm^3/min 的速度吸入空气,并且颗粒有效地沉积在栅格上。必须注意保持放电针很清晰,以提供足够的离子电流。当空气颗粒浓度为约 100000/cm^3 时,约 1 min 内即可获得足够的样品。对于不同的粒子浓度,取样时间将成比例地更长或更短。该装置为含有直径约 0.05 μm 的颗粒的气溶胶提供了相对无偏的样品。Mercer(1973)、Cheng(1981)、Yeh(1993)和 Hinds(1999)等描述了这种及其他静电除尘器的设计、性能和使用数据。

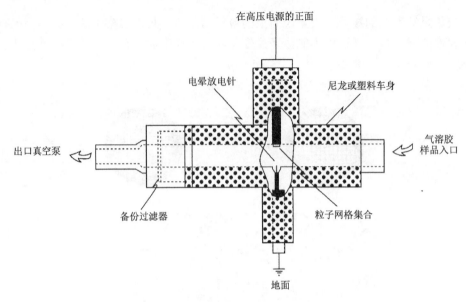

图 4.2　点对面平面静电除尘器

资料来源：根据 Morrow 和 Mercer 重新绘制（1964）

　　类似的考虑也适用于热除尘器（Tsai and Lu，1995；Wen and Wexler，2007）。热沉淀对于难以充电的超细颗粒进行采样是有用的。然而，显著加热可能会改变一些样品。

4.4.3　尺寸分析仪

　　气溶胶测量仪器是基于气溶胶的尺寸依赖特性的。尺寸依赖性气溶胶性质的例子包括末端沉降速度、光散射模式、迁移率及充当过饱和蒸气冷凝中心的能力。众所周知的事实是：检测或测量总是与被测系统的一些扰动相关联。宏观物体的这种扰动可以忽略不计，但对于非常微小的物体如气溶胶粒子可能是可观的。例如，强烈的光束可以在颗粒的运动中产生旋转运动或者可以迅速地将液体蒸发成微小的残留物。现在大众已高度警觉了，已经开发出一些方法用于检测气溶胶。

　　几篇参考文献对于实际了解气溶胶测量仪器的各种功能很有用（Willeke and Baron，1993；Mitchell，1995a，1995b；Hinds，1999；Cohen and McCammon，2001；Burtscher，2002；Abdel-Salam，2006）。这些来源提供了各种气溶胶测量仪器的多样性和独特性的洞察。Maynard（2000）回顾了分析超细颗粒的方法。在使用任何仪器之前，有必要阅读关于设备本身的附加文献或者使用该设备的研究。

理想情况下，在任何吸入研究中，都应使用显微镜检查呼吸区空气样本。显微镜检测是一种检测有害污染物的敏感方法，可能会以混沌的方式影响实验。微粒，也许更大的微粒，将不可避免地存在，除非实验者对其大小、形状和数量有一定的了解，否则他们将与实验脱节。几年前，在我们的实验室中，我们正在检查从暴露室中取出的空气样本，该样本应该只有清洁的空气和一丝空气污染气体。在电子显微镜中，令我们非常吃惊的是，我们看到了许多看起来像石棉的纤维。这些颗粒当然是一种不需要的污染物，如果我们不知道它们的存在，就不会将空气样品用于电子显微镜。我们从未发现它们的起源，也许它们是受污染的气体供给线或是正在恶化的纤维过滤器。通过更换发生器进料和取样管线，以及所有空气过滤器和清洁暴露系统，该问题得以消除。Morris（1995）对生物颗粒显微镜方法的有用综述一般涉及气溶胶样品。

一个非常重要的气溶胶参数——质量中位气动直径（MMAD），应该在包含直径大于约 0.5 μm 颗粒的任何气溶胶实验中测量。带有备用过滤器的可靠的校准级联冲击器是获取此参数的理想工具。假设已经正确采集了冲击样本并避免了表 4.5 中列出的许多可能的伪影，则必须确定每个冲击收集阶段及备份过滤器的收集质量。在某些情况下，这可以通过重量分析来完成，但通常需要进行化学分析。在所有情况下，必须确保每个阶段收集的全部质量都得到回收和定量分析。在某些情况下，如气溶胶为液体且撞击表面很硬的情况下，问题可能很少。同时，如果冲击收集表面是过滤器或涂有油或油脂以防止颗粒反弹（Chang et al.，1999；Maricq et al.，2006），则可能需要精心设计的方法来清除所有收集的沉淀。虽然可以使用级联冲击器获得中值空气动力学尺寸，但是如粒子反弹和静电排斥之类的影响将倾向于人为地扩大估计尺寸分布。可以将来自电子显微镜照片的数百个粒子的尺寸作为附件使用，以提供更可靠的几何标准偏差。关于冲击器的理论和实践方面的几个优秀参考资料可供选择（Lodge and Chan，1986；Young，1995；Cohen and McCammon，2001；Hering，2001；Leung et al.，2005）。

表 4.5 吸入研究的气溶胶测量仪器 [a]

仪器	原理	人为因素和限制
光学显微镜	图像形成使用可见光和玻璃光学	分辨率下限约 0.5 μm，可能会导致严重扭曲尺寸分布
透射电子显微镜	使用电子束和磁光学成像的投影图像	由于真空和局部加热而蒸发样品。浅深的焦点和小视野可以偏向尺寸分布。用柱状污染物涂覆小颗粒会导致其尺寸过高
扫描电子显微镜	图像重建使用扫描电子束散射和信号处理	由于真空和局部加热而蒸发样品。比透射电子显微镜的分辨率更差
级联冲击器	串联的撞击阶段基于空气动力学尺寸连续收集较小的部分	阶段的截止可以是广泛的。粒子弹跳和重新夹带会产生偏差。壁损失可能是明显的，低压可能导致液体蒸发。除低压模型外，低截止值约为 0.3 μm 空气动力学直径。在超载发生之前，收集的样品量通常很小。粒子电荷会产生伪影

续表

仪器	原理	人为因素和限制
冷凝核计数器	过饱和蒸气引起颗粒生长，通过光束的强度降低确定颗粒数量	检测下限接近 0.002 μm。在高粒子浓度下发生重合误差。校准很困难
离心机光谱仪	旋转在清洁的空气场中产生增加的沉降速度，其中颗粒沉积相对于空气动力学尺寸更易分离	颗粒物的入口损失可能很大，高于几微米，下限约 0.3 μm。气相必须匹配清洁的空气鞘密度或发生沉积变形
光谱仪	测量散射光产生的电脉冲的大小并将其分类为单个粒子	校准对于给定的折射率是特定的。粒子干扰大于 $10^2 \sim 10^3/mL$ 的空气。尺寸范围为 $0.3 \sim 10\ μm$。颗粒球形度的偏差会导致分辨率的损失。液体可以蒸发
扩散电池	气溶胶是在不同的气流速率下通过平行的小通道吸入的，通过测量穿透率可以得到气溶胶的粒度分布	不适用于直径大于十分之几微米的颗粒。随着几何标准偏差的增加，分析越来越困难
充电光谱仪	在带相反电荷的板之间绘制气溶胶，分析沉积物以产生粒子上的电荷数量	操作困难包括维持稳定的层流气流和防止电弧放电。多分散气溶胶的分析是困难的
移动分析仪	粒子被给予已知的电荷并且被选择性地沉积	仪器可能会有内部损失，这与颗粒大小有关。校准对许多环境因素很敏感。较小的尺寸限制是未定义的。尺寸上限约为 1 μm
表面积测量装置	将颗粒脱气，然后使其表面吸附气体，确定吸收的气体量	需要大量的收集颗粒。方法对表面特性及颗粒中裂缝和空隙的存在敏感。测量过程中使用的低压和高温可能会改变颗粒表面积
淘析器	粒子水平移动并通过清洁的空气沉降到表面上，沉降剂表面上的位置与空气动力学直径有关	亚微米粒子由于其扩散系数大而不实用。带电粒子可能不会沉积在适当的位置

a 见表 4.4 中的参考文献

以前的施胶技术、电子显微镜和级联冲击有一个主要缺点：他们通常不会很快给出最终结果。通常情况下，在获得可靠的结果之前，会有很多小时甚至几天的时间。因此，这些技术通常不适用于实时调整气溶胶发生器。为了解决这个问题，也可能需要提供实时响应的仪器。在大多数情况下，有必要在实验的特定条件下定期检查它们的准确性，因为它们的校准（通常使用理想颗粒）可能不适用于研究的气溶胶。实时监测仪的例子包括光学粒子光谱仪（光学粒子计数器）、凝聚核计数器、低压压电冲击器和移动分析仪。有关粒径分析仪的综述，请参阅 Mitchell（1995b）及 Cohen 和 McCammon（2001）。使用这些仪器时，必须非常小心，并且必须对每个特定应用程序中的可能伪迹有彻底的了解。实时监测器对于控制和表征吸入研究中的气氛非常有用。

在特殊情况下，需要额外的气溶胶仪器（表 4.5）。例如，可能需要有关颗粒表面积或气溶胶电荷状态的信息。因此，专门的仪器将是必要的。在这种情况下，经验丰富的人员和气雾剂文献的知识是成功的关键。

4.4.4 等速采样

进入采样装置的气流模式可能是复杂的，导致非代表性样本的收集。Fuchs（1975）发表了一些有关理论处理的实验性工作回顾。Mercer（1973）和 Hinds（1999）描述了各种尺寸的颗粒可以被动态取样的条件。直径等于或大于 20 μm 的动力学样品很难进行采样，特别是当采样器入口为管状且采样流量小于约 1000 L/s 时。使用 Davies（1968）的数据，图 4.3 描述了颗粒大小和采样流量对采样管直径选择的影响。在每对曲线中，顶部曲线给出最大允许采样器直径，下部曲线给出最小值。

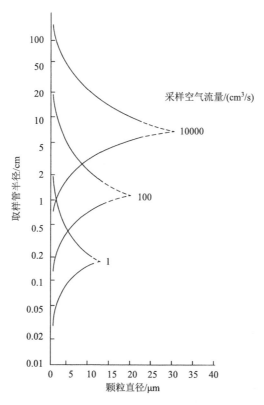

图4.3 平静空气中气雾剂取样管的允许最大和最小半径，包括3个采样流量，虚线段是推断得到的

资料来源：根据 Mercer 1973 年的数据绘制

4.5 仪器的气体表征

用于获得气态物质分析样品的方法包括抓取样品、吸收采样和连续取样。在

每种方法中，目标是获取不被抽样过程改变的代表性样本，适用于后续分析。建议对有关污染气体及蒸气取样和分析的信息进行介绍。Cohen 和 McCammon（2001）编辑的空气采样仪器有几个章节，涵盖气体和蒸气及仪器供应商。气相有机污染物的分析方法介绍于由环境污染物的医学和生物效应委员会公布的气相有机污染物附录 B（1976）中。本节中的大部分内容取自这些来源。

必须知道气体采样器或采样程序的采集效率才能定量测定空气中的浓度。收集效率 C 为

$$C = 采集或采样的量/采样量的空气中存在的量 \qquad (4.1)$$

由于采样管线中的吸收或吸附、化学反应造成的损失或转化及空气颗粒收集的气体等因素，收集效率可能小于 1。通常通过测量标准化校准混合物中的浓度来完成收集效率的估计。在选择合适的采样线材料时必须非常小心，必要时应保持线条清洁。

抓取取样是指快速获取空气样本，然后运送到分析设备。抽真空的容器、校准的注射器、塑料袋和各种其他容器用于容纳抓取样品。遇到的问题包括容器的致密性、容器材料的样品污染或容器中存在的污染空气及容器内的样品的劣化。

吸附采样和吸收采样是指在诸如活性炭的高比表面积材料上捕获样品，或者在诸如水的液体溶剂中捕获样品。然后将所收集的样品从捕获介质驱动以进行分析或在介质上或介质中原位分析。冷阱（一种相关类型的采样器）可收集低温液化的气体。使用几种类型的吸附和吸收介质，包括玻璃珠（湿、干或冷）、活性炭、硅胶、离子交换树脂、浸渍过滤器、起泡器中的液体和各种其他专门的材料。

气体样品可以通过传统的定量湿化学分析，也可用重量法、光度法或其他分析方法。其他用于分析气体的现象或分析技术包括：化学发光（化学激发光发射）、溶液的电导率、燃烧热、导热系数、库仑法（通过化学反应产生的电荷的测量）、火焰离子化、气相色谱法、质谱、分光光度法、极谱（电解）、放射性和质谱。表 4.6 列出了适用于它们的一些气体和代表性分析技术。Cohen 和 McCammon（2001）的书中有关于这些和其他方法的几章。

表 4.6　用于收集和分析气体和蒸气的代表性方法

气体或蒸气	吸附介质	分析	干扰
氨	25 mL 0.1N 硫酸	Nessler 试剂	没有报道
苯	活性炭	色谱	其他类似碳氢化合物
甲醛	1%10 mL 硫酸氢钠	产品颜色	苯酚、其他一些醛类
二氧化氮	20～30 mL Saltzman 试剂	与吸收溶液反应	超过 5 倍的臭氧、过氧酰基硝酸酯
臭氧	1N 氢氧化钾中的 1%碘化钾	碘释放的颜色	其他氧化剂
苯乙烯	15 mL 光谱异辛烷	紫外线辐射分析	其他芳香烃

续表

直读仪器			
工作原理	申请和评论	范围	灵敏度
化学发光	通过热催化剂转化为NO后测量环境空气选择性和NO₂中的NO，O₃的具体测量，没有大气干扰	0～10000 ppm	变化：0.1ppb～0.1 ppm
比色法	在环境空气中测量和分别记录NO₂-NO$_x$、SO₂、总氧化剂、H₂S、HF、NH₃、Cl₂和醛	十亿分之几和百万分之几	0.01 ppm（NO₂，SO₂）
库仑法	持续监测环境空气中的NO、NO₂、O₃和SO₂。提供条形图记录器，一些物质每个月只需要关注一次	选择性：整体 0～1.0 ppm，或 100 ppm（可选）	变化：取决于仪器范围设置，4～100ppb
红外分析仪（测光）	通过使用压力传感器技术测量感兴趣组分吸收的红外能量的量来连续测定气体或液体流中的给定组分。广泛的应用包括一氧化碳、二氧化碳、氟利昂、碳氢化合物、一氧化二氮、NH₃、SO₂和水蒸气	从百万分之一到100%，取决于应用	0.5%的满量程

资料来源：根据 Phalen 修改（1984），p.116。

开发气体实时仪器的趋势包括改进特异性、便携性和对低浓度的敏感性。阅读当前的科学文献对于正确选择气体监测仪器至关重要。

4.6 消除测量干扰

4.6.1 一般原则

当一种材料的分析仪的输出数据因采样空气中另一种材料的存在显著改变时，会发生干扰。在吸入暴露期间取出的空气样本中，通常存在有意或不需要的几种材料。

三种基本技术可以应用于干扰问题：选择不受重大干扰的检测方法；从进入采样器的气流中除去干扰物质；校正分析仪读数，以消除由干扰物质引起的读数部分。

近几十年来，选择不受重大干扰的探测器变得更加容易。通常，各种吸收和发射光谱对于给定的材料是独特的，并且基于这种光谱的监测仪器倾向于相对没有干扰。分散分析空气中气体时出现的一个问题是颗粒的存在可能导致不必要的散射和吸收光及其他电磁辐射。这样的干扰颗粒可能存在于呼吸区域中，即使当它们不被有意地产生时也是如此。此外，由于压力、电荷、温度、湿度或其他因素的变化，颗粒可能在采样管线或分析仪内形成或耗尽。

为了获得有效的仪器读数，可能需要从样品空气流中去除干扰物质。粒子过滤器可以放置在气体采样管线中，但是与线粒子过滤器相关的问题包括：在过滤材料上或者过滤器捕获的颗粒上反应或捕获采样气体；由过滤器的阻力导致采样器空气流量的减少；通过在过滤器支架中发生的空气泄漏来稀释样品，以及由于过滤器上的材料的化学反应或物理解吸而将新材料引入样品中。通过用特定的吸收剂涂覆取样管线的壁，或者使样品通过含有吸收剂的床或过滤器，可以实现从采样空气中有意去除气体。在设计这样的洗涤器（除尘器）时必须小心以确保它们不保留取样物种。本章后面将介绍成功设计的例子。

在许多情况下，有必要纠正干扰物质的仪器读数。可以考虑两种通用方法。人们可以分别监测干扰物质的浓度，并使用干扰物质浓度与干扰信号大小的关系数据校正主要仪器的输出。或者，可以在存在干扰物种的实际暴露条件下通过实验重新校准主要仪器。当干扰物质的浓度变化很大时，第一种技术通常更胜一筹；当干扰物质具有相对恒定的浓度时，第二种技术更好。为了对自己纠正或消除干扰的能力有信心，有意识地生成已知量的干扰物质并在实际吸入研究中使用它之前的测试修正技术是明智的。

4.6.2　气体/蒸气分析仪

气体和/或蒸气剥蚀剂可用于收集或去除气流中的气体（或蒸气）。在这里，人们主要关注从采样管中去除不需要的气体，以防止后续分析的干扰。这种剥除器通常是涂覆有或以其他方式容纳、吸收、吸附或破坏不需要的气体的介质的管子。自 Cheng（2001）回顾了设计、使用和某些供应商以后，我们将只考虑几个例子。

Stevens 等（1978）和 Kleinman 等（1981）使用氨气分离器来与抽样过滤器上的酸性颗粒中和。Stevens 描述的装置由一组涂有磷酸的 16 个平行玻璃管（长 30 cm，内径 0.5 cm）组成。酸吸附并中和氨和其他可以中和收集酸的碱性气体。

Coburn 等（1978）描述了用于除去二氧化硫和硫化氢的气体扩散溶解器。剥离器由内部涂有 PbO_2 的不锈钢管（长 1.5 m，内径 3 mm）组成。在所使用的流量条件下，溶解器的气体捕获效率接近 100%，亚微米粒子扩散捕获效率小于 2%。

Dasgupta 等（1980）描述了也允许亚微米气溶胶渗透的二氧化硫扩散溶解器。该剥离器是一个 30 cm 长的不锈钢管（内径 1.25 cm），其中有一个浸渍有碳酸氢钠的滤纸条。在 500 mL/min 的流速下，除去气溶胶颗粒的任何显著损失之外，二氧化硫去除基本上为 100%。

另一种二氧化硫溶解剂用于氧化剂取样器，由 Saltzman 等（1965）开发。尝试了几种方法，最好是用三氧化铬和硫酸浸渍的玻璃纤维滤纸的松散填充床。

4.7　采　样　协　议

理想情况下，所有相关的大气特征将在整个吸入过程中持续监测。实际上，这个理想通常是不可能的。许多采样器不提供连续的数据。通过大量取样器的总气流速度可以超过总曝光系统通量空气流量。而且，一个理想的、完整的监测计划的仪器成本和人力需求几乎总是令人望而却步。实际上，实用性、独创性和科学洞察力是设计有效采样协议的所有要素，这些协议也具有成本效益。

至少必须测量正在研究的主要实验材料及尽可能合理预期修改测量响应的任何其他材料或参数。平均浓度通常是与材料的潜在生物学效应有关的最重要的基准，但标准偏差、范围和峰值也可能很重要。在一些研究中，可以测量材料浓度的增加或减少的速率，因为这些现象也可以影响生物反应。当进行连续数据记录时，原则上可以从记录中获得上述每个展示参数。当获得离散样品以确定平均浓度值时，可以给定两个额外的输入参数来计算需要采取的最小样品数（N）；所需的精度必须知道平均值（即平均值的标准误差，SEM）和测量浓度的预期标准偏差（SD）。

$$N = (SD/SEM)^2 \tag{4.2}$$

式（4.2）假设浓度测量数据是关于平均值随机分布的，每个测量值与其他测量值无关。

当采集离散样本时，不能确定最大和最小浓度，因为它们可能在采样周期之间发生，或者可能被有限的采样持续时间掩盖。当采集离散样本时，应该报告采集的样本数和每个采样周期的持续时间。

当获取样品进行分析所需的时间与吸入暴露的总持续时间相当时，应考虑在接触开始时对样品进行采样，并在整个曝光期间继续采样。以这种方式，样本将代表平均值，代表整个曝光中存在的条件。

图 4.4 描绘了作者在实验室使用的实际采样方案，以表征大鼠吸入大气对臭氧气体、二氧化硫气体和硫酸铵气溶胶混合物的吸入暴露。该协议允许特征化和持续、实时地控制曝光气氛。在实际的毒理学暴露期间使用了 9 个独立的监视器。

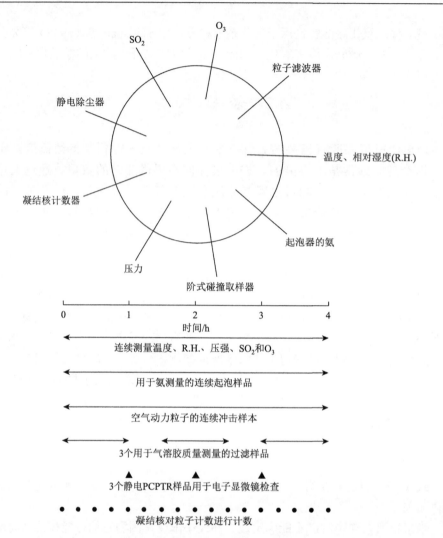

图 4.4　将大鼠暴露于臭氧、二氧化硫和硫酸铵颗粒混合物的 4 h 室内的取样工具和取样方案

从呼吸区采集气体和颗粒样品

第 5 章　受试者的暴露方式

5.1　引　　言

吸入实验中设计中的不足之处常是暴露系统。对于大多数实验室来说，暴露系统的费用和使用时间的关系是不合理的。对带有空气净化系统的吸入室进行设计、制造、安装和检查便可轻易花费 10 万美元，并且可能需要超过一年的时间才能完成。一般而言，根据受试者的暴露情况，暴露系统可分为五种类型（表 5.1）：全身（或浸入式）；仅头部，包括头盔类型；仅鼻子或嘴巴；仅肺部，进行气管插管或气管切开术；部分肺，通常涉及引导或插管。

表 5.1　各种吸入暴露方法的比较

暴露模式	优点	缺点	设计考虑
房间（全身）	研究项目的种类和数量多 慢性研究 限制最小 大型数据库 环境可控	杂乱 多种暴露途径：皮肤、眼睛、口腔（食物、水） 剂量的可变性 不能轻易脉冲暴露 低效 受试者与研究者之间接触不良 昂贵 动物副产品污染物	清新的空气 惰性材料 损耗 空间和时间的均匀分配 采样 动物护理 观察 噪声、振动、湿度 气温 安全排气 加载限制
头	适合重复暴露 材料进入受试者的方式固定 更有效的剂量输送	受测者的压力 损失可能很大 密封在脖子上 加载/卸载受测者时的劳动	均匀分布 压力波动 抽样和损失 空气温度、湿度 受试者的舒适 受试者的限制
口/鼻	暴露限于呼吸道 使用材料较少（高效） 材料的封密 可以脉冲暴露	受试者的压力 密封面部 暴露大量受试者的工作量	压力波动 体温 采样 密封件 受试者舒适 经过管道/口罩的损失
肺	剂量精确度 一种暴露途径 使用更少的材料（高效） 可以脉冲暴露	技术上很难 麻醉或气管切开术 限于小数目 经鼻进行旁路暴露 沉积和效应的伪影	空气温度和湿度 动物压力 生理支持

续表

暴露模式	优点	缺点	设计考虑
部分肺	总剂量的精确度 剂量的局部化 可以达到非常高的局部剂量 未暴露的对照组织来自同一动物	麻醉 剂量的配置 结果解释困难 技术困难 可能在肺内重新分配物质	动物压力 生理支持

　　研究者选择的暴露方法取决于特定受试者的可用资源和研究目的（Lippmann，1980；Phalen et al.，1994b）。吸入暴露系统的主要目的是有控制地向呼吸系统提供空运物质。暴露持续时间范围从持续几分钟的急性暴露，到持续几年的重复或持续暴露。暴露的物质常是物理状态下空气中的物质：从亚原子（如离子）到气体和颗粒的复杂混合物。对于具体的每种情况，都必须考虑暴露环境与暴露系统之间不需要的相互作用。在大多数吸入研究中，需要消除来自皮肤、眼睛、食物和其他非呼吸道的混杂物暴露（Pauhlun，2003）。此外，还必须考虑动物产生的代谢热量，这些热量会产生压力（Roberts and Wong，1998）。

　　人性化的暴露是必不可少的。当进行长期暴露时，暴露系统变得更加复杂，尤其是对动物的饲养环境进行暴露时。关于动物住房的标准载于《实验动物护理和使用指南》（ILAR，1996）。虽然动物住房要严格遵循这些标准，但长期暴露系统应尽可能遵循自己的原则。暴露系统中所供应的空气除了特殊的材料外，应该是清洁的。此外，空气还应保持舒适的温度、相对湿度和流通速度，并且不能含有过量的动物废物，包括皮屑、氨气和二氧化碳。

　　对于有意识的动物，暴露环境的噪声、振动、照明和行动自由应遵循人道主义。如有可能，科学人员应仅在操作过程中进入暴露室，并在动物暴露于室内之前注意有关不良环境压力。环境压力往往会改变受试者的反应，并增加从研究中得出有效结论的难度。对于麻醉的动物可能需要进行肺通气、维持体温及给进入呼吸道的空气增湿这些方面的特殊生理支持。

　　对暴露环境进行控制和塑造意味着要对受试者的呼吸区进行准确的监测和采样，这就需要持续频繁地确定暴露过程。确定通过吸入传递给动物的实际剂量通常需要对暴露的组织进行直接测定：空气中简单产物的浓度和暴露持续时间之间很少是相对应的，尤其是当存在空气颗粒时，或者大气产生异常呼吸模式时。

　　以下部分涵盖了暴露系统的基本类型，暴露环境老化的方法，氨污染物的问题，暴露剂量的确定方法及研究者的道德责任。

5.2 暴露系统的基本类型

5.2.1 室系统

1. 设计注意事项

现代暴露室通常是动态类型的,保持了空气的连续流动。空气不流动的静态室通常仅适用于短暂暴露。在大多数情况下,必须通过空气净化和空调系统来严格维持空气质量。

典型的气流净化和调节系统按顺序执行的功能包括:环境空气的粗颗粒过滤,通过吸附床去除污染气体,第二阶段颗粒过滤,低分子量烃的催化氧化,除湿,升温至所需温度,加湿至所需的相对湿度,精细颗粒过滤,并以一定的流量将空气加入室中。有关这种系统设计的更详细的信息在第 3 章中进行了介绍。图 5.1 显示了一个带空气净化的室式暴露系统。

如果室内的运行温度与房间的温度不同,则必须考虑隔热。金属室尤其如此,因为它们能迅速通过壁进行热量传导,使得室与环境空气之间的温差难以保持。

建造动力舱最常使用的材料是不锈钢。它对大多数实验环境来说足够惰性,并且耐用,不会形成局部表面电荷,可进行灭菌,可制作成各种形状和尺寸。金属室中可以有玻璃或塑料窗口用于观察内部情况,不锈钢和其他金属的缺点是费用较高、绝热性能较差,以及合金中的铁、铬、镍和其他组分可以催化一些化学反应。

玻璃和塑料也可用于建造窗口,它们透明,价格低廉,并且易于作为建筑材料使用。大多数塑料与玻璃相比化学惰性较低,因此在使用时往往会老化更快。玻璃或塑料的主要缺点是导电性较差。它们表面的导电率可以达到 10^{-20} 数量级,这意味着高静电荷的岛屿可以在其表面堆积并长期保持。当不相似的材料紧密接触然后分离时,通过接触充电就会产生这样的电荷岛。电荷岛可以是正电荷或负电荷,具有几千伏的电位,并且可以吸引微粒。这种电效应可以从 Cooper 等的研究中看出,在这些研究中,对表面破裂的镀铝塑料袋中的气溶胶浓度进行了一段时间的监测,发现正负电荷岛的中和被阻止(图 5.2)。Lai(2006)进行了类似的调查,发现抗静电喷涂可以减少微粒损失。玻璃或塑料室中微粒的损失也可以通过其他涂层或洗涤技术进行控制(van Dingenen et al.,1989)。如第 1 章所述,带电粒子丢失问题的另一个解决方案是用双极离子源排放气溶胶粒子。

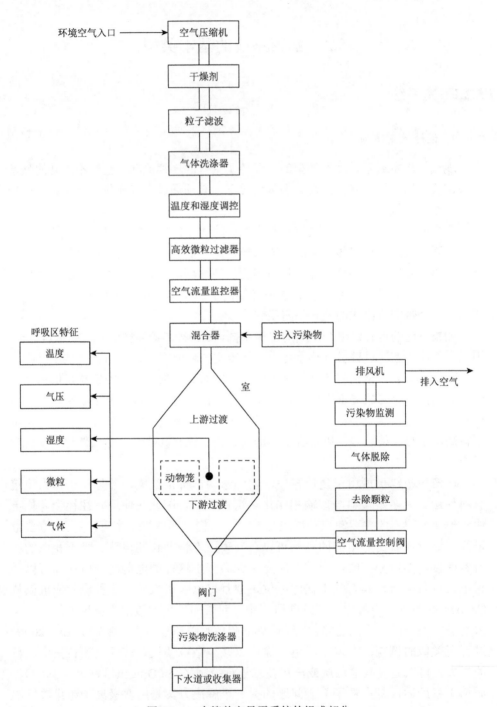

图 5.1 一个简单室暴露系统的组成部分

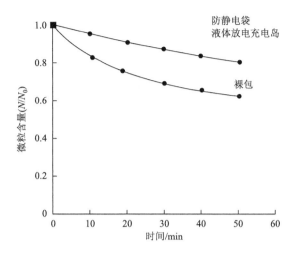

图 5.2　直径为 0.1 μm，带有 1 单位电荷的颗粒在铝箔聚酯薄膜袋的空气中残留的比例

资料来源：根据 Cooper 等（1979）重新绘制

　　室内暴露系统的优点包括适用于很多种类和暴露量大的动物，能容纳动物进行长期暴露，在暴露期间无需对动物进行麻醉，以及该暴露类型有相对较多的研究数据。腔室可以密封，因此适用于有剧毒的暴露材料，以及非环境压力、温度和湿度条件下的暴露。其中吸入室是许多研究中选用的暴露方法。大型处理室也较常使用，它不仅展示了实验室的高水平，并且能给观众留下深刻的印象。

　　吸入暴露室存在以下几个缺点。暴露方式混乱，空气中的物质可以通过皮肤、眼睛等接触受试者，暴露包括皮肤、食物、笼子和其他任何物品；室内的暴露剂量通常变化很大，动物倾向于通过挤在一起，用自己的皮毛覆盖鼻子，或者把鼻子埋在笼子的角落来避免暴露；暴露水平不能很快稳定在预期水平，在典型的气体流速下，大型室内暴露浓度变化也不迅速，要稳定于适当的暴露水平可能需要 1 h 或更长的时间（Hinners et al.，1966；Phalen et al.，1994b；Wong，1999）；此外调整发电设备也不能立刻产生效果。发电机、空调和电机的自动反馈控制也可能会导致暴露水平不断循环；另外，动态室中需要有大量的空气，这会引起暴露材料的浪费，在处理主要流通空气方面的花费也很大；室内的动物的位置有的比较偏远，因此很难意识到它们的状况，或者很难监测它们的生理参数；腔室的成本相对较高，尤其是使用昂贵的材料时。

　　在制作暴露室时必须选择不会显著改变、消耗或增加暴露条件的惰性材料。Fraser 等（1959）对于这个话题已经详细讨论过。一般来说，用不锈钢箔或其他保护材料覆盖腔室壁的方法比较方便。此外，暴露室表面材料损失特别是颗粒材料的损失是一个严重的问题，通过使用大容量室、非扰动气流和导电内表面等方法可以减少该损失。一位不幸的设计师可能会无意中损坏一个不需要的超大型气雾剂收集器。

空气传播物质的空间均匀性通常是通过将腔室与锥形或金字塔形入口和出口部分相匹配来实现的（Fraser et al.，1959；Leach et al.，1959；Hinners et al.，1966；Lippmann，1970；Yeh et al.，1986）。最近，计算流体动力学建模已用于设计能让小室均匀暴露的气溶胶喷射器（Oldham et al.，2004）。此外，将暴露物质用适当的方法引入腔室空气也能实现均匀性。文丘里混合器和预混室也是有利的。在暴露过程中按一定的规律旋转笼子也是可用的方法。维持暴露时间均匀性不仅需要稳定的发生器和气流系统，还需要在暴露期间不改变暴露情况的室构建材料。例如，塑料在一定的空气流速下，几小时内对臭氧的反应性会发生变化。

用于表征暴露情况的空气样品，应通过安全的方式从受试者的呼吸区域采集，例如，使用可移动的大口径金属取样管取样。样本必须在暴露期间进行采集，因为群体的存在可能会降低暴露浓度。此外，抽样是一个严肃的问题，报告说明"无效"是抽样方法的问题之一。

在室内设计时应考虑动物护理和观察方法。应仔细设计内部冲洗、供水和饲喂系统，以防止暴露材料和动物废物在其表面堆积。Brown 和 Moss（1981）描述了一间适合于永久容纳 360 只小鼠的暴露室。为了维持连续暴露（Fraser et al.，1959；Thomas，1965；Lippmann，1970），大型腔室应含有气锁式入口。为了防止静电积聚的不良影响，观察窗的尺寸也有一定限制。同时还要考虑到受试者的昼夜周期，并据此调整房间的照明水平。

应严格控制环境中的噪声、振动、温度和湿度。噪声的主要来源是阀门和电机，可以在它们和腔室之间放置柔软的内嵌空气过滤器来降低噪声。用坚硬的组件将电机连接到腔体表面会导致过度的振动。

动物数量的多少应考虑动物皮肤对暴露物质的反应性、动物产生的热量和水蒸气。经验表明动物体积不应超过腔室的 5%（Fraser et al.，1959；Lippmann，1970）。Bernstein 和 Drew（1980）指出，动物在不锈钢暴露室内产生的热量主要通过室壁散发而不是气流。在这些研究中，腔室容积为 380 L，腔室流速为 100 L/min 或 170 L/min，大鼠数量为 8~40 只。他们估计，每 450 g 大鼠需要约 150 L/min 的气流来消除其产生的热量，而这些热量仅使温度增加了 1℃。如果几只老鼠同时在一个房间内，所需的气体流速可能会很高。对于如此高的气流速率而言，可能会引起一些问题，具体包括动物干燥，暴露材料接触过量及后处理室净化空气负担增大。在大多数情况下，房间周围的室内空气应保持在足够低的温度，以便将动物产生的热量从室内散发出去。

系统的可靠性包括关键部件的故障频率、日常维护的方便性及过滤器和密封件等寿命有限的部件的更换。可以对过滤器在腔室操作期间的压降（压力差）进行连续监测，并在其过度堵塞时进行更换。此外，排气系统的安全可靠非常重要，尤其是在研究有毒、爆炸性或其他危险气体环境时。增加排气系统安全性的措施包括添加过滤器、静电除尘器、湿式洗涤器，或者甚至收集所有的排出气体。

此外，室内设计还需要考虑许多其他因素，包括动物的放置、物种的相容性、笼饲设计、发电机的安装等。初始设计应非常谨慎，并且需要有暴露室操作经验人员的帮助。

一些关于暴露系统的综述提出了设计和操作的一般原则。Fraser 等（1959）的公共卫生服务专论大概是有关吸入室的最全面的综述。这篇综述讨论的内容包括腔室形状和空气流动、清洁、建筑材料、笼饲动物、照明、雾化器应用、取样、报警装置和动物舱室装载。Nelson（1971）回顾了空气净化、流量测量及静态和动态暴露系统的设计。在描述托马斯圆顶中，Thomas（1965）提供了有关在低于大气压下运行的慢性暴露室需要考虑的一些信息。对于气溶胶暴露，Lippmann（1970）简要讨论了暴露系统和产生气溶胶的方法。Hoffman 和 Wynder（1970）对几种处理卷烟烟雾的暴露系统进行了讨论。Karg 等（1992）描述了一个能够同时暴露5 只比格犬的大型（19 m^3）腔室。Carpenter 和 Beethe（1980）从工程师的角度讨论了选定腔室的设计注意事项：讨论了如气流系统设计、金字塔形腔室锥形末端的特性和成本等因素。Drew 和 Laskin（1973）发表了有关环境吸入室的综述，其中包括一些早期设计。Silver（1946）的一篇早期论文报道了操作吸入室中的几个实际问题，包括受试者因素及暴露浓度的累积和衰减。Willeke（1980）编辑的《气溶胶和暴露实验设备的生成》包含 8 章有关暴露设备和系统的内容：由 Lippmann，Carpenter 和 Beethe，Bell 等，Crider 等，Ferin 和 Leach，以及 Hinners 等撰写的章节描述了吸入室设计和操作的几个方面。近期有更多有关暴露室的综述可供查阅（Gardner and Kennedy，1993；Cheng and Moss，1995；Wong，1999）。

没有制造经验的设计者在设计暴露室时，应考虑一些主要问题。在大多数情况下，补救措施很明显（表 5.2）。在设计或选择暴露室之前，必须先熟悉已发表的文献，特别是上述的一些综述。

表 5.2　吸入室的常见问题

（1）日常管理不善，室内体积过小或动物数量多而空气流通不足导致动物生成的氨过度累积。

（2）撞击、静电吸引、涡流或暴露系统表面的化学反应性，导致气溶胶颗粒或气体在系统表面过量损失。

（3）由于裂缝未密封、凹陷难以接触或缺少底部排水管而影响清洁。

（4）系统表面附近的过度损耗（特别是塑料、玻璃和其他非导体材料）或腔室内气体混合不均，导致腔室内颗粒的空间分布不均匀。

（5）不能充分控制流通空气的温度、湿度及纯度。净化和调节系统的设计不足或室内温度控制不当是造成这个问题的主要原因。

2. 动物实验的经典系统

吸入研究中有各种令人印象深刻的暴露室设计。这里介绍的每一个系统都可以得到可靠的毒理学数据，或作为一个科学方法进行出版。那些常用于动物暴露的瓶子和大型玻璃瓶，虽然在某些研究中也可以使用，但此处不再介绍。

罗彻斯特大学的六角形横截面慢性暴露室是一个广泛使用的暴露室。该室具有切向入口，有能让暴露物质均匀分布的锥体，能容纳多种动物的暴露部分，以及用于去除腔室空气的下锥体。该室在 50 年前便已被设计出，具有优于许多现代室的空气动力学特性。Leach 等（1959）详细描述了罗彻斯特室的设计（图 5.3 和图 5.4），其已被多个实验室使用，且仍然适用于现代研究。体积为 1.3 m^3 的设计最初可以用两层笼子来同时暴露 4 只猴子、8 只狗和 40 只大鼠。目前的习惯做法不鼓励将不同的物种混合暴露。

Hinners 等（1966）和 Laskin 等（1970）记叙了一种具有锥形入口和出口横截面为矩形的类似腔室。Hinnersor Laskin 的设计更容易制作，并且似乎具有与罗彻斯特设计相同的性能特征。

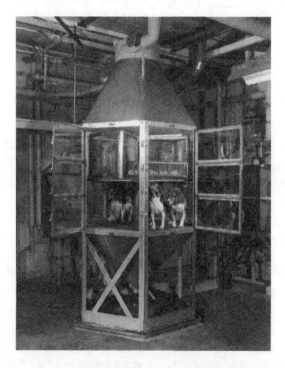

图 5.3　罗彻斯特大学慢性吸入暴露室照片

资料来源：L. J. Leach 提供

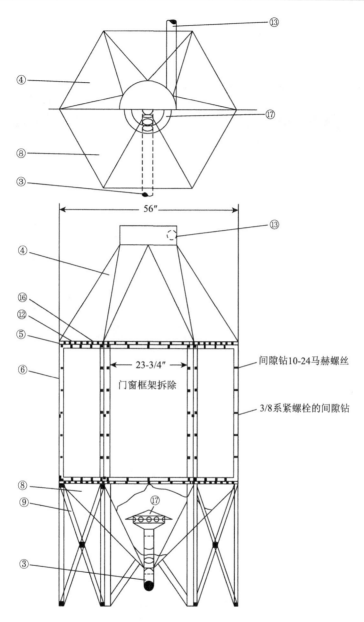

图 5.4 罗彻斯特室的顶部和表面示意图。图上的数字是指建筑细节

资料来源：L. J. Leach 提供

Thomas（1965）曾描述过一个几乎适合所有物种终生暴露的大而相当独特的室（图 5.5）。托马斯圆顶是半球形，直径 3.7 m（12 英尺），能够容纳爆炸性气体或特殊压力的气体。美国俄亥俄州赖特帕特森空军基地毒性危险研究单位

使用的这些圆顶已应用于模拟潜艇和航天器环境，并应用于研究各种各样的空中毒物。

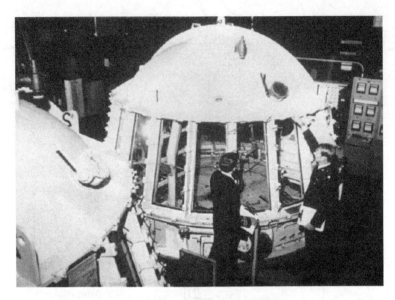

图 5.5　托马斯圆顶室

资料来源：Thomas（1965）

Stuart 等（1971）描述了一种直径 1.8 m 的用于暴露大量小动物（如 100 只仓鼠）的全塑性球形腔室。这个腔室和之前描述的那些暴露室一样，使用特殊的开放式网状金属笼子来实现动物与大气之间的无障碍接触。这种笼子需要有分隔器来分离个体动物。

Ferin 和 Leach（1980）使用过一个具有水平气流而不是竖直气流的腔室（图 5.6）。这种模型的主要优点是可以使用好几层的动物笼子，并且每一层下方的收集盘使其不会干扰下一层动物的暴露环境。Karg 等的设计（1992）可使用水平气流同时暴露 5 只狗、4 个这样的腔室用于同时暴露对照组和暴露组。

另一个解决同时暴露几层动物的问题的方案是在具有竖直气流的腔室中错开笼子。图 5.7 显示了 Brown 和 Moss（1981）最复杂的设计。

Leong（1976）记叙了另一个用于实验动物慢性暴露的大型腔室设计。这个 14.5 m 高的腔室是为陶氏化学公司和国际研究与开发公司建造的，是一个平底锥顶的立方体。空气从顶部进入，通过地板每个角落的排气口或通过地板上的两根水平管道中的孔排出。这些小室可用于容纳动物架，每个暴露单元可容纳 400～500 只大鼠。

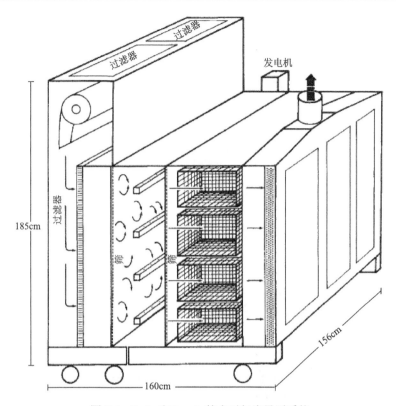

图 5.6　Ferin 和 Leach 的水平气流暴露系统

资料来源：Ferin. J.和 Leach L. J.，Generation of Aerosols，Willeke，K.，Ed.，Ann Arbor Science，Ann Arbor，MI，1980，p.517. 已获得许可

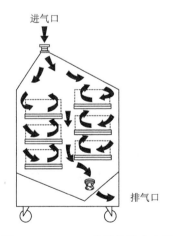

图 5.7　O.R.Moss 设计的腔室中的气流模式

资料来源：Brown 和 Moss（1981）

Austin 等（1978）记叙了一个相对较小的（0.25 m³）腔室，用于将大鼠暴露于有毒气体（图 5.8）。该系统可容纳 4 个聚丙烯鼠笼，在每个笼的侧窗内空气水平流动，从铁笼顶部流出。对每只笼子中的 5 只老鼠都提供食物和水，笼底是金属网，下面的托盘可以收集排泄物，每天只需停机 5 min 进行维护，所以能达到持续暴露的要求。当系统以 35 L/min 的空气流通速度进行测试时，仅需 15 min 便可将测试气体的浓度降低至痕量水平。因此，里面存在一些空气再循环。通过与按照惯例饲养的大鼠相对比，用这个腔室饲养的大鼠的体重增量、食物和水消耗量均正常。Oldham 等（2004）介绍了一种

用于将小鼠暴露于浓缩的气溶胶环境下的更先进的便携式小笼。

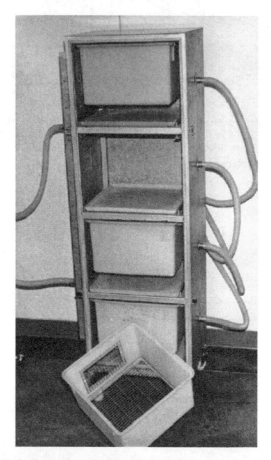

图 5.8　将小鼠暴露于气体的小室

资料来源：由 J. C. Austin 提供

　　自动化暴露室及其采样系统的应用能提高可靠性并降低运营成本。Carpenter 等（1979）叙述了一个这样的系统。该系统使用一个微处理器与电磁阀相接，这个电磁阀可以控制暴露室、大气发生器和取样装置的气流。一条纸带将控制输入信号提供给微处理器。Wong 和 Moss（1996）及 McKinney 和 Frazer（2008）报道了其他自动化系统设计。将用于控制暴露参数、数据记录和密码访问的 Wong 和 Moss 设计的系统，应用于啮齿动物全身暴露于氯仿 90 天的实验中。McKinney 和 Frazer 设计的系统可维持严格的臭氧暴露环境长达 8 h。

　　Frostling（1973）发表了一个缓慢旋转的鼓式气雾室的设计，其中的颗粒可以长时间保持悬浮状态。对于多分散，质量中位直径为 0.8 μm 的气溶胶沉降造成的损失减少到非旋转室的 10%。Asgharian 和 Moss（1992）提出了一种设计旋转鼓的理论方法，该鼓能够保持气溶胶数天：该设计可以用于提供暴露系统，或从中去除大颗粒。预测该模型中，50%的 1～2 μm 直径的颗粒可以保存 6 个月。

Montgomery 等（1976）描述了一个全塑料腔室，其可用于啮齿动物长期气体暴露。该系统可容纳 6 只小动物，可装入手套式操作箱中，以便安全处理毒性相对较大的气体。但其是塑料结构，只能用于气体或中电荷的气溶胶。

Wehner 等（1972）描述了一个暴露室，可用于柴油废气、金属氧化物和石棉粉尘的暴露。下文将描述球形版本（Wehner et al.，1978）（图 5.9）。这个暴露室使用了啮齿动物开放式网孔单节网笼。

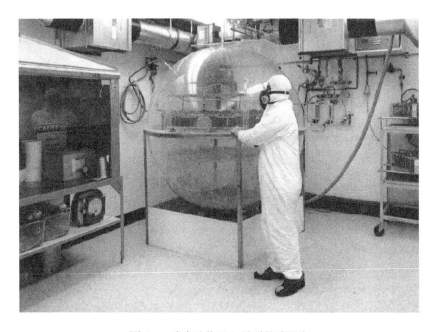

图 5.9　啮齿动物吸入暴露的球形室

资料来源：转载自 Wehner 等，Environ. Res. 1978，16：393-407。经 Elsevier 许可

Weinberg 等（1977）描述了一种设计用于自动记录暴露于大麻烟雾期间小鼠活动的系统，该系统通过记录动物横穿暴露区域时阻断光束的次数来监测它们的活动。

Mautz 等（1985）开发了一种用于将大鼠暴露于气溶胶/气体混合物的 10 道密闭跑步机（图 5.10），这个系统可以控制大鼠的运动水平并测量代谢气体。该系统可用于证明运动对强化反应的影响（Mautz et al.，1988）。

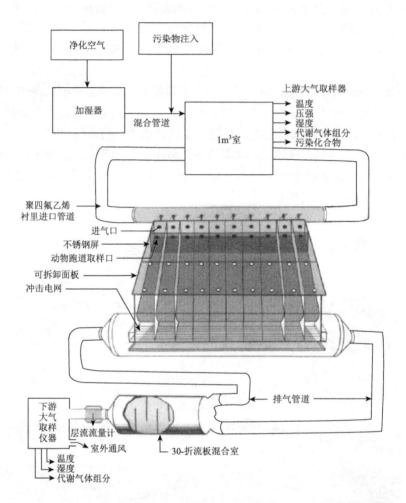

图 5.10　十通道跑步机，用于将小动物暴露于微粒和气体，并测量代谢气体

资料来源：来自 Mautz 等，J. Appl. Physiol.，1985，vol. 58（2）：674。经美国生理学会许可

　　研究者们对环境微粒空气污染的研究兴趣促使了颗粒浓缩器在暴露系统中的应用（Ghio and Huang，2004；Lippmann et al.，2005）。在这些系统中，气体是未经浓缩的。该系统也适用于人类研究（Utell and Frampton，2000）。

　　3. 以人类为研究对象的经典系统

　　用于人类志愿者暴露的腔室可能包含由受试者或房间内实验者操作的响应测量仪器。这样的房间，或更准确地说暴露房间，存在着一些特殊的问题。首先，体积较大意味着对纯净空气和测试污染物的需求量增加。其次，设备的存在会导致热量和新污染物的产生，并引起设备表面上的污染物的损失。此外，还必须考虑研究对象的健康和安全（Folinsbee et al.，1997）。

Hackney 等（1975）和 Bell 等（1980）描述了一种将人类志愿者暴露于受控水平的常见空气污染物的系统的设计和操作。该室具有复杂的空气净化和调节系统，可在休息和运动时进行肺功能检测，以及用于在室内建立气溶胶环境的高效雾化器（图 5.11）。该室是一个面积为 25.2 m^2，容积为 62.3 m^3 的房间，几乎就像一个理想的恒流搅拌釜式反应器，可以使进入其中的空气与室内的空气完全混合。室壁是不锈钢的，暴露物质通过多孔天花板向下引入，并通过墙底部的格栅流出。14 m^3/min 的操作气流一般会完全被消耗，无须回收。气体和微粒在暴露室中的平均滞留时间约为 4 min。

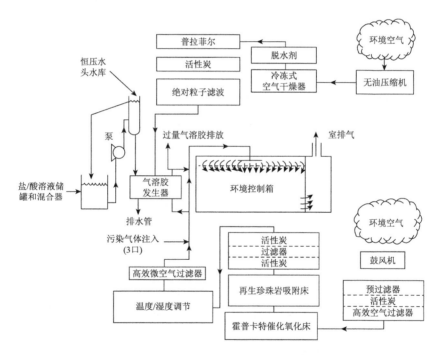

图 5.11 Rancho Los Amigos 医院的人体暴露室系统

资料来源：由 E. L. Avol 提供

Utell 等（1984）和 Aris 等（1990）描述了其他能在暴露期间测量响应的人类暴露室。

Avol 等（1979）描述了一种用于对人类环境空气污染物进行临床研究的可移动实验室。该系统是一种改装的拖车，可用于将受试人暴露于纯净空气或环境空气中。该实验室包含肺功能检测设备、运动测功仪、大气监测设备、洗手间、体检室、空调和空气净化设备。在净化空气操作模式下暴露室内的空气测量值表明臭氧和颗粒物水平减少到外部水平的15%以下，而NO_2降低到外部水平的约30%。但一氧化碳和碳氢化合物的含量接近外部。

5.2.2　仅头部暴露系统

1. 设计注意事项

仅头部暴露类型具有两个主要优点：适用于重复短暂暴露，以及可以限制物质进入受试者的路径。受试者在头部专用系统中很难避免吸入暴露，同时，受试者的头部或颈部通常是被牢牢地约束，所以压力可能很大。其他缺点包括头部材料的损失（尤其是如果毛发带电），难以实现既保持良好的颈部密封又不干扰血液流动或通气。此外处理受试者增加了额外难度和时间。

常用的有两种基本类型的系统：单独的头盔和仅头部暴露在腔室或其他气流系统中的暴露群体。仅头部暴露系统的设计要素包括以下内容。当仅头部暴露来自腔室时，腔室中的材料分布必须是均匀的。头盔暴露也可能需要大量气流以防止无效的水蒸气冷凝、无效产物积聚或暴露物质的损耗。当受试者吸气和呼气时，系统内可能会出现压力波动。Raabe 和 Yeh（1976）描述了与受试者平行放置肺活量计，这种方法既减少了压力波动，也可以记录暴露期间的呼吸模式。与室内暴露一样，必须仔细考虑暴露环境的损耗和取样，以确保充分暴露。环境因素包括适当的空气温度和湿度，合适的二氧化碳含量，以及对噪声和振动的控制。受试者在身体舒适的情况下，也许可以实现在其脖子上进行密封。密封方式主要有两种：可充气的衣领（Thomas and Lie，1963；Kirk et al.，1975）；具有小孔的薄橡胶膜，其可进行伸展以紧贴颈部（Esparza et al.，1979）。密封必须柔软并贴合颈部的非圆形横截面，为防止动物窒息，可能还需要颈部以下的宽软支撑。

在暴露未麻醉的动物时，需要对其颈部进行额外约束。舒适的吊索和棉垫库存有助于防止实验动物受到过度的压力。挣扎及受限制的动物会很快产生非常高的体温，此时应该考虑麻醉或镇静。

2. 一些经典的系统

Kirk 等（1975）描述的用于将豚鼠暴露于放射性气体的系统是仅头部暴露系统中的代表。将动物身体安置在可用于记录呼吸模式的体积描记器中，围绕颈部的橡胶密封圈将头部隔离在暴露区域内。在该系统的操作中，动物还可以在身体暴露于放射性气体的同时呼吸新鲜空气。Thomas 和 Lie 的一份报告（1963）中详细描述了一个类似的系统，该系统可将啮齿动物头部暴露在气溶胶中。斯图尔特等（1971）使用头部暴露系统将狗暴露在放射性微粒和柴油废气中。在这个系统中，动物们处于坐姿，同时头部位于一个腔室内。Scheimberg 等（1973）使用了一个带有个体暴露头盔的有趣系统，将非人灵长类动物暴露于雾化药物中。Vick 等（2007）使用头部专用头盔将狗暴露于胰岛素粉末中长达 6 个月。在所有上述系统中，实验动物身体均被约束或被麻醉。

Bowes 等（1990）描述了在气溶胶暴露期间能让人体受试者自由呼吸的头部装置，其中含有的呼吸速度记录仪和热电偶可以监测呼吸和口鼻呼吸的开始。

5.2.3　仅口或鼻的暴露系统

1. 设计注意事项

图 5.12 描绘的是大鼠暴露于与动态室连接的管中。动物可从腔室、大导管、较小的供应管或直接从发生器（如卷烟）进行呼吸。这样的暴露很大程度上保证了目标物由呼吸道和口腔（因此消除了可能的眼睛刺激）吸入，每只动物需要的暴露物质的量变得更少，暴露装置内的目标物含量十分明了，并且可以迅速改变暴露物质的浓度水平。由于环境密闭，这种暴露会造成一些潜在的压力，其他缺点还包括需要在实验对象脸部周围进行舒适的密封，并且还要对实验对象进行额外处理。

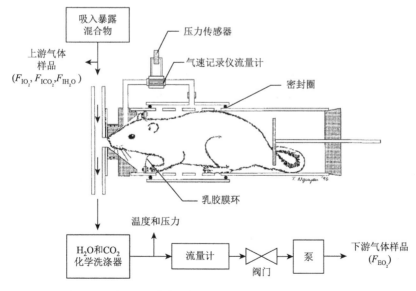

图 5.12　能评估肺功能的啮齿动物仅鼻暴露系统示意图

资料来源：源自 Mautz（1997）

一般设计注意事项与仅限于头部的系统类似，但口罩设计具有一些额外的特殊问题。口罩应该舒适，密封严密，并允许收集或排出唾液。完美的口罩或鼻管通常是手工制作的，文献中已经报道了一些有用的设计（Muggenberg and Mauderly，1974；Stavert et al.，1982b；McKirnan et al.，1986）。如果密封良好并且死腔很小，吸入暴露面罩也可用于肺功能测试。对于啮齿动物和其他小型动物，需要采用仅暴露鼻腔的暴露管。试验过程中要小心防止由于管尺寸不合适或热量积聚而产生压力（Narcisco et al.，2003）。如果可能的话，鼠尾应该从管的后部伸出，以便散热。一些精心设计的试管可以进行低压力暴露，特别是在受试对象已适应短期培训教程的情况下。

2. 经典的系统

通过鼻子或嘴进行吸入暴露时通常会使用面罩、鼻中导管或一端暴露于污染空气中的单个动物管状容器来完成。口罩型暴露方式常用于大型动物，如狗（Bair et al.，1969；Dubin and Morrison，1969；Poynter and Spurling，1971；Cuddihy and Boecker，1973；Stavert et al.，1982b）。Mauderly（1974a）描述了适合于小马的吸入暴露口罩，McKirnan 等（1986）描述了适合于猪的口罩。Albert 等（1974）描述了适合于驴的吸入暴露鼻管。控制未麻醉的大型动物的典型方法是将它们吊起（Boecker et al.，1964；Mauderly et al.，1971）。对于运动暴露，可以将戴口罩的狗在跑步机上跑步来实现（Stavert et al.，1982a）。

有人描述过一种用于啮齿类动物鼻部暴露的管状支架和分配系统（Raabe et al.，1973；Smith and Spurling，1974；Schum 和 Phalen，1997a）。适合于小型啮齿动物的穿孔金属支架可以减少暴露期间由体温增加造成的压力。Mauderly 和 Tesarek（1973）及 Mauderly（1986）报道了吸入暴露中使用的束缚装置会引起肺功能改变。针对鼻暴露，有人设计了自动控制系统（Pauluhn，1994a），可高度控制气溶胶和气体（Raabe et al.，1973；Cannon et al.，1983；Hoskins et al.，1997；Roy et al.，2003）。对于大型暴露室，研究也做出了进一步的改进，增加了鼻部暴露管（Prasad et al.，1988；Warheit et al.，1991）。

5.2.4 肺和部分肺暴露系统

1. 设计注意事项

目前有三种基本技术（气管插管、气管造口术和气道导管）能越过上呼吸道，使肺或部分肺暴露于气雾剂和气体。气管内插管通常由柔性橡胶制成，并通过口腔或气管造口进入气管，然后通过将尖端的气囊充气而密封。具有双腔的专用气管内管可以分离肺的左叶和右叶。气管内插管通常在全身麻醉的状态下插入，即使如此，也可能要使用脱敏麻醉剂喷雾如利多卡因来抑制吞咽反射。

气管导管的优点是消除了上呼吸道的暴露，高度控制了输送剂量，并有效控制了暴露材料。当人们研究极其危险或昂贵的材料时，最后一个优点非常重要。留置管也可用于通过流量传感器（如呼吸速度记录器）来监测呼吸模式，或收集呼出气体。

插管的缺点包括：气体越过上呼吸道或麻醉效应，导致呼吸道的天然防御功能丧失或抑制；喉和气管的机械性创伤；管道对正常气流的干扰；对吸入气体的正常加湿和热调节的丧失；以及麻醉、插管和监测受试者所需的额外时间和人力。应该考虑的特殊问题包括精确控制吸入空气的温度和湿度，以及可能需要的额外的生理维持装置，以保持体温和充足的换气。

气管切开术涉及手术切开气管，然后插入连接器或导管。这一步骤对动物是有伤害的，因此需要一定的手术技巧和充分的麻醉。为了防止呼吸系统组织干燥，应该适当地加湿吸入空气。如果操作得当，手术可能是可逆的或永久性的。感染是该种方法中存在的一个问题，因此由受过训练的人进行良好的术后护理至关重要，否则这种暴露方法的优点和缺点与气管插管相似。气道导管的直径通常比气管的直径小得多，并且穿过口腔或通过气管造口术深入肺内，使一个肺叶或肺叶的特定部分暴露。放射摄影或透视可以用作定位辅助。这种方法可是实现在准确的位置输入精确的剂量，暴露材料既可以以稳定的气流进行输送，也能在自主呼吸的同时进行输送。

2. 一些经典的系统

Phalen 和 Morrow（1973）使用的暴露系统，包括使用保存气溶胶的肺活量计，两只狗的气管内导管和收集呼出气体的气球，可将动物暴露于放射性金属烟雾气溶胶中（图 5.13）。该系统可以安全容纳放射性同位素，可以测量吸满时的空气体积，并能测定动物中的气溶胶沉积效率。

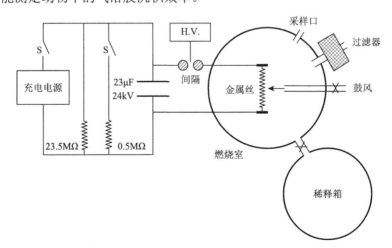

图 5.13　通过气管内导管将狗成对暴露于爆炸线气溶胶的系统。稀释室（dilution chamber）是一个大型的 40 L 肺活量计。缩写词 H.V.表示 high voltage（高电压）

　　Auerbach 等（1970）描述了用于将狗暴露于新鲜卷烟烟雾的气管导管系统。Bianco 等（1974）使用气管导管将狗暴露于放射性钽尘，用于进行造影并测量在肺深处这种高度不溶物质的清除速率。在这些研究中，将灰尘注入管内与吸气是同步的，以便增加沉积在呼吸道深处的物质量。通过该方法可成功地沉积克数量级的物质，而在腔室式暴露中这是不可能做到的。

　　Thilenius 和 Vial（1963）描述了一种可在实验动物中进行长期气管造口的技术。在手术恢复并完全愈合后，用颈圈保护气管开口，后续可以将其用于反复进入肺部的通道。Baker 等（1974）报道了一种不良影响，即气管造口术对狗的脑部温度具有影响。

　　Battista 等（1973）描述了一种用来连接两个单向阀的双腔管的有趣用途。该管通过长期气管造口植入，可以分离吸入空气和呼出空气，这种方式可以有效减少暴露装置的无效区。

　　Stavert 等（1991）描述了一种穿过啮齿动物口腔以便绕过鼻腔的气管导管，Flavin 等（1986）使用婴儿呼吸机气管来使气管造口的兔子适应气溶胶暴露。

5.2.5　气管内滴注

　　出于多种原因，对暴露动物进行暴露物质的气管内滴注仍然是吸入法的常用替代方法。这种呼吸系统暴露的方法只需要少量研究材料，基本上没有浪费。因此，它是一种廉价的暴露方式。由于不需要暴露室、口罩及精心设计的气溶胶产生设备，所以也节省了资金。滴注法不需要与气溶胶处理有关的复杂技术，可以将极高浓度的材料放置到肺组织中的具体暴露位置，并且还可以精确控制输送剂量。在将动物暴露于非常危险的材料时，这是更安全的处理与控制方法之一。

　　但是该技术具有一个严重的缺陷，即呼吸组织中的剂量分布是人为造成的。例如，Brain 等（1976）证实，气管内滴注方法造成的沉积往往比吸入更不均匀，并且由于重力沉降的影响，滴注材料更倾向于沉积在肺的从属（较低）部位。Brain 的团队在进行大鼠和仓鼠放射性标记微粒暴露时，首先制备了相应的悬液，再进行滴注。在杀死动物后，将肺切成 54 块，分别作放射性检测。吸入暴露与滴注暴露动物的统计对比结果很明确，该两组的表明剂量分布结果显著不同。研究人员还指出，在对肺切片进行显微镜检查后，发现滴注的物质在中等大小的支气管中会产生沉淀物，滴注的物质很少到达肺泡。相比之下，吸入的物质更多地在肺内的小气管中沉积。Leong 等（1998）也描述了吸入和滴注之间的类似差异。

　　滴注技术中存在的另一个问题是，局部富集的有毒物质或其载液会导致局部组织损伤，这可能进一步导致局部出血，而该出血与研究材料没有直接关系。尽管在许多情况下滴注是一种可接受的暴露形式（如筛查和机械研究），但它不能代替吸入暴露。另外，在某些情况下，滴注可能是唯一可行的暴露手段。

5.3　气氛的老化

对于所有的吸入暴露系统，在气溶胶产生后的一定时间内，暴露物质会输送到受试者，但吸入时气氛的使用寿命通常很短。卷烟产生的烟雾在形成大约 1 s 后便被动物吸入，大型腔室可能会在气氛产生后向动物输送几分钟。在某些情况下，可以有目的地使研究中的材料老化时间延长如使用微粒和气体的混合物，以及经过放射性转化的材料。在这种情况下，可能会延迟老化。

容纳化合物发生化学反应（如老化气氛）的密闭容器称为反应器。为了分析和设计反应堆，已经开发了许多理想的反应堆模型。这些模型包括批量式反应器、活塞式反应器和反混式反应器。

对于理想的批量式反应器，所有反应物都在 $t = T_0$ 时放入反应器中，并且反应过程在 $t = T_f$ 时取出产物之前结束。假设反应物在反应器内完全混合（通常通过搅拌器完成），且填充和排空反应器的时间可以忽略不计，反应器内容物的平均停留时间 T' 为

$$T' = T_f - T_0 \qquad\qquad (5.1)$$

批量式反应器可以是能改变压力的恒容容器（刚性容器），也可以是能改变体积的恒压容器（非刚性容器）。研究空气化学的实验室通常使用袋式反应器。

第二种理想反应器是活塞式，它可以使同一时间进入反应器的材料完全混合，但不会混合不同时间进入的材料。用工程术语来说，可以完成径向混合，但不能轴向反混。结果，气氛的组分沿流动方向是可变的，但在垂直于流动方向的任何横截面上是固定的。与活塞式近似的系统可以设计成多管的，或者具有周期性屏障，如屏蔽板或金属板以引起活塞流（Walters et al.，1982）。

第三种理想反应器是反混式或搅拌釜式。在这种反应器中，有稳定的连续气流和完美的混合，这使得材料能迅速进入整个容器，因此可以认为材料成分遍及整个容器。在这种情况下，排出产物与反应器中的混合物组成相同。

Perry 和 Chilton（1973）讨论了这三种反应堆的工程设计。图 5.14 显示了适用于吸入研究的一些反应器配置。

Hoffmann 和 Wynder（1970）讨论了燃烧产物的老化，特别是卷烟产物的老化。在老化期间，人们发现不稳定和亚稳态有机自由基总量减少，有些人认为这些有机自由基是潜在的致癌物质。然而，在卷烟烟雾老化过程中，也可以观察到 NO 转化为 NO_2 和亚硝胺的增加，这可能导致其致癌性的增加。

　　Walters 等（1982）描述了与腔室暴露系统耦合的老化线路，该系统可使气溶胶老化时间延长至 90 min，而且不会显著损失气溶胶颗粒。

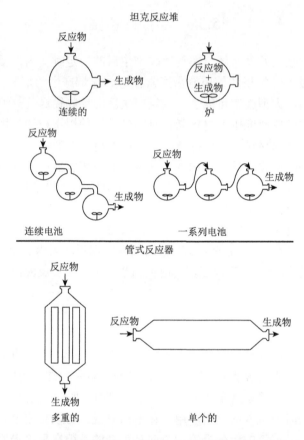

图 5.14　可应用于吸入暴露系统的化学反应器的基本类型

5.4　氨污染物

　　研究人员经常可以观察到暴露室中存在氨积聚的问题。氨的主要来源似乎是动物粪便细菌中尿素酶对尿液中尿素的分解。影响室内氨量的因素是动物载荷系数（动物体积/室容积）、室内气流速率及动物在室中的时长。温度、湿度和其他反应性化学物质（如酸性蒸气或液滴）的存在也会影响氨的存在量。

　　我们通常希望将室中的氨含量降至低水平，因为氨可能对动物产生影响且可能与暴露气氛产生化学反应。可以通过少量装载动物腔室，保持高气流速率，并在每次使用前彻底清洁的腔室和笼子来降低氨水平。避免出现无法进入或难以清洁的区域聚集尿液和粪便，并设计畅通的气流以防止空气停滞。理想情况下，当必须将氨降至非常低的水平时，如涉及硫酸雾的研究，应使用无逆向混合的活塞式气流。具体可以通过在动物暴露区上方和下方插入细网丝网来实现，它可以使得气流横截面更加平整，并且减少呼吸区域中空气的垂直混合。

Barrow 和 Dodd（1979）发表了 99 L 玻璃腔内不同的气流速率和不同的大鼠装载量情况下氨气浓度的数据。他们最初使用的是非常干净的室和开放式网格笼，检测出的氨水平如表 5.3 所示。百分比载荷系数（%LF）是动物体积与腔室体积之比的 100 倍。由于它们的腔室一端的进气管和另一端的出气管互相垂直，所以每次换气仅能更换腔室中总空气量的 65%。根据他们的数据，我们可以使用动物载量与每小时换气次数之间的关系来估计类似设计的小室中的氨水平。

表 5.3　吸入室中的氨浓度

动物负荷/%	室气流/(L/min)	每小时空气变换次数	样本小时数（ppm NH$_3$±SE）		
			2	4	6
1	13	8	0.38±0.08	0.48±0.07	0.46±0.13
1	26	16	0.20±0.01	0.24±0.02	0.45±0.06
1	40	24	0.19±0.04	0.24±0.05	0.22±0.03
3.1	13	8	0.84±0.14	1.13±0.14	1.11±0.27
3.1	26	16	0.60±0.09	1.04±0.23	1.60±0.22
3.1	40	24	0.19±0.02	0.33±0.05	0.39±0.05
5.1	13	8	1.23±0.18	1.51±0.16	2.42±0.38
5.2	26	16	0.66±0.06	1.23±0.20	2.05±0.41
5.2	40	24	0.46±0.08	1.02±0.11	1.30±0.27

资料来源：源自 Barrow 和 Dodd（1979）。

5.5　确定吸入剂量

吸入研究中的一个主要问题是受试者实际沉积量很难被准确知道，更糟糕的是，沉积量通常会存在个体差异，而且每次的积存量也可能不尽相同，即使是在同一个体中也是如此。

吸入研究中估计剂量的不确定性的问题往往非常严重，以至于很可能导致无法观察到生物学效应。当没有看到效应时，我们必须弄清是否已经输送了预期的剂量。一般来说，可采用三种方法估算受试者体内沉积的实际物质量：直接测定法；使用空气浓度和吸收模型；在实际暴露之前或整个期间，用示踪物质校准暴露设备。

　　直接测定是指对吸入材料，或组织、排泄物中诱导的代谢产物的测量。当研究放射性或其他易于测量的材料时，这种测量方法相对简单。另一种直接测定方法包括测量受试者吸气和呼出气体中的物质浓度：浓度差值与呼吸量一起用于计算输送剂量。当面罩或其他设备介入气氛与对象之间时，必须考虑到此设备引起的损耗。面罩或气管内套管引起的损失可能较多。

　　在给定研究中一般最好使用模型来预测吸入剂量。在空气传播微粒时，有用于预测各种物种摄取量与粒子空气动力学尺寸的函数关系（参见第 9 章）。参考文献中提供了关于区域微粒沉积的更详细信息，如单独的鼻咽、气管支气管和薄壁组织沉积概率（ICRP，1994；NCRP，1997；Brown et al.，2005）。

　　以下为使用这些沉积模型的一个例子，计算大鼠吸入的微粒的沉积量。如果暴露的未麻醉大鼠体重约 250 g，仅鼻部暴露于放射性标记的单分散气溶胶，气溶胶的空气动力学直径约为 1.7 μm，暴露 20 min，并且空气中的放射性浓度为 1 μCi/L[①]，然后，每只大鼠体内沉积的放射性的量（A）可以使用以下关系计算得到：$A = PCVT$，式中，P 为大鼠中空气动力学直径为 1.7 μm 的微粒的沉积概率；C 为每升空气中的空气传播浓度，mCi；V 为每分钟通气量（每分钟呼吸的空气量），L；T 为接触分钟数。从 Raabe 等（1977）的研究中发现 P 为 0.22（即 22%的吸入微粒沉积）。根据 Crosfill 和 Widdicombe（1961）的研究，假定未麻醉大鼠的每分钟通气量为 0.16 L/min。因此

$$A = 0.22 \times 1 \times 0.16 \times 20 = 0.70 \text{ μCi} \tag{5.2}$$

　　估计吸入剂量的第三种方法是用易于测定的材料对暴露系统进行校准，以确定单位暴露时间内的沉积速率。在将这个值用于计算另一种材料的沉积量之前，我们必须考虑到该材料与校准材料之间的差异，水溶性气体或气溶胶的粒径差异也需要进行校正，理想的示踪物应当与所研究材料相同。Hartings 和 Roy（2004）描述了一种使高度限制条件下的猴子暴露于已知剂量物质的方法。Nadithe 等（2003）比较了仅鼻部暴露的小鼠的微粒预测输送剂量和实际输送剂量。它们的实际沉积量为 8%±4%，接近预测值 4.4%～5.9%。总之，我们可以针对暴露剂量对吸入暴露系统进行小心地校准。

5.6　研究员的道德责任

　　道德规范是涉及是非标准的律法，也是改进或管理行为的价值标准。作为一名科学家，我们有强烈的为不断增长的知识体系添加有意义的新信息的道德使命。但作为研究对象的使用者，我们显然也有道德义务，尽量减少它们的疼痛、煎熬和压抑。

---

① Ci，居里，放射性活度单位，$1 \text{ Ci} = 3.7 \times 10^{10} \text{Bq}$。

在吸入实验中，通常需要在一个舒适的暴露系统中向受试者输送可呼吸的气氛。但在研究人员不知情的情况下，动物可能会处在高浓度 CO_2、极端的湿度和环境温度，或残忍的限制情况下。例如，未正确安装的项圈、吊索和其他束缚装置会引起动物的不适。应该充分使用填充物并且在许多情况下考虑使用镇静或麻醉。在未麻醉状态时，若需要较长时间内束缚马、驴、小马、猪和其他动物，需要让它们有一定的头部运动自由。如果不采取一定的冷却措施，在紧密贴合身体外壳中的大型和小型动物可在几分钟内过热。同时，麻醉、镇静或通过其他方式被限制运动的动物可能患低体温症（体温下降），即使在研究者感觉舒适的房间中也是如此。

道德的实验和适当的科学程序要求研究者对施加于动物的压力有深入的了解。同样，程序和关键机械部件的可靠性也会产生道德后果。作者回忆起一只动物，其当时幸运地被麻醉了，经呼吸器给予了 15 次连续的、强迫的吸气，但呼气阀无意中处于关闭的位置。这只珍贵的动物能幸免于难的原因可能是因为在呼气管线中使用了减压阀，或者可能甚至只是一个压力计。

对动物进行训练，或通过一些短暂的虚拟暴露试验，可以帮助动物放松，从而改善它们在实际暴露期间的表现，以及提高结果数据的质量。放松的、训练有素的动物可以提供更可靠和变异性更小的数据。

我们不应粗鲁或残忍地处理动物，这种做法会引起同行和反对将动物用于研究的团体的愤怒，从而对该领域造成极大的伤害。此外，被粗略对待的动物在实验室中更倾向于反击。因此，必须对处理动物的人员进行培训。在研究人员首次接触某一物种之前，应熟悉该物种的营养需求、环境需求和心理需求，以及处理和管理麻醉剂的适当技巧。

第6章 毒性检测

6.1 引　言

有机体可以以其性质和功能总数一样多的方式对污染物暴露作出反应。因此，如果可以定义和测量性质或功能，可将其用作吸入研究的生物端点。此外，无论选择什么样的测量方法，都会有一些空气传播材料，在足够的浓度和暴露时间内，会在端点产生显著的变化。但是，在根据测量结果与危害或疾病的关系来理解被测性质的作用之前，我们不知道如何看待结果。换句话说，它可能是健康影响或只是基本的科学常识。

呼吸道具有防御功能，包括呼吸模式改变、黏液分泌及有效的复原，这些都可以限制和避免伤害。因此，在实验室研究中短期吸入暴露后看到的许多变化是短暂的，并且不能总是被归类为不利。然而，瞬时变化可能会危害受损个体，或者延长或重复该材料的暴露，可能会产生进行性损伤和疾病。

吸入毒理学家已经开发了许多测量损伤的方式。这些测量方式可以大概分为几组，如解剖学、生理学、行为学和生物化学。这些类别代表了特定的科学学科，他们有自己的工具和复杂的状态。

为了选出有意义的终点，可以考虑大量终点作为备选项。当所有这些因素都被考虑到时，我们必须得出结论：测量一个小部分是不可能的。当我们细想生物系统的复杂程度时，这一点很清楚。

原子。

分子：生化关系。

大分子：包括蛋白质的二级和三级结构（体内约 100000 种）、核酸、碳水化合物和脂质。

细胞：在哺乳动物中发现约 200 种细胞，其成分包括膜、线粒体、内质网、溶酶体、囊泡、高尔基体、染色体、核孔、中心粒等。

组织：由细胞组成的功能单元。

器官：脑、心脏、肺、眼、耳、性腺、肾、肝、皮肤、脾脏、胰腺、胃等。

器官系统：心血管、神经肌肉、心肺、生殖等。

个人表现：生殖、成长、生存、活动、力量、学习、认知等。

人口：生存、人口数量、社会行为等。

在本章中，仅讨论这些组织级别中的一小部分，主要是与呼吸道有关的生物组织的生化、细胞、组织和器官水平。进一步，选择可能减少生命的数量或质量的有害反应。因此，只考虑一小部分可能有用的终点样本。

6.2 定　　量

对吸入材料后的反应进行定性观察可以提供重要的见解。然而，出于很多原因，定量数据对于科学研究至关重要。剂量反应曲线可以由定量数据构建，定量允许估计不确定性、统计检验和分级处理。此外，如果没有定量数据，超出特定研究的机械建模和外推几乎是不可能的。

许多传统上已定性的观察结果可以用来定量。例如，描述"包含增厚的肺泡壁和浸润细胞的几个局灶性病变"时，可以将其定量表示为每单位面积的焦点数、病灶的大小、每个病变部位的平均细胞数或平均肺泡壁厚度等。类似地，观察"共济失调或嗜睡"时可以表示为受试者绊倒的次数、躺下或站立的时间比例、每单位时间对刺激的反应次数，或者受试者从平躺到恢复站立时的平均时间。当定量观察时，我们建立了一个数据库，用于比较过去和未来的研究，并生成可由其他研究者验证和扩展的数据。

6.3 解 剖 因 素

6.3.1 呼吸道区域及常见疾病

通过识别主要区室（即显示内部解剖相似的区域）来简化呼吸道是有用的（表 2.2）。下文描述了三个气道区域（胸外气道、气管支气管气道和肺或薄壁组织气道）暴露于空气污染物中的特征：组织结构、损伤模式和疾病状态。

1. 胸外（头）气道

鼻和鼻咽开始于前鼻孔（鼻孔），并包括呼吸道直至喉部水平。鼻腔的横截面大致呈三角形，包含鼻中隔软骨和鼻甲，形成狭窄的空气流通的通道。鼻子的前部细胞排列与身体皮肤细胞没什么不同，其他部分衬有纤毛或嗅上皮。鼻咽最常见的疾病状态——鼻炎，具有炎症反应特征，可能出现鼻膜肿胀、分泌增加或过度干燥。鼻炎包括普通感冒，与病毒、细菌或真菌的感染有关。鼻炎也可以因过敏原和刺激性气体如氯气或福尔马林蒸气或长期暴露于各种粉尘产生。鼻炎常引发良性生长或息肉。鼻咽部可产生的其他反应包括溃疡和癌症，这些症状可由一些气体或颗粒引起（Barrow，1986）。

口腔和喉部区域包含口腔、咽部和喉部。刺激和感染可发生在鼻腔、口腔、咽部和喉部。Doty 等（2004）发表了一篇介绍大量上呼吸道刺激评估的综述，包括解剖学、生理学和心理生理学（与嗅觉和其他感觉有关）。鼻腔疾病和评估方法也包含在鼻腔毒理学中（Barrow，1986）。

2. 气管支气管气道

人的气管支气管区域从喉部下方开始，包括气管和 16～20 代纤毛覆盖的支气管气道，直至并包括终末细支气管。散布在纤毛细胞中的是分泌保护性黏液的杯状细胞和黏液腺，控制气道口径的肌束也存在于整个支气管树中。

气管支气管区域对吸入材料的反应包括肌肉收缩、黏液分泌过多、支气管壁肿胀或水肿、感染和癌症。吸入的各种物质可以在哮喘患者和正常人中诱发强烈的支气管收缩。最有效的通常是有机材料，它们首先产生免疫致敏状态，然后诱发过敏反应。代表性的致病因子包括灰尘、花粉、霉菌孢子、动物皮屑、某些化学物质和谷物粉尘。二氧化硫、氨、卷烟烟雾、硫酸雾、一些硫酸盐及所谓的"惰性粉尘"可直接刺激非致敏受试者的支气管产生收缩（Bates，1989；Rom，1992；Brooks et al.，1995；Gehr and Heyder，2000；Salem and Katz，2006；Donaldson and Borm，2007）。

支气管炎伴有炎症和黏液分泌过多，可能（也许不能）通过许多药物引起咳嗽而有效地去除。通常病毒或支原体及较少见的细菌是致病因素，常见的空气污染物可能起着增强作用。在足够浓度下，二氧化硫、氯气和二氧化氮会导致支气管炎发生。在健康的人中，支气管炎通常不是致命的，咳嗽和抗生素治疗通常可以使其完全康复。一种严重的（通常是致命的）闭塞性细支气管炎（silo-fillers 疾病），会向瘢痕组织结节完全阻塞支气管的状态进展。最常见的诱发因素包括从硝酸泄漏中吸入二氧化氮、暴露于燃烧硝化纤维素，或在竖井中工作。该疾病的症状包括呼吸短促、持续不断的咳嗽和紫绀（组织氧合不良）。

人类呼吸道最常见的肿瘤是支气管（通常是鳞状）癌，源自衬于气管支气管树的细胞。通常发生在中央支气管包括主干（肺叶）支气管及其最大的分支中，并且在增大时完全阻塞支气管，导致由患病气道供应的组织塌陷和感染。尽管从单次暴露或开始长期暴露于致病因子到疾病发展可能经过 20 年时间，但一旦确定，支气管癌就会广泛扩散并可能产生转移，即全身生长。主要的致病因素是烟草烟雾，但石棉、镍、铬、砷、铍、煤焦油、放射性粒子、氯乙烯和聚氨酯在空气中滞留时，似乎也会在人类和实验动物中导致这种疾病（Crofton and Douglas，1975；Laskin et al.，1976；Witschi and Last，2003）。刺激物在鳞状细胞癌生成过程中可能作为辅助因子起作用。

一种较不常见的人类支气管肿瘤——支气管腺瘤和恶性腺瘤，来源于支气管的腺体，而不是中央支气管本身的上皮细胞，致病因素不如支气管癌明确。还有一些罕见形式的支气管肿瘤，包括脂肪瘤、乳头状瘤、囊腺瘤和黑色素瘤，这些可能不是由常见的空气污染物直接引起的。Hahn（1999）描述了致癌物的慢性吸入生物测定法。

3. 肺（气体交换）气道

肺或薄壁组织区域是肺的功能性气体交换位点。它包括呼吸性细支气管、肺泡管（壁完全由肺泡组成的导管）和肺泡囊（即终止肺泡管）。该区域的基本单位——肺泡，是一个薄壁的多面体囊，一面朝向空气，内壁被肺上皮细胞覆盖。密集的毛细血管网络紧密围绕着肺泡，在空气和血液之间发生氧气和二氧化碳的交换。人体内的肺泡直径为 150～300 μm，远大于暴露在肺部深处的吸入颗粒。除了肺泡上皮（Ⅰ型）细胞外，还存在肺泡巨噬细胞（吞噬和消化异物的移动细胞）和肺泡间隔（Ⅱ型）细胞（可分泌表面活性剂）。肺泡内衬一层薄薄的表面活性剂，可防止其塌陷并有助于体液平衡。

由吸入物质产生的薄壁组织区域的反应包括炎症、水肿（液体积聚）、纤维化和癌症。尘肺病是指由尘埃引起的实质性疾病，最好的定义大概是肺的自我清洁机制的失效导致特定病理反应的发展，这取决于沉积和保留的材料的类型。许多种材料会产生实质性疾病（Bates，1989；Lippmann，1992；Witschi and Last，2003）。

不易溶于水的气体通常在上呼吸道中不能被很好地吸收，因此暴露于肺部深处。臭氧（三原子氧）是光化学空气污染的一个组成部分，是不溶于水而通过气管支气管区域后在肺实质中产生损伤的例子。在浓度接近 1 ppm 时，臭氧具有许多作用，包括杀死肺泡上皮细胞和破坏肺泡毛细血管内皮，造成出血和水肿，即空泡和间质组织被血液和/或血浆超滤液填充。即使浓度低于 1 ppm，臭氧亦破坏纤毛，干扰吞噬细胞灭活微生物的能力，产生伴肺泡壁增厚水肿，并引起各种生化和呼吸模式的改变（Costa，2003）。这种损伤模式表明了薄肺泡上皮细胞和紧密相邻的毛细血管内皮细胞的脆弱性。

肺部区域的组织破坏后的炎性变化，由高刺激性气体包括氨、氯和光气产生。吸入这些气体可导致急性肺水肿，这种情况可能会消退，或者在严重暴露之后进一步发展为肺深部纤维化。吸入各种粉尘也会引起类似的反应，包括镉、四氧化锇、铝土矿烟雾、铍，和各种有机材料，包括来自干草、甘蔗、锯末、树皮和奶酪等的霉菌。在许多有机粉尘疾病中，过敏反应显然在肺部反应中起作用，这被称为外源性过敏性肺泡炎。在这样的反应中，由重复暴露后出现的抗体引起的过敏反应，参与形成损伤肺细胞的生化产物（Crofton and Douglas，1975；Bates，1989）。

6.3.2　形态评估

呼吸系统由大量不同组织组成,因此必须采用精细的取样技术进行形态学（结构）研究。Dungworth 等（1976，1995）和 Dungworth（1994）的综述讨论了执行适当的尸检和呼吸道组织取样的问题。这种检查始于在固定之前对组织进行关键处的粗略观察以用于随后的显微镜评估。通常，在深度麻醉后，暴露的动物通过放血（出血）被杀死，小心地打开其胸部以防止刺伤肺部。取出肺及气管并且寻找异常情况，如水肿、黏连到内脏（胸壁）或胸膜表面、出血、瘢痕和可能的肿瘤结节。上部气管应被打开并对其内部进行类似检查，但应保存足够的未受干扰的气管，以便随后与固定灌注系统连接。Dungworth 等的下一步，包括捆扎主要血管，解剖它们和心脏，并称重肺部。该重量可用于量化可能的水肿或出血。

可以打开鼻腔、咽部和喉部，仔细检查，取样固定并进一步准备将其用于随后的显微镜检查。在检查的这个阶段，需记录炎症部位、肿瘤或结节的位置和特征，以及其他异常情况。

组织（包括完整肺）的固定（保存）应在嵌入、切片、安装、染色和显微镜检查之前进行。后面的准备步骤是组织学的器械设备的一部分，并且过于专业化，无法在此完全涵盖。可以请教 Rasmussen（1997），以便更好地了解这些技术。必须正确地固定肺部，以便提供异常的最大可检测性，并允许对显微镜下观察到的任何异常进行定量。固定物包括下固定不足、均匀和不均匀的收缩，以及沉淀物的形成。可以考虑的各种肺的固定方法包括：空气干燥、冷冻干燥、冻结替代、福尔马林蒸气膨胀、气管内灌输甲醛、戊二醛或其他溶液和血管输注固定液。尽管每种技术都存在伪影，但是一些技术具有均匀且可再现的伪像，这允许准确校正随后的形态测量数据。通常对于定性病理检查，这种校正不是必需的。

气管内灌输固定剂，如 10%中性缓冲甲醛，通常用于固定肺部以进行形态学分析。该方法将作为适用于定量研究的实例。更快速的固定剂（如戊二醛）可导致过快的固定，导致器官大大皱缩。Hayatdavoudi 等（1980）比较了各种方案下使用戊二醛或甲醛溶液进行气管内固定后的最终肺容量，他们的一些发现值得注意。在 20 cm 的静水压力下滴注甲醛（10%福尔马林,pH 7.4,使用磷酸钾缓冲液），固定剂充足的大鼠肺部固定，由 72 h 后组织反弹后的损失所定义。增加固定剂的静水压力落差不会导致固定肺的体积显著增加。在 20 cm 压力下固定 72 h 后的固定肺容量是总肺容量的 83%。因此，良好的膨胀是可能实现的，甚至比在活体动物的最终吸气时发生的膨胀更大。

出于对形态学研究的目的，固定肺的膨胀程度必须可重复控制。另外，固定压力不应低到允许气道关闭时的压力，也不能高到产生过度膨胀。McClure 等

（1982）描述的装置已经通过气管灌输固定剂用于肺的恒压固定。如图 6.1 所示，该装置有 3 个固定剂储液器。顶部储液器作为中间储液器的固定剂源，中间储液器通过浮子调节的入口，在肺部上方保持恒定压力差。肺在底部储液器中，底部储液器收集渗透到肺外部的固定剂。液位驱动泵和过滤系统，将固定剂从底部储液器泵回到上部储液器。诸如此类的装置应该在通风罩内使用，以防止实验室人员暴露于固定剂的蒸气中。

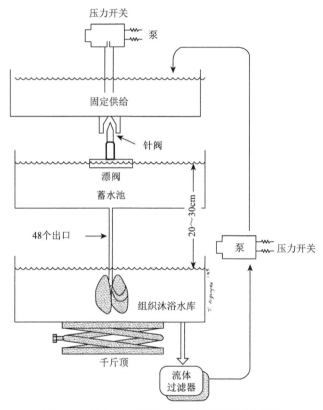

图 6.1　适用于同时固定多个肺的灌输固定装置

资料来源：根据 McClure 等（1982）重绘

　　有两个因素使得固定肺的取样更复杂。首先，肺是一种异质器官，随着其内部深度不同，结构变化很大。其次，对吸入物质产生的许多形态反应在肺内呈斑点分布。这两个因素导致需要获得较多的分散式样本进行详细研究，以及需要获得大断面进行检查。

　　气管应在几个位置采样，包括上部和下部区域及前壁和后壁的部分，这些部分在结构上是不同的。当有颗粒吸入时，应对气管（隆突）的主要分叉进行取样，因为该区域可能是大量沉积的部位。支气管可以纵向切片，但要注意肺叶的定位，这可以提供这些气道的多层次水平视图。

除非其他类型的研究（如生物化学）需要整个肺叶（右或左），否则组织学样品应该从两肺叶的实质获得。采样应包括几个位置，近端（靠近叶片起点）、中间和远端（靠近叶片的尖端或边缘）。

除了对固定的染色切片进行显微镜评估外，还有许多其他技术可用于检查形态学损伤：①组织化学和细胞化学，其中特殊的染色用于标记酶、细胞内成分，以及各种组织和生化物质；②放射自显影用于追踪细胞转化，包括复制、分化和死亡，以及代谢途径；③冷冻断裂方法，用于获取透射和扫描显微镜样品；④示踪方法，如使用滴注或注射辣根过氧化物酶、血红蛋白或铁蛋白，可用来观察血管或上皮通透性。

Dungworth 等（1976，1995）和 Rasmussen（1997）简明地讨论过上文中引用的技术，这些形态学技术通常是对吸入材料进行全面评估的重要组成部分。因此，对具有形态学技术方面经验和训练的人的投入和合作是有用的。

6.4　形　态　计　量

通过 Weibel 及其同事的出版物（1963a，1963b，2007），可轻易获得肺的定量解剖学测量技术（形态计量法）。这些方法旨在使结构与功能相关联，包括组织的制备、取样及肺气道和组织形态计量法的理论和实践环节。

在部分固定肺上测定的形态计量值提供了定量的、统计上可测的参数，可用于记录肺损伤或将结构的变化与肺功能的变化联系起来。形态测量技术通常多样化，并且包含全面的详细说明。无论如何，估计肺表面积使用的平均线性截距法，将作为一个例子进行概述（Levine 等描述了一种自动化方法，1970）。

将已知长度 L（如 1 mm）的线随机放置在肺切片上，并记录接触该线的肺泡隔膜 M 的数量。该过程重复 N 次，并且平均线性截距 L_M 由下式计算：

$$L_{\mathrm{M}} = \frac{N \cdot L}{\Sigma M_i}, \quad i = 1 \sim N \tag{6.1}$$

如果 N 足够大，并且是在整个肺部的随机位置进行测量，那么使用以下等式计算内部肺泡表面积 S：

$$S = \frac{4 \cdot V_{\mathrm{L}}}{L_{\mathrm{M}}} \tag{6.2}$$

式中，V_L 为肺泡部分的膨胀体积。在实践中，用于计算肺泡的"线"由两个彼此垂直的线段（图 6.2）交叉组成。这消除了由在切割期间发生的组织尺寸变形引起的偏差。

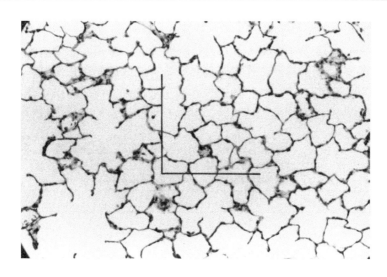

图 6.2 叠加在肺组织切片上的标准长度线，用于平均线性截距的形态测量

肺的肺泡体积 V_L 的测定可以在新鲜的或固定的器官上进行。如果使用固定肺，可能需要对收缩进行校正。如 Scherle（1970）所述，总肺容量可以通过其在完全浸没时排出的液体量来确定，或者通过测量浸没肺中的浮力来确定。根据Weibel（1963a，1963b）的叙述，人肺总容量乘以 0.9 即肺泡体积。

在对实验动物进行形态测量时，应该使用匹配良好的对照，如同窝动物。对照肺应该与暴露的样本同时进行固定、切片和测量，并且在所有步骤中，应该在不知情的情况下进行手动操作，即不知道对样本进行了哪种处理。

如果操作得当，形态测量可以成为吸入毒理学家可用的最精确和最敏感的工具之一。可通过形态测量法测量的其他参数包括肺泡壁厚度、毛细血管直径、肺泡数量，也包括管状气道的体积、大小和数量（Haefeli-Bleuer and Weibel，1988；Hyde et al.，1994，2007）。

6.5 肺 功 能

功能测试提供的信息通常与不良健康影响直接相关。肺的主要功能是气体交换。然而，呼吸道在许多方面都具有功能活性而不直接涉及气体交换（Heinemann and Fishman，1969；Gardner et al.，1977，1988；Parent et al.，1991；McClellan and Henderson，1995；Gardner，2006）。该器官的非呼吸功能包括免疫、代谢、排泄、感知和诱捕血栓。事实上，目前对肺功能的了解表明其还有许多新功能有待发现。

从吸入毒理学家的角度对肺功能进行测试的综述已经发表（Wilson et al.，

1976；Murphy，1994；Mauderly，1995；Frampton and Utell，1999；Rennard and Spurzen，2006）。这些综述涵盖了人类、未麻醉的大型实验动物及麻醉的大型和小型实验动物的肺功能检测。作者强调需要进行充分的暴露前测试，以便准确确定吸入暴露引起的变化。此外，还提供了肺功能测试的排序方法。在该方法中，首先进行相对快速且廉价的筛选试验，并且在这些试验的基础上进行更精细的确认试验。肺功能测试举例列于表 6.1。

表 6.1　用于吸入研究的肺功能测试

类别	检测项	生理学解释	限制
通气交换	呼吸率	呼吸频率	很少
	呼吸量	呼吸体积	很少
	分钟通气量	每分钟吸入或呼出体积	很少
静肺容量	肺活量总量	肺和胸部的弹性，肌肉力量	需要受试者最大努力或外部强制压力
	肺活量	肺和胸部的弹性，肌肉力量	同上
	剩余量	肺和胸部的弹性，肌肉力量	同上
	呼气储备量	呼气力，横膈膜位置	同上
	功能残余容量	肺和胸部的弹性	几乎没有
呼吸力学	吸气能力	吸气力，横膈膜位置	查看总肺容量
	静态肺和胸腔顺应性	呼吸系统的刚度	需要受试者合作，或麻醉加外强迫
	静态肺顺应性	准静态肺的刚度	同上
	静态胸腔顺应性	胸壁刚度	同上
	动态肺顺应性	特定频率的肺部刚度	通常需要受试者合作，或麻醉加外强迫
	充满盐水的切除肺的静态容积压力曲线	组织扩张性	泄漏和不均匀填充加切除的问题
	强制呼吸量测量，呼出体积与时间的关系	整体机械功能	通常需要受试者合作，或麻醉加外强迫
	最大呼气流量曲线	同上	同上
	最大吸气流量曲线	同上	同上
	肺和胸腔的流动阻力	总呼吸系统的变化	解释的特殊性有限
	总肺流动阻力	气道和肺组织的流动阻力	需要受试者合作，或麻醉加外强迫
	小气管流动阻力	有流动阻力的气管直径通常为2～3 mm 或更小	需要侵入步骤
	呼吸做功	移动肺部、胸壁做功	结果不确定，不能麻醉和呼吸肌麻痹

续表

类别	检测项	生理学解释	限制
吸气分配	封闭容量	关闭依赖的气管	需要受试者合作，或麻醉和强迫呼吸
	单次呼吸氮气洗出	通气分布	同上
	多次呼吸氮气如上所述洗出（或 ^{133}Xe）	同上	同上
	区域肺功能，^{133}Xe 技术	通气的区域分布	同上
肺循环	心血管压	检测血管系统的高血压或低血压	应在类似的条件和活动水平下研究动物
	心血管体积，流阻和做功	心血管性能	同上
	灌注分布	肺部血液的区域分布	仅在较大的动物中有用，需要放射性同位素
	在有氧呼吸期间右肺向左肺血管分流	心脏输出血液通过肺换气部位的百分比	需要在混合静脉血和肺泡空气中进行非常准确的 O_2 测量
	吸气和灌注的匹配	肺通气相对于灌注的区域分布	适用于较大的动物，使用放射性同位素
	组胺，纤维蛋白肽 B，缓激肽分析	血管活性药物浓度分析	需要手术上和分析上的技术
	通过各种方法，放射性同位素、湿/干重比和气体平衡来评估水肿	估计肺部血管外积液	各种方法需要牺牲动物，放射性同位素或间接评估
区域通气/灌注匹配	几种方法可用	肺亚单位通气和灌注的评价	各种方法需要动脉血和肺泡气体测量，放射性同位素，受试者合作或麻醉
扩散	几种方法可用	评估肺泡膜厚度和肺毛细血管状态	通常需要受试者合作或麻醉
血气	几种方法可用	总肺泡通气量	需要获得适当的血管

资料来源：摘自 Wilson 等（1976）。

除了表 6.1 中列出的那些测试之外，压力测试通常也很有用。在这样的测试中，实验动物或人类受试者可以通过跑步机（Mautz，2003）、轮子、自行车测力计或游泳被施加压力。其他压力测试包括自愿最大呼吸操作和通过增加的死腔呼吸，如开放管。

除了预暴露测量外，推荐使用假暴露的受试者，以评估处理、测量和暴露程序对肺功能的影响。由于兴奋、不活动、环境气味、噪声和其他因素，肺功能可能会发生变化。

因为大多数肺功能测试是非破坏性的，所以在实验动物与人类反应的相关性的比较研究中，其有着重要作用。基本上可以对所有哺乳动物进行功能测试，并且已经开发了大型、中型和小型实验动物的大量测试。Garner 等（1971）和 Mauderly

（1974a）的论文中给出了小马技术的例子，作者指出了无麻醉的小马的可管理性及它与人类的心肺相似性。

狗已被广泛用于肺功能研究。与小马一样，无麻醉的狗是可管理的并且适合各种功能测量（Dubin and Westcott, 1969; Mauderly, 1972, 1974b; Banchero et al., 1979; Haskins et al., 2005; Talavera et al., 2006）。狗吸入研究建立了一个关于正常值的宝贵数据库，以及各种各样的测试方法。

对于小型实验室动物，各种各样的肺功能技术已经成功地应用于小鼠、大鼠、仓鼠、豚鼠和兔子。使用这些动物的主要困难与它们的体型小和缺乏合作能力有关。这些动物具有相对较快的呼吸速率和较小的肺容量，这给常见测量系统增加了负担。几位研究人员已经对小动物在各种意识条件下进行了测量（Thomas and Morgan, 1970; Amdur et al., 1978a, 1978b; Costa et al., 1991; Mautz, 1997）。Likens 和 Mauderly（1979）对这些物种公布的呼吸测量值进行了简要回顾，总结了现有技术、测量类型和先前报道的正常值。Schaper（1993）回顾了 89 种化学物质对小鼠呼吸频率变化与职业空气浓度暴露限值之间的关系，观察到高相关性（$R^2 = 0.78$），验证了这一模型。

6.6　其他终点

6.6.1　肺防御

肺必须时刻保持活跃和有效的防御机制。这种防御机制包括呼吸模式的改变、黏液分泌、支气管收缩、咳嗽、异物吞噬、活体生物的杀死，以及通过黏膜纤毛作用物理清除沉积物质。这些防御机制中的每一种都能进行定量评估。下面简要讨论两个例子，即致病原的灭活和沉积材料的物理清除。

对暴露于空气污染物的动物对传染性生物的清除、杀灭或灭活的研究历史悠久（Green and Goldstein, 1966; Coffin et al., 1968; Gardner et al., 1977; Goldstein et al., 1978）。Goldstein 等（1978）研究了臭氧（2.5 ppm，5 h）对大鼠肺泡巨噬细胞吸入金黄色葡萄球菌失活能力的影响。在该研究中，24 只长期无呼吸道疾病的 Sprague Dawley 大鼠被雾化的金黄色葡萄球菌感染。8 只大鼠被立刻杀死并用于测定肺中的活细菌和测量肺巨噬细胞中的溶酶体（有消化细胞能力）酶。剩下的一半大鼠暴露在洁净的空气中，然后在暴露期后杀死暴露的大鼠，用于组织化学和组织学确定细菌的位置和活力，以及用于酶活性测定。将额外的 15 只对照大鼠暴露于金黄色葡萄球菌，但不暴露于臭氧，并且在感染后分别在 0 h、2 h 和 4 h 测量巨噬细胞摄取细菌的速率。在细菌吸入阶段，每只大鼠 20 min 可吸入超过 10^5

个细菌。对照动物的巨噬细胞吞噬的细菌比例随时间从 0 h 的约 35%增加至 2 h 和 4 h 的约 87%和 92%。在被杀死之前经历 5 h 清洁空气暴露的动物清除了约 70% 的来自肺部的沉积细菌。相比之下，暴露于臭氧的动物表现出负清除（细菌增殖），其被杀死时存在的细菌数量是最初沉积数量的两倍多。此外，暴露于臭氧的动物巨噬细胞吞噬的细菌比例显著低于暴露于清洁空气的动物。臭氧暴露也与巨噬细胞中遏制细菌微菌落的酶活性的缺失有关。没有摄入细菌的巨噬细胞中酶活性没有降低。因此，酶损伤与无法杀死吸入细菌有关，并且臭氧暴露导致这种酶损伤。最近，Gilmour 等（1993）回顾了臭氧抑制细菌防御的机制，强调了臭氧对肺泡巨噬细胞的影响。Cohen（2006）回顾了相关主题，即肺免疫毒理学。

　　另一种类型的研究，是在对照和污染物暴露的受试者中比较吸入的惰性示踪剂颗粒的物理清除率，一些研究者已经进行了该类研究。作为此类研究的一个例子，Kenoyer 等（1981）研究了臭氧暴露对大鼠吸入的放射性标记示踪粒子的早期和晚期清除率的影响。在暴露于洁净空气或臭氧之前，将 30 只大鼠仅鼻部暴露于放射性标记的单分散聚苯乙烯胶乳微球的气溶胶中 20 min。室暴露 4 h 后，每 2 天收集粪便，并在体内对胸部区域进行伽马射线计数，长达 17 天。分析粪便放射性排泄曲线以确定早期清除期的半衰期。分析胸部活动数据以确定 2 天后剩余材料的清除率。臭氧被发现在暴露于 0.8 ppm 或更高水平 4 h 后延迟短期清除，并在相同的暴露水平下加速长期清除。据推测，纤毛的失活导致早期颗粒清除受损，并且巨噬细胞的流入可能在第 2 天和第 17 天之间产生物质的加速清除。在 30 天后杀死小鼠，暴露于臭氧的动物的肺部放射性标记比对照动物少。这种定量示踪粒子清除的研究提供了清除肺部颗粒物质的防御机制（Albert et al.，1974；Schlesinger et al.，1979，1997；Newton，1995）。

6.6.2　肺发育

　　出生和空气呼吸转变与哺乳动物呼吸系统的主要生理和解剖学变化有关，但肺的继续分化和发展中的后续事件对正常肺功能同样重要。在许多哺乳动物物种（包括人、狗、大鼠、小鼠、猫和兔）中，出生后肺部发育的模式似乎很相似。尽管大多数研究者得出结论，出生时便存在完整数量的管状气道，但在出生后早期成熟期间肺泡数量通常会显著增加。第 2 章回顾了肺部发育。

　　由环境、疾病或毒性因素引起的可能干扰肺泡发育顺序的问题已经解决了（Emery，1970；Thurlbeck，1975，1977；Burri and Weibel，1977；Reid，1977；Harding et al.，2004）。总之，全部肺泡的发育可能受到感染、先天性膈疝、儿童期发病的脊柱后凸和高氧症的干扰。关于常见的空气污染物对出生后肺部发育的潜在影响的研究很少。Bartlett 等（1974）将形态测量技术应用于 3～4 周龄大鼠的肺部，该大鼠连续暴露于 0.2 ppm 臭氧 30 天。尽管暴露的动物的肺扩张性比对照组显著增加，但肺重量、肺泡数和组织学外观没有显著改变。Freeman 等（1972）报道，刚出生 1 个月的大鼠终身持续暴露于 10～20 ppm NO_2，导致肺泡和肺泡表面缺失，需要更大量的固定剂以将暴露于 NO_2 的肺填充至 25 cm 的压力。然而，由这种气体直接破坏已形成的肺泡组织的效果掩盖了其对肺泡发育顺序的任何潜在干扰。Phalen 等（1986）将 6 周龄 Beagle 犬暴露于清洁空气、1 ppm 或 2 ppm 臭氧，每天 4 h，持续 5 天。每组暴露的 7 只动物在 12 周龄时被安乐死以进行形态测定分析。在 1 ppm 臭氧组中观察到肺泡平均线性截距的小幅增加，这么小的效应不太可能有任何生理意义。

　　空气中的氧化剂（如臭氧和 NO_2）对末端细支气管和肺泡管之间及肺泡间隔的过渡区有显著影响。出于这个原因，应该更密切地检查这类气体对出生后肺发育的潜在干扰。例如，臭氧对末端气管区域的影响的文献很多。Zitnik 等（1978）的一项研究说明了这种气体的较低含量的影响。将小鼠连续暴露于 0.5 ppm 臭氧达 35 天，在 7 天内暴露牺牲组中，在其细支气管上皮细胞中观察到微小的变化，但是"肺泡管的近端肺泡含有肺泡巨噬细胞的积聚，并且通过单核细胞的积累使肺泡间隔变形增厚……"很明显，臭氧对肺部的损害包含了与幼小哺乳动物中新肺泡发育区域相同的解剖区域。进一步研究吸入物质对肺泡发育的影响是有必要的。

6.3.3 行为

　　吸入材料可以通过多种方式影响行为，避免暴露是最明显的保护性反应。实验室和室外环境中的空气污染物研究表明，人类中的行为改变包括侵略性增加或减少（Rotton et al., 1979）、人际吸引力的改变（Rotton et al., 1978），以及某些任务的表现缺陷（Evans and Jacobs, 1981）。改变任务绩效的机制包括对注意力、协调性、记忆力、解决问题和体力劳动能力的影响。

　　用于研究吸入毒理学行为的定量方法来自行为药理学领域，后者涉及药物的动作行为的研究。毒理学和药理学之间的主要区别在于前者注重伤害而不是益处。有关行为药理学原理的早期参考，请参阅 Thompson 和 Schuster（1968）。表 6.2 显示了生理学和行为药理学研究之间的关系。生理学领域和行为学领域的实验原则是相同的。如果用测试空气污染物取代这个实例中的测试药物，则应用于吸入毒理学研究是显而易见的。行为研究的一个关键特征是在记录反应时应使用定量方法，抵制仅使用定性描述行为的诱惑。

表 6.2 生理学和行为药理学中使用的研究程序的比较

实验阶段	生理实验:试验药物对收缩压的影响	行为实验:药物对杠杆按压的影响
准备主题	麻醉 手术放置颈动脉导管	食物匮乏 调节杠杆按压活动
建立对照基线	在实验条件下评估血压的稳定性	加固方案下杠杆压紧率稳定性评估
溶剂(药物载体)控制测试	评估药物溶剂对血压的影响	评估药物溶剂对杠杆按压速率的影响
每公斤体重 x mg 药物的效果	测量血压变化的程度和持续时间	测量水平压力变化的程度和持续时间
重建对照基线	观察血压恢复到对照水平	观察杠杆按压使其恢复到对照水平

资料来源:改编自 Thompson 和 Schuster(1968)。

人类行为研究的另一种方法来自人类表现领域。一个研讨会的会议记录(Folinsbee et al.,1978)包含了几篇关于热应激、空气污染、工作生理学、冷应激和高度等主题的论文。这些研究中使用的结果测量包括跑步表现、耐力、工作能力、体温调节、适应性、心率、氧气消耗等。阐明适应压力的机制是人类表现研究的一个主要推动力,在毒理学中也很有用。

Stinson 和 Loosli(1979)提供了行为动物吸入研究的一个例子。在这项研究中,年轻的成年人和无特定病原体的小鼠,在个人运动轮装置的笼子里自由活动。一个转数计,每天读数 2 次,记录每个动物轮子的任一方向的转数。使用过滤空气使动物适应运动轮笼子 2 周。然后将一半(20 只)适应环境的动物转移到另一个含有空气污染物的暴露室中,暴露 2 周。暴露之后,两组交换腔室再暴露 2 周。最后,将暴露室中的第二组放入过滤空气室中 2 周。以下午 5 点和上午 8 点之间(黑暗时期高活动性)计算的车轮转数进行分析。每只小鼠的每日转数除以驯化最后一周的平均每日计数,称为"活动指数"。暴露于 0.3 ppm 臭氧、1 ppm NO_2、2 ppm SO_2 的数据,以及所有 3 种组合都显示在第 7 章中的图 7.5。在所有研究的气氛中,初始的活动性都下降,然后在污染物暴露期间部分或完全恢复到暴露前水平。该行为研究包含了定量和用于研究吸入材料组合的有用设计。

Weiss 和 Rahill(1995)回顾了适用于吸入研究的行为测量。在动物中进行的一系列复杂的行为测试包括减少努力程度、对刺激的反应、记忆修改、复杂的任务表现、反应时间和协调性。每项测试都有机械解释,可以揭示受影响的器官系统。目前行为研究虽然不像生理学或解剖学研究那样受欢迎,但其在制定环境和工作场所空气标准方面可能变得越来越重要。

6.6.4 生物化学

1. 正常肺部生化

认识到肺是重要的代谢而不是简单的用于气体交换的器官是一项重要的科学

进步。除了心脏，肺是最丰富的灌注器官。肺的代谢功能包括底物利用、表面活性剂合成、异生物质（外来物质）代谢和内源物质（内部产生）代谢。肺中的特定细胞类型不同程度地参与完成这些功能，并且每种细胞类型提供用于吸入研究的各种潜在的定量终点。为给定研究选择的终点取决于研究材料的可疑行为中哪个是合适的。

关于哺乳动物肺的正常生化功能的综述已经发表（Dahl，1995；Fisher，1995；Bogdanffy and Keller，1999）。《肺功能的生物化学基础》（Crystal，1976）包含了几个关于肺部生化主题的章节。另外两本书籍（Parent，1991；Harding et al.，2004）涵盖了肺部生物化学、发育和衰老过程中的许多方面，以及比较哺乳动物的主题。测量肺生化指标的变化是许多吸入研究的一个重要方面。

底物利用是指肺或任何组织根据其自身需要来进行的物质代谢。葡萄糖似乎是肺部用于其能量需求的主要可氧化底物。根据 Fisher（1976）的研究，肺部使用的大约一半的葡萄糖碳原子被转化为乳酸和丙酮酸，大约 1/4 被氧化成二氧化碳，其余大部分并入各种组织成分，包括蛋白质、核酸、多糖和脂质。源自底物代谢的能量有助于肺的几种功能，包括维持支气管纤毛运动、吞噬细胞活性、腺体分泌、支气管肌肉收缩、表面活性物质的分泌和各种细胞群的复制。在没有活性氧化代谢的情况下，所有这些功能都会受损。

表面活性剂代谢是肺的重要功能。表面活性物质的形成和分泌被认为是肺泡Ⅱ型细胞的重要合成活动。表面活性剂是一种内衬脂蛋白材料，降低了肺泡的表面张力，可抵抗表面张力和弹性力存在下导致的塌陷（Pattle，1965）。肺表面活性物质的缺乏与新生儿的重要疾病状态，即呼吸窘迫综合征（透明膜病）有关。根据 Stewart 等（1979）的研究，对表面活性剂代谢的破坏是许多毒物的相对非特异的和敏感的反应。

肺是通过气道或血液循环将进入的外来物质进行转化和解毒的主要器官。这种异生物质代谢的途径包括由细胞色素 P450 连接反应的羟基化（氧从一个分子转移到另一个分子）（Dahl，1995；Bogdanffy and Keller，1999）。

肺合成并转化各种激素和其他深度影响体内平衡的媒介物质。肺迅速地清除循环血液中的血清素和去甲肾上腺素（其作为神经递质和血管收缩剂）。类似地，肺可将血管紧张素Ⅰ转化为血管紧张素Ⅱ，导致能够增加血压的有效血管收缩性化合物的产生。同时，缓激肽的裂解导致该多肽的强力血管舒张和支气管收缩活性的丧失。肺也是前列腺素合成、储存和释放的重要部位。除了对身体几乎每个器官系统都具有调节作用之外，前列腺素使肺部血管产生强烈的收缩和扩张（Hyman et al.，1979）。

2. 肺灌洗

灌洗即用生理盐水冲洗肺内部，是一种获取肺液和游离细胞的方法。Henderson（2005）描述了使用肺灌洗检测肺损伤的技术。肺液和回收细胞的分析可用于检测早期炎症和其他肺部反应。

在对狗体内浓缩环境颗粒的研究中可以看到灌洗的价值（Clarke et al., 2000）。使用配对的狗在室内进行暴露，每天 6 h，持续 3 天。在灌洗液中测量细胞数量和蛋白质水平，以及血液样品中的测量值。虽然空气污染物的影响是微妙的，但作者注意到了灌洗液中巨噬细胞和中性粒细胞的增加，以及几种循环细胞数量的变化。

3. 排毒、激活

因为肺具有代谢活性，所以其对疾病、损伤或其他伤害的生化反应是不同的。大多数关于肺对吸入污染物的生化反应的论文都关注单个污染物的直接影响。肺在吸入毒理学中具有两个重要的生物化学作用：解毒和激活。

例如，脂溶性毒物的解毒机制涉及附着极性反应性化学基团，然后与体内制造的另一种化学物质结合形成能有效排泄的水溶性结合产物（Dauterman，1980）。同时，根据 Dauterman 的说法，通常产生水溶性较低、毒性较低的化合物的甲基化（加成甲基）等反应也可归类为解毒反应。

吸入材料的生化转化也可产生毒性增强的形式。Boyd（1982）对肺毒物代谢活化的综述描述了肺损伤的三种原型机制，包括外来血源性物质的代谢活化。机制Ⅰ涉及将"惰性"物质在原位（肺中）激活成肺毒物。机制Ⅱ涉及激活肝脏中潜在的毒物，然后通过血液运输到肺部，造成组织损伤。在机理Ⅲ中，初始化合物被交替循环氧化并还原，导致重要能量储存的耗尽和/或活性含氧化合物的形成。在第三种机制中，能量储存的损失和活性分子的形成都可导致肺损伤。据推测，肺组织中升高的氧水平增强了机制Ⅲ的损伤可能性。这种原型机制提供了一种有用的框架，可以用来研究特定的毒物。

关于空气污染物（如臭氧、二氧化氮和硫酸颗粒）的生物化学方面的工作，已经引起了关于它们对整个动物产生不利影响的可能机制的重要见解。Coffin 和 Stokinger（1977）回顾了臭氧毒性的假定生化机制。这些机制包括：①非特异性组织损伤引起的组胺释放；②重要的含巯基化合物的氧化；③多不饱和细胞膜脂质的氧化；④活性自由基的形成；⑤形成具有神经化学活性的化合物。这些不同机制对整个动物损伤的相对重要性尚不清楚。然而，这些机制可能在特定情况下与保护免受伤害（如抗氧化剂、抗组胺药和自由基清除剂等药剂）、防止肺水肿的产生，甚至反复接触时产生耐受性（通过诱导增加保护性生化物质的水平）有关。

可以给出暴露于吸入材料后发生特定生物化学事件的几个其他实例。然而，本节的要点可以现在制定。生化研究的主要重要性在于它们有可能识别吸入毒性中生物学上重要现象的基础机制。了解生化事件对于实验室模型的选择和验证也是必不可少的。此外，生化知识通常是损伤、疾病的预防和治疗所依据的基础的一部分。

6.6.5　肺外反应

尽管吸入毒理学家主要关注呼吸道损伤，但肺部是吸入物全身分布的中心的事实不容忽视。特殊吸入毒理学包含吸入物相关的所有不良反应。体内的每个器官和组织，包括胚胎和胎儿都会受到吸入物的影响。对于快速溶解的物质，吸入可以取代静脉注射，但血液凝固、感染和直接血管损伤的风险较小。即使缓慢溶解的吸入物也可进入血液、淋巴系统和/或胃肠道，并实现广泛分布。吸入的气溶胶和气体可能产生的肺外效应是巨大的。详情请浏览《医学生理学综述》（Ganong，1999）。Viau 和 Robinson（2006）回顾了吸入药物的生殖毒性测试。在这些研究中，啮齿动物、兔子和狗通常仅在鼻部或室内暴露。使用的终点包括：生育能力（大鼠至少使用 30 个终点）；早期胚胎发育；产前和产后健康，畸形；儿科措施（狗）。尽管药物开发所需的这些研究是昂贵的，但不执行它们的潜在成本可能更高。

专题期刊《吸入毒理学》（第 16 卷，第 6~7 期，2004 年）包含 16 篇关于"吸入颗粒物质的非肺部影响"的同行评审论文。Cong 等（2004）研究了暴露于浓缩空气污染物的哮喘患者和正常人的心率变异性，Urch 等（2004）研究了暴露于这些污染物的受试者的动脉血管收缩。Vedal 等（2004）研究了暴露于天然空气污染物环境下的患者的心律失常。Oberdorster 等（2004）研究了吸入的超细碳颗粒向大鼠大脑的转运。这些仅是专题期刊中的外部研究论文的例子，这种研究处于吸入毒理学的前沿。

6.7　对　　照

对照通常有两种类型：未处理（程序控制）；或用具有已知效果的材料处理（阳性对照）。未经处理的，即假暴露的受试者是必要的，以确定暴露方案产生的变化程度。对照组受试者应与处理组匹配。对于实验动物，这意味着它们应该来自单个群体，并且除了施用测试材料之外，都采用相同的处理方式来作为实验组。这里，"相同处理"意味着相同的住处、处理、设备放置、评估、麻醉，甚至在某些情况下施用"惰性"替代品研究材料。因此，过程控制应该经过所有的实验步骤，并且没有实际接触研究的材料。理想情况下，处理动物或对其进行测量的人员不知道动物是对照组还是实验组。

在一些情况下，对照选自单独一批动物或在居住区域（笼控制）而不是放入暴露装置中。在这种情况下，研究者存在研究结果不被接受的风险，特别是当处理效果与正常变异相比较小时。因此，不建议使用笼控制。

阳性对照，即暴露于具有已知记录效应的材料的受试者，通常需要初步验证实验步骤。一旦通过阳性对照证明了实验方法能够可靠地检测所要的反应，这种对照仅是偶尔必需的。阳性对照也可用于比较已知毒物与未知或以前未研究的毒物，这种阳性对照可以很好地揭示研究材料的相对毒性。

对照实验的质量是研究者技能的一种衡量标准，也是同行评审资助申请和科学论文需要考虑的一个因素。

6.8　终 点 组 合

应尽可能在毒性研究中使用多个端点。原因是使用单一端点可能得出材料潜在危害的不正确结论。例如，给定浓度和暴露持续时间的材料，可能对肺功能没有产生可测量的影响，但仍然损害重要功能，如防御感染。研究者描述"无效水平"（即阈值剂量）的情况并不少见，因为这一结论并不一定适用于未研究的效应。研究人员可能会理解此类报告，但其他人可能会被误导。

在毒理学研究中选择终点是需要合理判断和经验的。对于吸入物，预先了解呼吸系统内的沉积区域对选择终点具有重要价值。相对水溶性的气体如二氧化硫预计会在上呼吸道、鼻腔、口腔和气管内被大量吸收。因此，可能仅对这种气体吸入有反应的终点包括：①上呼吸道细胞形态、复制率或种群动力学；②黏液产生率；③上气道示踪剂颗粒清除率；④对上呼吸道感染的易感性；⑤呼吸模式的反射变化；⑥支气管哮喘；⑦回避行为。同时，单独接触二氧化硫不太可能改变以下因素：①肺泡细胞形态、复制率或群体动力学；②肺深部清除率；③对下呼吸道感染的易感性。上述例子并不意味着毒理学家不应该测试意外事件。然而，如果一个人的资金有限，或者需要一个响应性终点（例如，在研究辅助因子对主要药物毒性的影响时），则可以接受一组可靠、合适的终点。

当在吸入研究中使用先前未研究的材料或组合时，可能希望考虑平衡的终点组合。"平衡"是指涵盖几个重要现象的终点的组合。未能追求一套平衡的终点会无意中增加遗漏重要反应的可能性。毒性测试平衡方法的及时实例与最近的纳米材料革命有关。纳米材料是具有一个或多个小尺寸（<100 nm）的纳米材料，并且在医学、牙科、工程、化学、物理学、运输、娱乐和消费产品中具有重要应用。欧洲化学品生态毒理学和毒理学中心（ECETOC）于 2005 年举办了一次研讨会，

以考虑测试策略来评估纳米材料的安全性（Warheit et al.，2007）。除了认识到需要改进纳米材料的特性外，还建议进行几项安全测试。测试包括：①确定适当的剂量指标（大小、形状、溶出特性、表面积等）；②细胞摄取；③炎症；④细胞毒性；⑤组织病理学；⑥肺外效应；⑦呼吸道的沉积模式；⑧皮肤渗透；⑨易感亚群。在最近的一篇综述中，Stern 和 McNeil（2008）回顾了纳米技术相关材料的研究。作者引用了 160 多篇参考文献，强调了表面特性的重要性，以及一些纳米材料潜在的显著肺毒性。这看起来需要一种"材料特异性"方法来评估新兴纳米材料。使用现实的暴露场景来评估有前景的新材料的潜在不利影响，是一项重要且具有挑战性的工作（Tsuji et al.，2006）。关于管理纳米技术的法律思考，参见 Lin（2007）。

第7章 实 验 设 计

7.1 引 言

首席研究者及其选择的同事主要负责科学实验的设计。该任务是科学调查的关键要素之一，需要适当的培训、经验和洞察力。主要研究者还负责研究的正确进行、数据评估和结果的传播。已发表的研究将增加或减损研究者科学家的地位。设计科学研究时没有硬性规定，一个好的设计可能会支持或反驳一个假设，或产生新的见解。实验要做到这一点，可以利用或忽略多种技术，包括统计分析、匹配对照、定量、重复等。设计的好坏取决于成果的质量，以及它对有用知识的贡献程度。

在接下来的部分中，将介绍一些实验设计的基本元素，包括统计学考虑因素、急性研究、剂量反应数据、重复暴露、慢性研究、致癌作用研究、诱变和畸变发生及含有多种成分的气氛研究。

7.2 基本统计方面因素

7.2.1 两种统计类型

在我们的语境中，统计指的是科学使用计算技术获得新见解或在存在不确定性时作出决策。存在两大类统计："描述性"和"推论性"。描述统计用均值、模型、中位数、范围、标准偏差、直方图、图表等来概括信息。Blaise Pascal（1623—1662）对赌博策略相关的推论统计基于概率理论。参与吸入研究的科学家可能需要就某一给定的暴露是否产生效应（即假设检验）作出决定。在足够高的暴露水平下，这个决定通常很简单。同时，变化可能会掩盖暴露产生的变化，统计计算成为不可或缺的工具。

本章其余部分将讨论一个基本类型实验：一组暴露于测试材料，另一组不暴露于测试材料，并将两组进行比较。问题就变成：所收集的两组数据是否有所不同？一个重要的假设是，这些群体具有可比性，并且仅在暴露于测试材料时才有实质性差异。为了有效应用统计方法，这个假设必须是真实的。实际上，严格的可比性是不可能的：这些群体是分开的，因此不完全相同。即使比较单个对象暴露前后的数据也不能解决问题。暴露后，研究对象年龄变大，也有不同的历史。随机分配到两个房间中的受试者，一个具有清洁的空气，另一个具有受污染的空气，除了个体差异或暴露于污染物之外的方式也是不同的。没有两个房间在各方面都是真正相同的。因此，实际上，实验者必须使分组和处理与实际相同。当然，随机分配可能很重要。在随机分配之前进行一个普通的程序，通过一些相关特征（如体重或性别）来配对受试者。在任何情况下，实验者必须确信并相信其他人，污染物暴露是两组中唯一可以合理导致结果差异的因素。可通过注意细节、培训和经验来获得这项技能。

7.2.2　假设检验中的 1 类和 2 类错误

在决定暴露是否在测量参数 x 中产生效应时可能出现的错误的考虑必须在该问题的数学陈述之后。这个陈述是一个"零"或"备择"假设。该零假设 H_0 是

$$x_e = x_c \text{或} x_e - x_c = 0 \tag{7.1}$$

式中，x_c 为未暴露或对照组的值（通常是组平均值）；x_e 为暴露组的相对值。零假设是一种说法，即暴露不会影响效果的度量。备择假设 H_a，表示产生了变化，也就是说，

$$x_e \neq x_c \text{或} x_e - x_c \neq 0 \tag{7.2}$$

如果暴露只能改变一个 x 值方向（增加或减少），备择假设是，

$$x_e > x_c \text{或} x_e - x_c > 0 \text{(增加)} \tag{7.3}$$

$$x_e < x_c \text{或} x_e - x_c < 0 \text{(减少)} \tag{7.4}$$

研究者必须决定是否应该驳回零假设并接受备择假设，反之亦然。

与赌博一样，人们不确定哪种假设是真实的。因此，计算出错误的估计或者在决定接受哪个假设时可能出错。可能会出现两种类型的错误。可能发生的是，零假设是真实的，我们认为它是错误的。在这种情况下，错误是 1 类错误。产生这个错误的概率被称为统计检验的显著性水平 α（有时是 p 值）。或者，可能发生的零假设是错误的，我们不能拒绝它并得出结论是真的。如果发生这种情况，我们已经发生了 2 类错误。

发生这种错误的可能性通常是符号 β。统计检验的能力也是概率，是 $1-\beta$。因此，一个强有力的测试是 2 类错误的概率很小的测试。

很明显，研究人员倾向于他们的实验设计是这样的，即在零假设的统计检验

中涉及的 1 类和 2 类错误很小。也就是说，人们倾向于显著性水平小，功效大。如果是这种，则宣布暴露是否产生影响方面有确凿的统计依据。

从实验数据中获得显著性和功效的计算值。一般来说，每个对象的数量或重复测量次数越多，产生 1 类和 2 类错误的概率就越小。实际上，实际考虑因素限制了可以进行的测量次数。因此，理想情况下应该决定 1 类和 2 类错误的概率多大是可以接受的。图 7.1 显示了一个真值表，其演示了统计显著性检验的各种特征。

决定	真实情况	
抗H_0	α, p 重要性 1类错误	$(1-\beta)$ 机会 正确的决定
非抗H_0	$(1-\alpha)$ 正确的决定	β 2类错误

图 7.1　真值表显示了显著性检验中的情况及第 1 类和第 2 类错误

7.2.3　一些显著性测试

显著性测试是对数据进行数学处理，得出是否拒绝零假设的建议。例如，是否应该声称暴露已经产生效果或没有效果。每位研究者应根据自己的判断设定所需的显著性水平（p 值），以拒绝零假设。一旦设定了这个级别，实际上就是决定了一个可接受的频率，以便在声明效果时做出错误的选择。例如，有人可能会认为 10%误差是可以接受的。在这种情况下，人们选择了 0.1 的显著性水平或 1 类错误，并且大约 9/10 的研究者在实际上没有效果时不会声称效果。非常害怕提出错误有效性的人可以将 1 类错误率设定为 1%或 0.01，但他们可能会发现，在很多情况下，他们不能做出任何声明。也就是说，只有在实验数据足够明确以至 1 类错误仅为 1%的情况下，才允许它们声明效果。事实上，很少有数据集是压倒性的，调查人员可能因过于谨慎而受到批评。作为折中，经常使用 0.05 的 p 值。

选择的特定显著性测试将取决于实验设计和测量的性质。具有宽范围（理论上无限）值的数据可以经受各种统计测试。一个简单但受欢迎的测试，即配对 t 检验，可用于比较两个群体的平均值。严格应用此测试所需的假设包括从正态分布的群体中随机选择组，且两组的方差近似相等。用于比较两组数据的统计量 t 取决于实验 x_e 和对照 x_c、动物数量 n_e 和 n_c 的平均值，以及两者的总标准差 s_p，使用这种关系式计算：

$$t = \frac{\overline{x}_{\mathrm{e}} - \overline{x}_{\mathrm{c}}}{s_{\mathrm{p}}\left(\dfrac{1}{n_{\mathrm{e}}} + \dfrac{1}{n_{\mathrm{c}}}\right)^{1/2}} \qquad (7.5)$$

式中，s_{p} 是使用两组的标准偏差 s_{e} 和 s_{c} 来计算的：

$$s_{\mathrm{p}}^{2} = \frac{(n_{\mathrm{e}}-1)s_{\mathrm{e}}^{2} + (n_{\mathrm{c}}-1)s_{\mathrm{c}}^{2}}{n_{\mathrm{e}} + n_{\mathrm{c}} - 2} \qquad (7.6)$$

粗略地说，t 为组平均值差值除以均值差的标准差。人们可以用这个 t 值来估计两个均值来自单个总体的概率，也就是说，第 1 类错误表明这些组不同。对于给定类型的错误，t 的临界值被列为一个函数（表 7.1）。对于相同的组大小 n：

$$v = 2(n-1) \qquad (7.7)$$

表 7.1　给定显著性（α）和自由度（v）的 t 临界值（双侧检验）[a]

v	α			
	0.30	0.20	0.10	0.05
2	1.39	1.89	2.92	4.30
4	1.19	1.53	2.13	2.78
6	1.13	1.44	1.92	2.45
8	1.11	1.40	1.86	2.31
10	1.09	1.37	1.81	2.23
12	1.08	1.36	1.78	2.18
14	1.08	1.35	1.76	2.15
16	1.07	1.34	1.75	2.12
18	1.07	1.33	1.73	2.10
20	1.06	1.33	1.73	2.09
30	1.06	1.31	1.70	2.04
40	1.05	1.30	1.68	2.02
60	1.05	1.30	1.67	2.00
120	1.04	1.29	1.66	1.98
∞	1.04	1.28	1.65	1.96

a t 值的符号（＋或–）已忽略。

资料来源：改编自 Wine（1964）。

和不同的组内个体数：

$$\nu = n_e + n_c - 2 \qquad (7.8)$$

例如，如果选择 0.05 或 5%的值作为 1 类错误，自由度是 18，t 的临界值是 2.10。因此，如果 t 等于或大于 2.10，那么两组均值无差异的零假设将被拒绝。粗略地说，如果两组平均值之间的差值至少是平均值差异的标准偏差的 2.10 倍，那么我们得出结论平均值是不同的，如果零假设为真，那么在这个结论中有 5%的不确定性。

有些数据不是无限评价的，因此通常不用典型的理论分布来描述。使用无分布测试数据，包括某些排名或分类数据。这种测试通常称为非参数统计。例如，终点可能是受试者死亡：要么生存要么死亡。只有两个值，例如，+1（存活）或 0（死亡），并且没有其他可能值。举例来说，假设 50%的未处理的动物在指定的时间内生存，并且 10 个暴露动物中的 2 个在那段时间内存活。暴露是否会在指定的暴露后期增加死亡的可能性？此外，让我们决定 0.05 的显著性水平。一个简单的、非参数的测试——符号测试，可以应用于数据。表 7.2 给出了符号测试的临界值，作为受试者数量 n 和非死亡数量 k 的函数。在这张表中，α 是显著性水平。人们可以看出：在 10 例中 2 例存活，其 α 值大于 0.05。事实上，要达到统计学意义，就必须要看到只有 1 个存活。很显然，在这种情况下，符号测试并不是很强大。

表 7.2　符号检验 k 的临界值

n	α		
	0.05	0.10	0.25
10	1	1	2
12	2	2	3
14	2	3	4
16	3	4	5
18	4	5	6
20	5	5	6
30	9	10	11
40	13	14	15
50	17	18	20

资料来源：改编自 Wine（1964）。

也就是说，我们可能会担心，如果暴露确实会造成过量的死亡，我们可能无法检测到它。研究中纳入更多的动物可以避免这种情况。研究再次纳入 50 只动物，其中 15 只存活。在这种情况下，15 小于 18 的临界值，结果告诉我们在声明对死亡率有影响时有不到 5%的可能性是错误的。

研究人员可以使用其他显著性检验。检验方法的选择取决于实验设计的性质和要测试的数据。表 7.3 给出统计的一些常规应用。应该警告读者，除了最简单的实验设计之外，建议听取专业应用统计师的建议。

表 7.3　选出的统计学参考文献

参考文献	描述
Fisher，R.A.，Sir，The Design of Experiments，9th Ed.，Macmillan Publishing Co.，New York，1971	科学方法和数学论证的逻辑在这一经典著作中被用来讨论基础统计原理，这些原理是实验的基础
Gad，S.C.，Statistics and Experimental Design for Toxicologists，3rd Ed.，CRC Press，Boca Raton，FL，1998	毒理学家使用的统计概念和方法的基本概述
Norman，G.R. and Streiner，D.L.，Biostatistics：The Bare Essentials，Mosby，St. Louis，MO，1994	一个基本但相当完整的软封面文本，包含问题和答案。预计每页至少有两个笑话
Snedecor，G.W. and Cochran，W.G.，Statistical Methods，8th or 9th Ed.，The Iowa State University Press，Ames，IA，1980 or 1989	统计方法用户的标准参考。许多例子和练习本质上是农业或生物学的。后来的版本是在原作者去世后 D. F. Cox 所写的

注：在统计学家 T. T. Kurasaki 的协助下准备的表格。

7.2.4　组容量

一般来说，被测试组中例数越多，犯 1 类和 2 类错误的概率将越低。以 t 检验为例，我们将看到，在给定的显著性水平下检测给定幅度效应的样本数大小，可以从人口标准偏差的知识中计算出来。对于相同例数 n 和相等标准差 s 的两组，t 的定义是

$$t = \frac{\overline{x}_e - \overline{x}_c}{(2s^2/n)^{1/2}} \tag{7.9}$$

而且，α 的 1 类错误 t 临界值是

$$t_\alpha \leqslant \frac{\overline{x}_e - \overline{x}_c}{(2s^2/n)^{1/2}} \tag{7.10}$$

计算 n：

$$n \geqslant 2\left(\frac{st_\alpha}{(\overline{x}_e - \overline{x}_c)}\right)^2 \tag{7.11}$$

这个简单的不等式可以用来估计所需的最小组大小，并且组中给定差异的检测意味着在期望的显著水平。为了演示这种不等式的使用，让我们为 α 设置一个 0.05 的值。假设 $x_c = 10$，$s = 2.5$，并且我们希望检测 x_c 中的 10%变化，即 x_c 为 9 或更小，或者 11 或更大。为了给 t_α 设定一个值，我们必须猜测自由度的数量。因为这实际上是我们试图计算的内容，所以我们初始猜测的准确性将取决于接近最终估

计的 n 停止之前必须做多少迭代计算。作为初始值，假设 n 为 10，v 为 18，从表 7.1 可知，$t_{0.05} = 2.10$。将值代入不平等中，可得

$$n \geqslant 2\left(\frac{(2.5)(2.10)}{1}\right)^2 = 55 \tag{7.12}$$

n 的计算值大于我们对 10 的猜测。作为 n 的下一个猜测，我们可以尝试 50 并重新计算新的 n。这个计算式为

$$n \geqslant 2\left(\frac{(2.5)(1.99)}{1}\right)^2 = 49.5 \tag{7.13}$$

n 的这个新值非常接近我们的猜测，由此可以结束计算。实验的合理例数为 50。因此，预期每组使用 50 名受试者的实验将为我们提供检测平均值的 10%变化（正值或负值）的能力，前提是标准偏差不会因治疗而显著改变。这种用于教学目的的计算通常是由 Gad、Norman 和 Streiner（表 7.3）在书中讨论的统计软件来完成的。

这个简单的例子与更复杂的统计学检验相对应，超出了本书的范围。

我们的第二类错误是什么？即使对于我们这个简单的例子，这个估计也很复杂，但存在用于估计 t 检验的 2 类错误的表格。在我们的例子中，表格显示 β 值为 0.53。因此，2 类错误的概率为 53%。换句话说，零假设有 53%的可能性是虚假的，我们不会拒绝它。这意味着治疗可能会产生我们无法察觉的效果。这种被称为假阴性结果的事件可能是由于治疗产生了真正的（但可能不是生物学意义上的）组变化，但低于 10%，或者仅是由于随机性的原因，而未能检测到 10%或更高的变化。2 类错误的估计通常是专业统计人员或统计软件程序的任务。这种估计应该提前做出，而不是在实验完成之后。

7.2.5 统计学家的角色

统计学家可以采取咨询或合作的形式参与吸入研究。当他们了解生物学和医学问题并了解项目活动时，可最有效地为项目提供服务。统计人员需要准确了解数据的性质及潜在变异和偏差的来源。关于与统计咨询有关的一般问题的讨论，读者可以参考 Sprent（1970）及 Kenett 和 Thyregod（2006）的论文。

在整个研究过程中，有统计学家可以执行的功能。在最初阶段，将会进行一个实验设计，统计人员的责任是制定问题的数学表达式和统计计划。在这个规划阶段可能会发现可能出现的各种结果和混杂因素。随着数据的收集，仔细和持续的统计监测至关重要。为了减少错误，提高数据收集的效率，或者考虑早期数据提出的研究设计变化，可能会建议对数据采集进行改进。最后，数据的分析和解

释将属于统计学家的范畴。应该尝试提供清晰且令人信服的结果，这些结果不仅可以被研究者理解，也可以被其他相关方所理解。此外，结果中的任何限制或重要资格都应被清楚描述。

7.3　共同设计的例子

7.3.1　急性暴露/剂量-反应关系

急性照射通常以分钟或小时测量，与细胞寿命、组织修复、感染性疾病发作、生育周期、妊娠期和哺乳动物寿命相关的时间较短。因此，急性暴露主要发生在当受试者处于特定的健康和发育状态时。Klaassen 和 Doull（1980）将急性吸入暴露定义为"……连续暴露少于 24 h……"。其他人认为急性暴露持续几周。没有定量的定义可以给出。为了纯粹的科学目的，可以进行急性暴露实验，例如，看一个系统如何对短暂应用的刺激作出反应，或者为了模拟一些"真实世界"的暴露。急性接触有以下几个重要原因：代谢、创伤的发展，没有再损伤、适应或敏化的混杂影响修复是可以观察到的。此外，急性暴露可用于模拟各种重要的职业、环境和其他人类暴露，包括事故、医疗照射、空气污染事件、军事和警察行动及自我暴力或药物滥用行为。

当使用浓度升高时，必须意识到可能存在回避、水肿形成、窒息和支气管收缩等事件发生的可能，而这些事件在较低浓度下不会发生。急性毒性试验的许多例子见于书中，如由 Derelanko 和 Hollinger（1995）及 Massaro（1997）编写的书。

影响急性研究设计的吸入毒理学的一个有趣方面是剂量率效应。如果将总剂量视为受试者（F）的暴露浓度（C）、每分通气量（V_m）、暴露时间（T）和分数摄取量的乘积，则可以制定将该剂量与给定响应相关联的简单模型（R）。与响应剂量相关的简单模型为

$$R = X \cdot f(D) = X(k_1 C^a \cdot k_2 V_m^b \cdot k_3 T^c \cdot k_4 F^d) \tag{7.14}$$

式中，X 为与应答单位（百分比变化或另一个定量测量）和剂量单位相关的因素。如果上标全部为 1 或 0，则剂量和反应之间将存在线性关系。C 和 V_m 的乘积是单位的暴露剂量率，如 mg/min，或空气传播材料呈现给受试者的速率。如果响应与剂量率无关，那么假设传递给受试者的总剂量保持不变，则短暂高浓度（h）暴露相当于延长的低水平暴露（1），即

$$(C \cdot V_m \cdot T \cdot F)_h = (C \cdot V_m \cdot T \cdot F)_l = 常数 \tag{7.15}$$

由作者和同事进行的涉及臭氧的研究（Phalen et al., 1978b; Reischl et al., 1982）已经表明反应剂量率的重要性。这些研究一个在大鼠中，一个在狗中，反应与第二个功率的浓度成正比，即

$$R_{\text{rat}} = KC^2T, R_{\text{dog}} = K(CTV_{\text{m}})^2 \tag{7.16}$$

因此，给定剂量、更快速递送可产生更大的反应。可以产生这种效果的机制超过了保护性生物化学物质的生成率。重要的一点是，人们不能先假定高浓度的急性暴露等同于较低浓度的长时间暴露。更微妙的是，如果给定剂量可以产生不同的效应，则取决于剂量率、剂量-反应关系的概念非常复杂。

急性研究的一个目标是开发剂量-反应特性曲线。归因于这种关系的重要性见于 Klaassen 和 Doull（1980）的引文中：“暴露的特征和效应的频谱以通常被称为剂量-反应关系的相关关系结合在一起。这种关系是毒理学中最根本和普遍的概念。”

给定响应与剂量之间的关系通常用于确定可疑材料而不是某些虚假因素产生的观察到的效应。由于前面几段的缘故，我们需要慎重考虑，并对剂量-反应关系进行更仔细的研究。假设没有剂量率或类似的复杂影响，可以检查剂量和反应之间的关系，如图 7.2 所示。

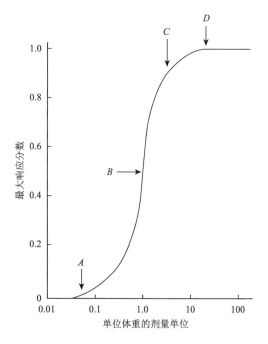

图 7.2　假想剂量-反应关系。区域包括：A-阈值；B-最高灵敏度点；C-响应饱和区域；
D-最大响应

曲线可以是个体受试者的曲线或一组受试者的平均反应曲线，暗示一些最大的生物反应，超过这一点，剂量的增加是无效的。此外，曲线上没有绘制不确定性。响应和剂量测量中的随机误差及生物变异性将使任何实际实验中的剂量-反应曲线复杂化。

曲线上的几个点值得关注。在 A 点以下，没有看到任何反应，因此点 A 代表阈值或无效剂量。在 B 处，剂量-反应曲线的斜率是最大的。也就是说，在 B 点给定小剂量变化会产生最大的响应变化。因此，B 是对响应最敏感的点。当设计一项研究来检查某些辅助因素或服务成本（如受试者年龄、活动、营养状况或环境温度或湿度）的影响时，可能最初将剂量固定在 B，因为受试者对控制变量变化的反应非常敏感。在 C 点，响应变得饱和，在 D 点达到最大效果。有些情况下，例如，当百分比致死率是终点时，显然必须发生饱和。在其他情况下，如当呼吸频率是终点时，人们也预计在一定程度上发生饱和。事实上，无界现象通常不会发生在生物系统中，因此 D 点可能会在大多数实验中出现。

许多物质，如微量营养素（包括金属），在低水平的接触中具有有益效果，但在较高水平下具有不利影响。关于剂量反应，这种现象被称为双相反应、低剂量刺激、激素、刺激抑制、J 形或 U 形响应等。Calabrese（2006）进行了毒物兴奋效应的综述和风险评估的影响。如果低剂量对某些群体和/或个人有益，但对其他人有害，则存在建立暴露标准的潜在冲突。

7.3.2　反复暴露/剂量分次

许多人类环境暴露涉及反复吸入。这在职业环境中很明显，但室外空气污染暴露和室内暴露也是如此。事实上，由于日常习惯和普遍占用环境中空气质量的差异，几乎所有人类暴露都会产生一些循环因素。这种循环暴露涉及分次剂量。实验室暴露时间表可以设计为模拟现实的剂量分馏模式。尽管没有普遍接受的标准时间表，但表 7.4 给出了一些设计用于模拟各种人体剂量模式的实验室研究时间表的例子。

表 7.4　涉及分次剂量的各种人类暴露情况及一些相应的实验室暴露时间表

人类暴露	可能暴露时间表
职业	7～10 h/天；5 天/周；50 周/年；20～40 年
住所	10～20 h/天；7 天/周；50～52 周/年；75 年
交通	1/4～1 h，2～3 次/天；5～7 天/周；50～52 周/年；50～75 年
环境	2～24 h/天；7 天/周；52 周/年；75 年
情景环境	2～6 h/天；2～20 天/周；1～几次/年；75 年

在吸入毒理学中，分次剂量模式是非常有趣的，但探索性很差。在这样的暴

露中，适应、敏感化、伤害发展和中断修复等现象的相互作用可能是多种多样的，而且在很大程度上是不可预测的。

在涉及臭氧的早期研究中可以看到剂量分次时间表细节的重要性。Farrell 等（1979 年）连续 5 天、每天 3 次暴露 14 名人类志愿者于 0.4 ppm 臭氧中，对照值选择前一周暴露于清洁空气中的值。在每个 3 h 暴露之后，测量每个受试者的强制肺活量和特定气道传导率。作者以如下方式总结了他们的发现："在暴露于臭氧的前 3 天，用力肺活量显著低于对照值，但在第四或第五天没有显著差异。所有受试者在暴露于臭氧的第一天和第二天都有症状。此后症状消失，只有一名受试者在暴露于臭氧的最后一天仍伴有症状。"

先前在实验动物中产生类似结果的其他实例描述表明这样的耐受性不限于人类。Stokinger（1965）在一篇关于臭氧毒性的综述中写道："简单地中断暴露于空气中的 O_3，可显著降低酶和代谢物变化的水肿反应及其相关现象，每隔 15～20 min 重复一次，暴露于 O_3 30 min 可降低实验室动物的水肿和死亡率。"

Klaassen 和 Doull（1980）及 Salsburg（1981）、Filov 等（1979）从传统毒理学观点讨论了在实验序列中使用实验室衍生的剂量-反应曲线进行急性暴露的剂量-反应关系研究，从而建立了人群"安全"浓度限值。

7.3.3 慢性暴露/癌变、突变和畸形发生

1. 慢性暴露

慢性暴露发生在受试者正常寿命的很大一部分时间内。定义各不相同，但一般而言，慢性研究涉及持续约 1 年或更长时间的暴露。在这样的暴露中，通常认为疾病表现最有可能。对于许多暴露材料而言，包括耐受性的发展在内的防御机制可能会耗尽。即使发生适应时，这种适应性变化对象的成本很可能会在慢性暴露中被认识到。此外，通过肺部引入的物质可能积聚在其他组织中，并在远离其进入点的位置产生效果。为此及其他各种原因，人们必须意识到重大肺外健康影响的可能性。

一些实际和理论因素使慢性吸入研究的表现和解释复杂化。实际困难包括：保持暴露设备和程序的可靠性；保持生物终点分析的恒定性；处理更多的研究对象。这些实际困难强调了仔细规划的必要性，其中包括：备用设备的可用性；维修服务的可用性；检查和维护长期质量控制的程序；以及足够的兽医和常规动物支持。不应低估慢性研究的实际需求。

进行和解读慢性病研究的理论困难有很多。在一个长期的研究中，受试者的发育和年龄、生长和发育序列，以及自然老化病理与研究材料的影响紧密交

织在一起。有几种物质只有在多年的暴露后才表现出它们的作用，有时在暴露终止后数十年：石棉和一些其他致癌物是这种表现。因此，用几年来测量啮齿类动物的寿命，都未必足够评价其对很多慢性疾病的致病潜力。非人灵长类动物或其他长寿命物种的研究费用可能比啮齿动物的研究费用高出 100 倍以上。由于缺乏关于正常发育、成熟和衰老序列的哺乳动物对比信息，使得这个问题变得复杂（Harding et al., 2004）。因此，我们对吸入物慢性疾病潜力的了解大部分来自人类的经验。

Page（1977）、Stara 和 Kello（1979）及 Harding 等（2004）在治疗中对慢性吸入研究模型进行了关于选择动物的寿命和发育考虑的讨论。Fox（1977）和 Boorman（1981）讨论了慢性吸入研究中使用啮齿动物的具体问题。Arnold 和他的同事们（1977）发表的一篇论文涵盖了人员需求和培训、每天和每周对动物的观察、重症监护和临床实验室检测建议等主题。

慢性研究通常涉及一个或几个终点的组合，包括生命周期的变化、各种毒性、癌症的产生及吸入材料的致畸、生殖和致突变性质的评估。每种类型的终点对选择动物模型、使用剂量、暴露时间表及监测和后续程序都有特殊要求。《CRC 毒物学手册》（Derelanko and Hollinger, 1995）涵盖了许多与慢性研究有关的主题，这里只对其进行简要讨论。

2. 致癌性

化学致癌物的不同之处在于它们通常具有延迟性和持久性，相比单次剂量，往往分次剂量更有效，并且具有相对于所述受试者的不同机制的大分子，特别是遗传元件（Pitot and Dragan, 2003）。致癌物可能会产生恶性（危及生命）的肿瘤，而这个肿瘤的发生可以通过以下方式表现：①在对照受试者中发现的那些类型的肿瘤的发病率增加；②早期肿瘤的发生率高于对照组；③对照中未见到的肿瘤类型的产生；④每个受试者肿瘤的多重性增加。另外，试剂可以是直接致癌或作为其他致癌物的助癌剂或启动子。已知的癌发生机制是多种多样的，通常涉及非致癌元素的代谢活化及与病毒剂、饮食元素、免疫和激素因子的相互作用。

慢性致癌物的研究通常涉及大鼠、小鼠或仓鼠，其暴露始于早期。在无微不至的关怀下，暴露可持续在这些物种的整个生命周期，但 21 个月～2 年的暴露都还定期进行。参加研究的动物数量取决于癌症的自发发生率、该水平增加的期望检测限及研究持续时间和其他实验设计考虑因素。在开始研究之前，通常需要专业统计学家采取其他致癌物研究中的建议。

包括 Pitot 和 Dragan（2003）的综述在内的数篇参考文献讨论了致癌作用、致癌物和毒理学技术。Hanna 等（1970）收录了近 30 篇独立论文编写吸入致癌作用，内容涉及吸入暴露与致癌作用之间的关系、吸入暴露技术、细胞与生理损伤模式、致癌物研究及未来计划规划中的问题。Nettesheim 等（1970）收录了超过 25 篇关于肺部结构和功能、人类肺部肿瘤、家庭和实验动物肺部肿瘤分类及当前实验的论文，并编写了形态学实验呼吸道致癌作用。Hahn（1995）回顾了化学和放射性药物的吸入致癌作用，包括基本生物学原理和啮齿动物模型。

3. 致突变性

诱变剂具有改变细胞核中的遗传物质的能力，使得随后的细胞分裂或融合导致改变的遗传信息的传递。这种突变会导致癌症的产生，胚胎因各种原因死亡，或者发生先天性畸形（出生缺陷）。除了遗传突变的这些特殊后果之外，人类基因库中突变频率的增加可能对后代产生影响。Preston 和 Hoffmann（2003）提出了一个很好的遗传毒理学概述，包括体外和体内的机制和可用的测定。不幸的是，现代化的检测系统还不能完全准确地识别那些通过人类环境暴露途径对人类致突变的化合物和组合。

许多目前使用的致突变性测试是在体外进行的，或者是在细菌或孤立的细胞系统中进行的，得出错误结果的可能性很大，包括阳性和阴性结果（Pitot and Dragan，2003）。Butterworth（1981）明确地总结了这一点：如果要对对照和/或药物和其他物质做出合理的判断，这些测试必须由整个动物研究来补充。细菌和细胞培养致突变性测定可以指示潜在的问题，但没有考虑重要因素，如化学物质或其活性代谢物到达完整受试者中的生殖细胞的能力。

Preston 和 Hoffman（2003）对整个动物系统在短期测试中的应用进行了评估。这些系统包括使用从血液和骨髓样品中制备制剂的经典细胞遗传学方法。该方法具有可对实验动物对象进行重复测试的优点，并且允许人们监测无意暴露于可疑致突变剂的人。缺点是可能受到不利影响的其他组织未被采样。Butterworth（1981）在实验室研究中将这些样本用于计算染色体异常时指出了 4 个相关的实际考虑因素。

（1）必须使用经验丰富、经过适当培训的人员阅读载片；

（2）为达到统计有效性，每个样本必须至少检测 50～100 细胞，每种性别、每个剂量水平采样应至少包括 5 只动物；

（3）必须运行适当的对照，因为意外因素（如病毒感染）可能会导致染色体改变，积极和溶剂控制必须包括在内；

（4）由于异常细胞存活时间可能较短，应在暴露 48 h 内抽取样本，特别是在 6 h、12 h 和 18 h。

此外，严谨的调查技术还需要其他几个标准。这些措施包括使用 1 种以上的物种，同时使用最大耐受（相对于致死性）剂量和较低剂量，通过预期用于人体接触（口服、皮肤或吸入）的途径给药，检查对照并以随机盲方式给药样本，并且当吸入时验证所需剂量的递送是暴露途径。

最近可用的大量转基因啮齿动物模型有望彻底改变诱变剂测试。Lambert 等（2005）的相对全面的综述（280 页）涵盖了用于诱变的转基因啮齿动物测定，它们的适用性和局限性用于进行这种测定的实验设计，以及它们在"监管环境"中的用途。作者指出可以使用所有的施用途径，但是许多"非遗传毒性的作用机制""不适当的管理"或"研究设计不足"，导致存在差异（关于通知监管需求）。这篇综述是任何参与使用转基因啮齿动物模型进行风险评估的人的重要资源。

4. 致畸性

致畸剂是导致结构、功能或代谢的先天性（出生）缺陷的药物。致畸研究的基础之一是胚胎学，它涉及子宫内发育过程中细胞增殖、迁移、转化和器官形成的顺序。这个过程如图 7.3 所示，对于人类来说，在关键时期会受到不可逆转的破坏（如图 7.3 中阴影所示）。因此，药剂的特定致畸作用取决于剂量和妊娠期

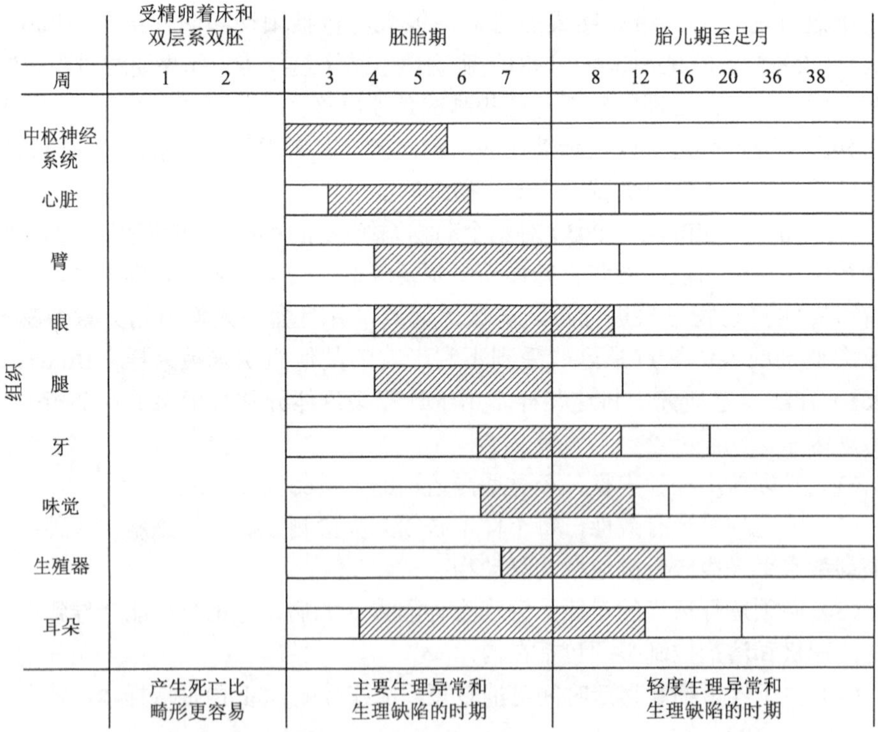

图 7.3　产前人发育序列总结（阴影显示产生先天缺陷的关键时期）

资料来源：在 Harbison（1980）之后重新绘制

暴露时间。对于非人类哺乳动物存在类似的发育序列，并且有关器官发生周期的信息是可用的（Andersen and Goldman，1970；Altman and Dittmer，1972；MacKenzie and Hoar，1995）。对于肺部发育，见 Harding（2004）。根据 Harbison（1980）的报道，化学致畸剂具有几个特点：①这种效应与剂量有关，在没有副作用的水平（较低的阈值剂量）和对发育中的有机体致死的水平之间发生致畸作用；②它们可能是也可能不是诱变剂，并且如果诱变，先天性异常可能会传给后代；③致畸剂在它们对发育组织的作用中通常是选择性的。已知在人类和实验室动物中已经鉴定出许多类型的致畸剂，但存在着很大的物种敏感性差异（Harbison，1980）。

由于大范围的致畸试验已经得到加强，实验设计正在不断发展。检测致畸剂必须多加注意（Schwetz，1981）；Schwetz 提供了几个相关的重要观点。①任何药物以足够高的剂量在发展的适当阶段施用给胚胎都将对发展造成干扰（也称为卡氏定律）；②对于不进行可能导致后果的研究，致畸研究的费用很小；③暴露必须发生在器官发育的关键时期；④每项研究至少应使用两种动物：大鼠、兔子、小鼠、仓鼠、猴子、狗、猫和羊是常见的选择；⑤两个剂量组中每组至少包含 20 例妊娠雌性；⑥应使用最高耐受剂量（存活）和至少 1 个低剂量；⑦动物应该通过相同的途径（口腔、皮肤或吸入）暴露于人体预期暴露的地方；⑧对照的数量应该等于或超过给药动物的数量，以便可以精确地定义先天性异常的背景水平；⑨动物必须严格随机分为对照组和给药组，除了剂量外，对照组应给予与暴露组相同的治疗，包括放入室内；⑩在吸入研究中，应验证实际的输送剂量。

所研究的物质的生殖效应可使致畸性研究复杂化。例如，生育率和自然流产率的改变可能会掩盖对致畸作用的检测。

7.4 多组分大气

根据每个组分单独作用的效果的知识，组合或混合药剂可能具有不可预测的效果。生物效应的改变在颗粒-气体组合中可能特别强。这种互动效应可以来自许多现象。

（1）吸入前发生物理和化学相互作用。实例包括颗粒表面上气体的吸附，气体在液体颗粒中的溶解及导致颗粒大小、吸湿性、酸度、刺激性、溶解性、致癌性、毒性等变化的化学反应。

（2）受试者内发生的生物相互作用。例如，一种药物可能刺激或消耗针对另一种药物的天然化学或生理学防御。另一种药剂可以改变呼吸的速度和/或深度，并由此增加或减少由共存药剂引起的剂量。

（3）其他类型的生物相互作用可能导致剂量递送或反应的改变。例如，混合物可能会改变暴露感知的水平，从而刺激或抑制避免行为，如啮齿动物在皮毛或笼子角落中隐藏鼻子。此外，一种组合可能导致改变通气速率的体力活动水平的变化。

（4）暴露于混合物时可能会产生腔室伪影。例如，混合物的一种组分可能与排泄物发生反应并产生或破坏与大气或受试者相互作用的化学物质（如氨）。

根据研究材料和暴露方法的不同，对简单或复杂混合物的研究可能非常复杂，因此很难在设计此类实验时提供一般指导。然而，可以描述四种类型的研究设计，根据具体的研究目标，其他设计是可能的。为方便起见，四种设计可称为组合、嵌套（或消减）、补充和顺序。

为了解释组合设计，假设正在进行一项研究，以调查三种空气污染物（A、B和C）的组合。为了进一步简化，我们将每个污染物保持在一个浓度，这可能是预期的最大环境水平。我们希望知道每种污染物是如何单独作用的，以及是否有任何成对或全部三者一起表现出相互作用，如积极的协同作用（大于加和效应）、负协同作用（拮抗作用或小于叠加作用）或简单相加作用效果。显然，人们可以通过执行 8 次单独的暴露来回答这些问题，查看所有污染物组合的影响，包括没有出现的假暴露情况。因此，在组合设计中，8 个研究大气将包括：

A	单独
B	单独
C	单独
A + B	组合
A + C	组合
B + C	组合
A + B + C	所有的共同组合
O	清洁空气的假暴露

嵌套或消减设计包括比较完整组合影响和组合每次减去一种成分的影响。每种成分的相对重要性造成一个整体效果，这样的设计适用于污染物的混合物。这样的实验可以提供哪些成分应该被优先选择性地控制或从环境中消除。在工业、发电、运输和家庭取暖都产生环境污染物的环境中，这是一个实际问题。如果考虑污染物 A、B、C 和 D 的混合物，嵌套设计将用于测试所有 4 种成分及所有可能的"巢"或任何 3 种污染物的组合。因此，在这个例子中，将生成以下 6 种独立的大气，受试者暴露于其中，并对其进行比较。

A + B + C + D	所有的组合在一起
B + C + D	除了A的组合
A + C + D	除了B的组合
A + B + D	除了C的组合
A + B + D	除了D的组合
O	清洁空气的假暴露

补充设计（图 7.4）仅在测试 2 种污染物组合时才有效。这种设计对于确定组

合的积极和消极的协同作用或简单的可加性是很好的。以简单的形式建立初始总剂量，并且两种污染物 A 和 B 以各种比例混合，它们的添加总量相同。对于每种污染物，该过程在必要时以更高或更低的总剂量重复。在给出的例子中，通过测量在 5 次单独曝光中看到的响应而产生每个响应曲线，在曲线上包含更多点可提供更好的定义，但需要更多的努力。

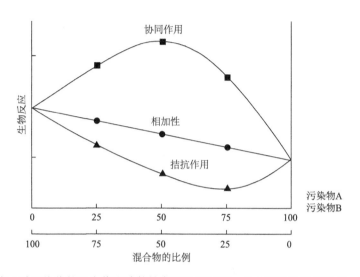

图 7.4　调查 2 种污染物的混合物影响的补充设计的示例。最上面的曲线显示了一种积极的协同作用，中间的曲线代表简单的相加，底部的曲线为拮抗性

当希望测试各种药剂施用顺序的效果时，使用顺序设计。对于两种空气污染物 A 和 B，一个为首先暴露于 A 然后暴露于 B 的受试者，另一个为暴露于 B 然后暴露于 A 的受试者。为了完整性，还可以包括先暴露于清洁空气再暴露于每种药物。另外，人们可能希望受试者同时暴露于 A 和 B。针对每个先前的研究设计，清洁空气暴露控制是需要的。在顺序研究设计下研究的大气可能如下：

A　　　　其次是 B
B　　　　其次是 A
A　　　　其次是 O(清洁空气)
B　　　　其次是 O(清洁空气)
O　　　　其次是 O
A+B　　其次是 O

Stinson 和 Loosli（1979）描述了一个使用行为终点的复杂大气吸入研究的例子。该研究是一个没有二进制组合的设计案例计。年轻的白鼠被安置在具有小休息区的单个笼子中，并且带有旋转计数器的锻炼轮。

在这种环境下，动物不断暴露于洁净的过滤空气、0.3 ppm 臭氧、1 ppm 二氧化氮、2 ppm 二氧化硫或 3 种污染气体（"合成烟雾"）的组合中。20 个小组暴露 2 周，在洁净的空气中暴露 2 周，然后记录下午 5 点～8 点之间的每只小鼠的转数。暴露期间测量的活动与预暴露最后一周期间的平均日活性之比定义为活性指数。结果数据如图 7.5 所示。每种污染气体都对自发运行活动具有特征性影响，即抑制，随后在暴露结束时部分或完全恢复。一个最有趣的发现是，三元组合的影响几乎与单独臭氧的影响相同。合理的结论是，测试的气体没有产生协同效应。值得注意的是，作者在受试小鼠中没有发现任何临床或组织病理学毒性指征。所研究的臭氧水平与运动人体表现出肺功能改变并报告咳嗽、咽喉痒痛和充血等症状相似（Savin and Adams，1979）。

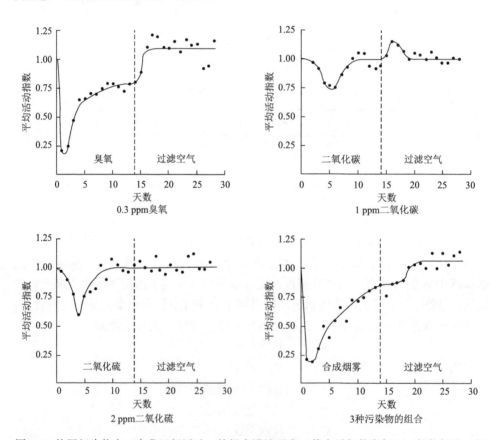

图 7.5　使用行为终点（自发运行活动）的组合设计研究，其中对气体臭氧、二氧化氮和二氧化硫分别进行研究并组合。这种组合的影响显然是由臭氧支配的

资料来源：改编自 Stinson 和 Loosli（1979）

第8章 设施和技术支持注意事项

8.1 引 言

高质量的吸入研究只能在具有大量技术支持的专业环境中进行。吸入研究不仅需要暴露设备,还需要分析技术支持、气体生成和表征系统、极好的动物园(如果使用动物)、支持生物效应的测量、数据分析能力、人员空间和额外技术支持用于制造、维修、维护和校准。对于涉及长期暴露、大量动物、复杂气体或危险暴露材料的研究,要求更为复杂。此外,研究对建筑物有严格的空调要求,不应在室外高污染地区,并应与非实验室人员隔离。必须认真注意安全系统,以确保研究顺利进行。当由于成本或其他限制而做出与设施相关妥协时,可能需要更加努力才能生成有意义的数据。

根据研究的性质,吸入设施和必要技术支持的成本可能是巨大的。1982 年,作者的实验室增加了两个带有气溶胶平衡管和吞吐量空气净化设备的新吸入室,成本约为 50000 美元(1982 年的美元),且不包括设计、装配和检验期间的人员成本。此外,该成本不包括建筑物改造或污染物产生和表征设备。一个小型(4000 ft²[①])急性吸入实验室,有 4 个房间和现场动物房,将花费至少约 100 万美元,包括廉价的建筑物。这个不起眼的设施可能需要至少 2 名博士级调查员、6 名专家技术人员、动物技师、一般实验室助手和行政支持人员。

这里提供了一些与设施相关的参考资料,包括:实验室设计指南(Everett and Hughes,1981 年);实验室设计指南(Griffin and Arch,1998);实验室设计指南:健康与安全注意事项(DiBerardinis et al.,2001);微生物和生物医学实验室的生物安全性(BMBL),第 5 版(CDC/NIOSH,2007);保护建筑物环境免受空气中化学、生物或放射性攻击的指南(CDC/NIOSH,2002);实验动物护理和使用指南(ILAR,1996);Marks 的机械工程师标准手册(Avallone and Baumeister,1996);一些最近的论文(Kim et al.,2005;Vogelweid et al.,2005)。这些参考文献涵盖了几个主题,包括基本设计特征、防火、通风和排烟、层流室、危险物品存储、地震保护及放射性同位素和危险微生物的特殊要求。

---

① ft², 平方英尺, 1 ft² = 9.290304×10⁻² m²。

8.2　设　施　组　件

8.2.1　实验楼

建筑物应有足够的空间进行高效的日常操作，并对动物护理和化学分析等不相容的活动进行空间隔离。实际上，任何实验室类型的建筑都可以，只要地板足够坚固以支撑重型设备，而且实验室、办公室和动物园的空气供应是分开的。为了保护设备、动物和危险化学品，推荐使用安全和火警（或灭火）系统。图 8.1 描绘了作者的设施，其坐落在大学校园的偏远角落，占地约 8000 ft^2。该设施接近使用几种实验动物进行自给式吸入研究所需的最小尺寸。

8.2.2　暴露系统

对提供给暴露系统的空气清洁和调节如第 3 章所述。所使用的设备最好位于室外或与其他功能分开的房间内，因为空气清洁和移动设备通常很嘈杂，而且产生较多热量。这种噪声和热量会干扰对照射的控制及受试者和工作人员的安宁。为了提高效率，空气净化系统的出口应靠近与其连接的暴露设备。

室内装置通常需要高天花板、强大的消毒地板、无障碍的周围空间、良好的室内空气温度控制和大型地漏。如果将空气移动泵放置在室上方的屋顶上，其装配应防止过度振动，即支撑的平台是合适的。

建议所有侧面都有进入暴露室的入口，并且在相邻暴露室之间留出足够的空间是明智的。需要暴露室周围的空间来放置监视、生成和记录设备、推车，并保证实验室人员的移动。因此，对于 1 m^3 体积的暴露室，应留有约 10 m^2（100 ft^2）的周围空间。

动物暴露室中的地板必须易于清洁，对溢出的化学物质耐受，并且具有保证排水良好的大型地面排水管，直径 3 in（7.6 cm）。不可避免地，这个地板会被动物尿液和粪便污染，在清洁室内时会变湿，并会定期接收各种溢出的润滑剂、暴露材料和其他药剂。应选用坚硬耐用的涂层保护水泥，如环氧基涂料或橡胶塑料（Dex-O-Tex®，Dex-O-Tex，Rancho Dominguez，California，U.S.A.）。这种防滑、防火、防水、耐磨和耐腐蚀的产品，开发用于船外甲板，在作者实验室的暴露室和动物房中已使用数年。

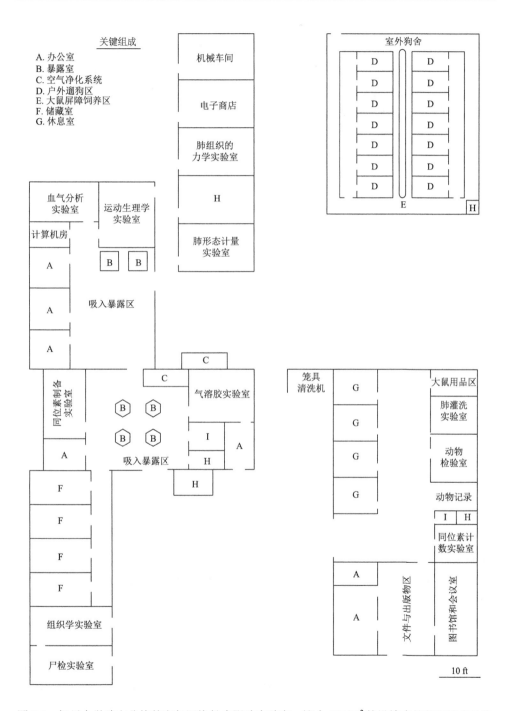

图 8.1　加州大学欧文分校的空气污染健康影响实验室。这个 8000ft^2 的设施支持使用啮齿动物和狗进行吸入研究，研究人员包括 4 名博士、6 名硕士和 6 名技师

暴露室的空调必须是高质量的，因为腔室内的温度会受到周围室内空气的影响（Bernstein and Drew，1980）。必须避免房间内出现较大的空间或时间温度梯度。这种梯度是将入口空调管道定位在房间的一侧并且将回风管定位在另一侧上，以及通过在暴露期间循环开启和关闭的空调系统引起的。为了促进热均匀性，可以在房间内放置安静的搅拌风扇以提供空气循环。产生大量热量的设备也会改变腔室的内部温度，除非周围的空气与房间的其他部分充分混合，否则这些设备不应靠近暴露室。在暴露期间，除非室内空调系统具有足够的功率，否则来自设备、灯、动物和实验室人员的热负荷都会稳定升高温度。如果遇到空间较小的困难，可以在暴露之前将室温降低到所需的平均温度以下，然后在整个实验过程中使其稳定升高，以产生所需的平均值。这种程序不应使温度漂移大于几摄氏度。

8.2.3　动物房

具有大量动物种类的机构动物园通常不适合进行吸入研究。通常，住在这些设施中的啮齿动物会有呼吸道感染，除了最粗略的研究之外，其他所有研究都会因此无效化。一些机构动物园可拥有空气屏障住房、细致的隔离措施和护理协议，但增加的费用往往不允许这种高质量的护理。除呼吸道感染外，研究动物还可能接触到污染物（空气传播的食物、水或床上用品），这些污染物会改变它们对实验氛围的反应。因此，在大多数情况下，吸入毒理学家必须建立和维护专门用于他们研究的独立动物房屋。用于动物研究的设备和用品可在《实验动物买家指南》（Lab Animal，2007）中找到。

这样的住房必须经过精心策划、严格维护，并配备合格且训练有素的动物技术人员。为了保护动物的健康和环境暴露历史，暴露系统的设计必须遵循许多适用于动物园中的相同原理。因此，必须提供适当的空调，可清洁、排水良好的墙壁和地板，以及足够的日常操作空间。此外，还需要具有明暗周期、均衡的高纯度饮食、适当的大型动物运动空间，以及严格的监测、清洁和消毒时间表。

可根据《实验动物护理和使用指南》（ILAR，1996）中建议的每只动物的空间，来估算容纳各种动物物种所需的空间。表 8.1 列出了摘录。室内或室外关住动物的区域应有足够的空间放置推车，并保证笼子的运动；应放置天平和其他设备等物品；可进行笼子和碗的清洗及食物准备；具备干净的笼罩、药物、清洁和消毒用品；在经典的设施中，动物笼子可能只占动物房空间的 60%左右。

表 8.1　实验动物房间的空间建议

动物	体重	占地面积/只	笼高
小鼠	<10 g	39 cm^2	12.7 cm
	10～15 g	52 cm^2	12.7 cm
	16～25 g	77 cm^2	12.7 cm
	>25 g	97 cm^2	12.7 cm
大鼠	<100 g	110 cm^2	17.8 cm
	100～200 g	148 cm^2	17.8 cm
	201～300 g	187 cm^2	17.8 cm
	301～400 g	258 cm^2	17.8 cm
狗	15 kg	0.72 m^2	a
	15～30 kg	1.08 m^2	a
	>30 kg	2.16 m^2	a

a 笼高（地面到顶部）必须足够让居住者以"舒适的体位"站着。
资料来源：数据来自《实验动物护理和使用指南》（ILAR，1996 年）。

　　动物房屋区域内的空气应具有适当的温度和湿度，并供应充足，并且清洁无任何空气污染物（颗粒和气体）。这些区域每小时应换气 15～20 次，再循环的空气限制在总流量的 75%以内。温度和湿度应保持在所用物种的理想限度内（大多数常见实验动物为 20～23℃，全年相对湿度大于 20%）。空气供应装置应有过滤器和洗涤器，用于去除颗粒如皮屑、污垢、病毒和细菌，以及氨、碳氢化合物和室外空气污染物（如臭氧、二氧化硫和氮氧化物）等气体。这种空气净化也需要用于保护动物园人员（Kacergis et al.，1996）。该系统的主要部件可以是改进过的市售加热和冷却装置。冷却盘管应连续运行，而加热器仅在恒温器需要加热时使用。通过冷却盘管的空气可以降低到约 10℃的温度，以防止湿度过高。空气净化（详见第 3 章）可以通过使用浸渍过缓冲高锰酸钾的活性氧化铝颗粒进行木炭和化学过滤来实现。这些颗粒是一种有效的"气味氧化剂"，它可以通过吸收、吸附和氧化除去各种极性、无机和有机分子。净化单元可以在空调单元之前或之后。补给空气应进入空调装置前的空气流，以便在进入动物房之前清洁外部空气。颗粒物质可以分两个阶段方便地除去，首先，使用"30%粗滤器"去除大颗粒并保护下游单元。其次为第二级过滤器，如 HEPA 型，其可以接近 100%的效率去除直径为 0.3 μm 的颗粒。

　　除了足够的室内空调外，一些动物（如大鼠）可能需要额外的保护以避免空气中的病原体感染。有两种方法可以提供这种额外的保护：过滤器作为顶部的笼子和层流空气隔离器，可用于覆盖塑料啮齿动物箱顶部的过滤器以减少颗粒的侵入，这些顶部通常用于生活在与被褥材料接触的动物的住房，因此它们不能保护动物免受笼子中产生的污染物（如氨和床上用品灰尘）的影响。尽管如此，过滤器顶部相比于传统的开放式笼子，还是提供了比较经济的额外保护。

空气屏障住房系统可以很好地保护啮齿动物免受空气传染。这些系统在笼子上方和周围维持了温和的再循环净化空气流。两种类型的系统——垂直气流和水平气流经常使用。对于直立式笼架，水平流动系统（图8.2）可确保每只动物都被清新的空气包围。在垂直气流系统中，较低笼中的动物会接收来自上方的空气，从而可能造成空气传染的蔓延。在两种类型的屏障系统中，理想状态下，空气通过一个高效过滤器，如第3章描述的 HEPA 型。空气屏障外壳系统目前可商业购买，或者可以定制设计。图 8.2 中定制单元的另一个特点是除颗粒过滤器外还包含气体污染物捕集阱。

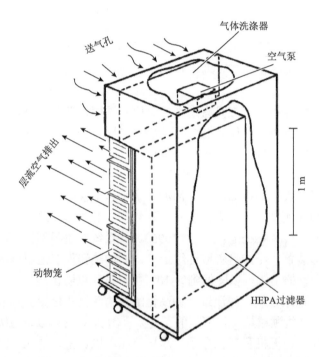

图 8.2　定制设计的水平流动层空气阻隔模块，用于隔离 20 个啮齿动物笼子。注意用于处理供应空气的气体和颗粒清洁功能

动物房屋区域的墙壁和地板必须进行消毒，这就需要使用坚韧的防渗透涂料、无裂缝和可进入的结构。适当向排水沟倾斜的地板对于保持清洁的环境非常重要，建议使用至少 0.25 英寸/码（约 0.6 cm/m）的地板间距以获得良好的排水性能。在狗窝等大型使用区域，建议使用大型地漏。排水口下方的重型处理装置可以帮助

清除动物粪便，从而降低未来的维护成本。有关动物饲养的建议载于《实验动物护理和使用指南》（ILAR，1996），这些建议会定期更新，应该严格遵循。动物住房设施的设计，应在具有护理和使用研究动物的经验并熟悉研究计划的人员指导下进行。

已经呈现的内容也适用于普通吸入研究。当研究强病原体、毒素或致癌物时，需要额外的保护措施：美国疾病控制与预防中心（CDC）和美国国立卫生研究院（NIH）有几个相关指南（如 CDC/NIOSH，2007）。此外，更严格的要求，包括食品和水的灭菌，以及卫生程序，都是为了保护高度易患疾病的动物，特别是当它们被长期保护时。

8.2.4　尸体检验

当研究动物在实验室中使用时，应该有尸检设施。尸检的目的是确定和记录死亡原因并获取组织以供进一步研究。为此，建议配备秤、立式高度解剖台、带冰柜的冰箱、大水槽（带清理装置）、带支架的摄像头、良好的照明和手术工具，最好还应该有一个可消毒的桌子或写字台。该区域的通风应该是十分充足的，因为有敞开的固定液容器。

在尸检区，一些专门的设备是很有用的，如灌注固定装置（特别适用于肺组织）、注射示踪染料的设备、离心机和速冻装置，并有计算机可进行现场数据处理。

如果需要将活体动物带到尸检区，应该提供人道安乐死的设备和药物，以及配有食物和水的舒适的临时保持笼。

为了防止尸检区成为感染源，必须定期对所有表面（包括墙壁、地板、灯开关和门把手）进行消毒，这是必不可少的。

应该设计由执行尸检的人仔细填写并签名的尸检表，并且其应该成为研究记录的一部分。内容包括动物数量、种类、性别、年龄、体重、死因、日期、一般动物状况和行为、器官重量、器官总体外观、组织样本的位置和识别号、方案编号和一般性评价。如果尸检是在不知情的情况下进行的（不知道暴露史），在完成所有尸检操作后，应尽快填写描述实验处理的表格上的空白处。尸检室必须常备最新的经批准的条款。

8.2.5　数据处理

以超出精炼和分析能力的速度生成科学数据并不困难，尤其是当数据收集自动化时，如将设备与计算机连接。大多数成功的研究人员很早就知道原始数据应该被快速提炼和分析：在收集数据后尽快将数据以最终形式保存是明智的。只有通过这种快速的信息更新，才能为正在进行的研究提供及时的（必要的）反馈。此外，如果很快就能检测到严重的数据缺口，则可以修改方案，以便收集所需的数据。遗憾的是，在实验之后经常会发现数据集的问题，而此时已经没有补救的希望了。关于实验数据最重要的考虑因素是研究本身的设计。必须注意获取所有基础数据，而不要产生大量无关信息。

现代数据处理设备包括一台计算机，它非常适合与设备的实时交流、大数据集的计算、曲线拟合和迭代计算程序。计算机可以标准化操作并消除人为错误。但是，使用计算机有一些成本，编写和调试程序可能需要大量的时间。有些程序在不断发展，变得越来越复杂，越来越不易被人类所理解。程序可能会变得非常复杂，以至于手工验算是不可能的。此外，计算机仅执行指定的操作，并且会忽略有意思的、意料之外的信息或数据集关系，而这些对于观察者来说可能显而易见。简而言之，对机械数据处理程序的依赖引起了研究者与数据之间的间隔。这个间隔可以节省时间，也可以阻碍人们对所研究的现象产生新的见解。

选择计算机的另一个考虑因素是软件的可用性。如果没有现成的软件，就要承受编写程序的负担。有用的软件包括曲线拟合程序、统计分析包和数据输出程序，用于生成直方图、频率分布等各种图。

在选择实验室计算设备时，建议人们征询专家的建议。权衡成本、功效、灵活性和未来操作人员的时间安排是规划过程的重要组成部分。一旦选择了一个数据处理系统，就应给它一个合适的场所。热量、灰尘、湿气和害虫（如昆虫和野生老鼠）是系统必须避开的。此外，人们应该能够坐在安静的终端位置，无人流量，有舒适的椅子，并有足够的肘部空间，以便与科学数据建立一种亲密的一对一关系。在放置电脑的房间里，良好的照明和空调很重要。地毯和"声学"天花板有助于减少冷却风扇和打印机的噪声干扰。

如果计算机与实验室设备连接，则长传输线可能引起由 60 周期干扰（来自照明和其他电气设备）而导致的差的信号传输，以及不正确的电接地做法。建立和维护此类自动化功能需要经验和专业知识。

8.2.6　分析支持

分析支持功能主要包括设备的校准，以及大气和生物样品的物理和化学分析。此外，实验室中使用的试剂和标准可能需要分析强度、纯度和其他性质。分析实验室必须是便利的，以便能够进行及时分析。分析化学实验室中最重要的是分析化学家。许多化学分析方法需要进行一些调整，因为其要么是前所未有的，要么很难执行，要么埋藏在深奥（非英语的或 20 年前的）的科学文献中。同样，物理特征通常最好由物理学家、地质学家、物理化学家或材料科学家进行研究。

甚至化学和物理分析的基本设备清单也相当冗长,包括一些常用设备如天平、烤箱、真空干燥器、通风罩、温度控制器、pH 和电导率仪、显微镜、体积计、离心机、流量控制器、压力调节器、黏度计、高温计、比重计、折光仪、冷凝器、蒸馏器、分光光度计、振动器、搅拌器、泵、定时器、压力计、撞击器、冲击器、起泡器、辐射探测器等。人们可以想象吸入实验室中分析功能的潜在费用和空间要求。对于许多材料的复杂敏感度分析,必须考虑质谱仪、X 射线衍射仪、真空微量天平、原子吸收分光光度计、气相色谱仪、渗透管装置、荧光分光光度计及透射和扫描电子显微镜等昂贵的专业设备。显然,关于分析功能的潜在复杂程度几乎没有限制。《实验动物买家指南》(Lab Animal,2007)和《NIOSH 分析方法手册》(NIOSH,2006)有助于识别分析仪器。

我们必须由研究计划和感兴趣的研究材料出发,来配备相应的分析支持空间、设备和人员。关于基本元素和许多化合物的化学分析技术及替代分析方法的具体信息可以在《NIOSH 分析方法手册》(NIOSH,2006)中找到,该手册定期更新,并描述了空气、水和组织中各种化学物质的分析方法。

关于分析支持所需的内部空间大小,我们很难提供一个明确的指导。作者的吸入实验室将几种实验动物物种暴露于单独或组合的城市空气污染物中,其分析支持空间大小与吸入暴露室的总空间大致相等。因此,在一个占地面积约 600 ft^2 的具有 6 个室的房间中的设备,应该具有 400~600 ft^2 用于分析功能的空间。对于大多数吸入研究而言,这个范围可能是现实可行的。

分析空间应具有良好的照明、空气和真空管道,以及超大的实验室工作台表面积,以便进行定制分析设置及样品的组织和处理。一些分析设备,如敏感天平和显微镜,容易受到振动的影响,来自空调系统、电梯、人力和车辆交通及大型电动机的振动可能导致这些仪器的使用困难。隔振器和重型台面尽管不能完全消除但可以大大减少振动问题。振动隔离,或更具体地说,传递振动的衰减,是通过降低受保护系统的固有振动频率 W_{inst} 来实现的,隔离使该振动频率远低于外部振动频率 W_{ext}。外部振动不易控制,因此通常使用隔振器对受保护系统(称重天平、显微镜等)进行改装,以使频率比 R 尽可能小。

$$R = \frac{W_{inst}}{W_{ext}} \tag{8.1}$$

对于实验室仪器(图 8.3),通常使用由弹簧常数为 K 的一组弹簧、垫或气垫,支撑一个质量为 M 的平台来降低仪器系统的固有频率。仪器系统的固有频率(假设仪器质量相对于支撑物质量可忽略不计)为

$$W_{inst} = C\frac{K^{1/2}}{M} \tag{8.2}$$

式中，C 为常数。因此，为了防止振动，我们尽量使支撑件的质量 M 大，弹簧常数 K 小。

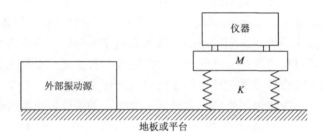

图 8.3　一种振动隔离器，具有由一组弹簧或垫支撑的质量为 M 的平台，弹簧常数为 K

8.2.7　毒性检测

吸入研究中使用的特定生物学终点将决定空间、设备和人员的需求。如果有足够的空间，每个单独类型的终点都可以放在自己的区域内。因此，供应品、设备和工作空间需恰当安排，以便使测量效率最大化。设备、供应品和实验室的安排取决于实验室区域的具体测量类型。表 8.2 列出了毒性研究中使用的一些常见类型的终点，并指出了这些终点的一些特殊要求。关于决定使用多少终点和哪些终点，在第 6 章和第 7 章中进行了讨论。

表 8.2　吸入研究中使用的生物终点的常见类型和各自的常见要求

组织学：需要用于尸检、组织固定、包埋、切片、染色、评估和通风去除蒸气（通风橱）的设备

肺部生理学：需要肺活量计、记录仪、体积描记器、气体分析仪、呼吸机、保持笼、约束系统、定制面罩和镇静功能。特殊研究可能需要跑步机、放射性同位素和手术支持

肺部生物化学：需要用于分离生物化学物质、有机化学定量分析、放射性同位素方法及快速冷冻和冻干的装置。单独的灌肺准备需要额外的装置

感染性：需要孵化器、隔离器和带有特殊锁定的高容量暴露系统。可能需要微生物测定和放射性同位素技术

颗粒沉积和清除：需要定义明确，可能需要放射性标记的气溶胶和吸入式暴露设备。可能需要颗粒尺寸和计数技术及用于跟踪颗粒清除的方法。啮齿动物可能需要悬齿笼子防止食粪

形态测量：需要输液固定设备和组织学研究所需的设备。器官体积和尺寸的精确测量需要专门的设备。自动分析需要计算机硬件和软件

行为：需要计算机硬件和软件来记录行为事件，专门的仪表控制包括暴露功能和环境噪声屏蔽设备

吸入暴露本身的成本通常很高，可能需要包含几个终点来证明整体研究工作的合理性。一旦暴露气氛建立，暴露大量动物可能会相对容易，并且数据可以在各种终点测量方案之间共享。使用多个终点还可以观察到单独效应间的相关性。例如，图 8.4 显示了在吸入放射性标记的示踪粒子后，观察到吸入粒子的清除数据与暴露于不同臭氧水平的大鼠组中的组织学肺损伤程度之间的关系。将暴露的大鼠归属到一个或另一个终点，这些数据可以暗示干扰清除的潜在机制。同样，

组织学、形态学和生物化学研究可用于阐明行为或生理评估中发现的事件。因此，建议人们在吸入研究中涵盖多个定量终点。

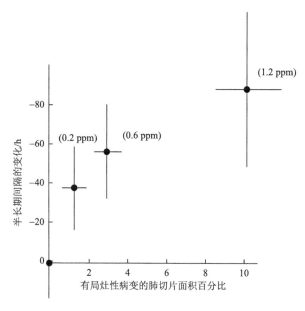

图 8.4　观察到的暴露于臭氧的大鼠肺部组织病变与吸入示踪颗粒清除率变化之间的相关性

8.2.8　商店支持

　　经验丰富的研究人员参观实验室时，很快就会注意到研究团队的工具的质量和可获得性。当焊接连接松动、管道爆裂或螺纹剥离时，研究活动可能会停止。而且，当需要新设备或需要对现有设置进行维修时，研究进展可能延迟。大多数大型研究机构都设有集中的商店设施，可以找到专业的机械师、电工、管道工和木匠。有的研究机构，可能在附近的社区中有可用的商店。当然，大型或复杂的工作通常由这些专业人员完成。然而，那些对于高质量研究计划而言必不可少的众多小型、紧急或特别有创意的无法计划的任务通常最好由研究团队自己完成。为此，商店区域和设备对科学人员来说应该是可用的。这个商店的规模和复杂程度将取决于研究计划、研究人员的技能、专业商店的距离和合作关系，以及可用的空间和金钱。一个成熟的研究计划通常会发展出一个充足的商店。在建立新计划时，应该预测未来对商店空间、供应品和设备的需求。该商店应该由一名注重安全的主管控制。

　　吸入研究涉及各种用于水管、通风管、封闭、取样、清洁、泵送等的机械硬件项目。此外，还需要复杂、多样且易碎的仪器及专用设备，如暴露用的口罩、放射性同位素屏蔽、洗涤器、稀释器等。最常用的材料，包括管道系统（塑料、玻璃、铜、不锈钢）、管材（铜、铁、塑料）、金属板和铝箔（铁、不锈钢），以及其他物品，如胶合板、木材、塑料板、丝网、垫圈、模具制造液等，应被妥善保管。

　　必要的基本工具包括：锤子、螺丝刀、可调节的盒子、管道和专业扳手、钳、金属剪刀、小刀、木匠尺、电焊铁、钢锯、钢丝锯、锉刀、铁钳和钻头、剪线钳、急救箱、手套、护目镜。其他必需品包括一把好的老虎钳、马刀锯、带有孔锯的电钻、电动打磨机、斜切箱和锯、塞子钻孔器、套筒扳手套件、扭矩扳手、干湿车间吸尘器、圆锯、油管切割器、玻璃切割工具、热风枪、凿子套件、夹具和刨。需要培训人员正确和安全使用复杂工具，包括钻床、带锯、焊接和钎焊设备、带式砂光机和小型车床，更复杂的设备通常需要由熟练的专业机械师操作。

　　电气设备的检查、校准和小型维修通常也必须由研究人员完成。对于这项工作，需要一个高质量的大范围伏特欧姆表、一个微安表，可能还需一个示波器。

　　商店必须保持的供应品，包括螺母、螺栓、钉子、螺钉、连接器、各种类型的胶带（电气、金属、螺纹密封、管道、掩蔽、捆扎）、润滑剂、黏合剂、液体密封剂、电线、焊料及基本建筑和制造材料。正如人们期望的那样，维持良好的初始组织和细致的工作习惯，以防止商店区域变成绝望的困境。

8.2.9　会议室、图书馆和办公空间

　　正在进行研究的人员和访客之间不能进行充分的沟通，为此在设施规划中应专门分配空间。设置会议室是提供讨论场所和鼓励讨论场所的重要途径。这个房间应该足够大，可以让全体员工和一小群游客立刻见面，并应该配有粉笔（或干洗板）和桌椅。人们可以估计给定数量 N 的会议室的大小。假设每个人需要大约 12 ft^2 的椅子、腿部空间和书写表面，黑板前需要 $4\sim6 \text{ ft}$ 空间，墙壁和座位组之间需要 $2\sim3 \text{ ft}$ 的走廊宽度。根据表格的排列，对于形状大致为正方形的房间，作为 N 的函数的 S_c（ft^2）约为

$$S_c = 12N + 50N^{1/2}, (4 \leqslant N \leqslant 40) \tag{8.3}$$

　　对于较大的团体，剧院式的全部面向前方的座位是必要的。假设一个带有书写臂的剧院式座椅需要 8 ft^2，并且周围空间足够用作过道，台上一个讲师，需要面积为

$$S_c = 8N + 50N^{1/2}, (N > 40) \tag{8.4}$$

　　图书馆空间应该足以容纳常用的书籍和那些必须在手边，而不是在遥远的中央图书馆的期刊。任何时候都应能容纳约 20% 的工作人员使用阅读和工作室。对

于最多 40 人的研究小组，假设每人有 4 ft^2 的书柜空间，图书馆大小 S_1 (ft^2) 应大约为

$$S_1 = 7N + 10N^{1/2}, (N<40) \qquad (8.5)$$

办公空间需求取决于谁需要和谁不需要办公室。专业研究员和高级技术人员通常应设有与实验室空间分开的办公室。单人办公室通常为 70～100 ft^2。对于双人办公室，120～150 ft^2 即足够。也许最常见的关于办公空间的投诉是没有窗户：在建造时，在办公室安装窗户要比之后安装便宜得多。

8.3　设 施 位 置

在许多情况下，吸入实验室的位置是预先确定的，并且没有选择的余地。在其他情况下，可以选择移动或建造吸入设施的位置。在选择不能给出简单建议的位置时，需要考虑很多因素。不管怎样，表 8.3 列出了直接影响研究的几个因素。

表 8.3　选择吸入研究实验室位置的重要因素

1. 空间大小：应考虑停车场、动物区、危险材料储存区、一般储存区及潜在的扩建需求
2. 环境空气质量：城市、工业和农业活动都会降低空气质量
3. 资源：科学、技术和医学图书馆，补充实验室和医疗服务是重要的资源
4. 公用事业：吸入研究往往对电力、水、下水道和废物处理有很大的需求
5. 安全性：放射性同位素、化学品和动物受试者必须与有意或无意的未经授权的来访者充分隔离
6. 事故：必须考虑火灾、爆炸和泄漏造成的紧急响应和周围环境污染

充足的空间是选择地点的基本要求，在狭窄的位置进行的吸入研究会受到影响，因为许多需要的功能设施会相互干扰。此外，应考虑可能需要的室外空气净化设备、压缩气体罐和大型动物区。

将环境空气净化至实验室标准的成本取决于当地空气污染的程度。城市空气、交通污染物、家庭供暖和发电厂排放都很难清理。类似地，工业集中的区域可能存在有问题的空气。由于农药和除草剂的喷洒及废物焚烧活动，农业区域也与环境空气质量差有关。即使是相对未受污染的地区，也可能含有大量局部产生的空气污染物，如矿物粉尘、孢子和花粉、甲烷和气态硫化合物。当地的资源类型和优势，以及当地的气象条件将决定当地的空气质量。应提前对当地空气质量进行调查，以便确定必要的空气净化和空调设备及其成本。

吸入或气溶胶研究中的海拔问题经常出现在科学界。其原因是影响动物、气溶胶粒子和仪器的几个重要因素会随海拔高度而变化，如空气压力、空气密度、氧气和其他气体分压、分子平均自由程、声速、空气黏度和空气热导率。在美国国家海洋和大气管理局、美国国家航空航天局和美国空军（1976）联合发布的报

告中可以找到以几何高度作为物理参数的函数的图形和公式。虽然关于气溶胶尺寸测量仪器的高度变化影响的信息很少，但 Yeh 等（1981）从 Albuquerque（海拔约 1500 m，气压为 0.82atm）的论文中指出了其对颗粒大小分析的潜在重要性。使用电气雾剂分析仪测量单分散硅铝酸盐颗粒（直径 0.1 μm）的大小，仪器给出计数中值直径为 0.50 μm 的读数，这个读数有 50%的误差。通过在实验室海拔下校正仪器的数据简化常数，新计数中值直径为 0.077 mm，显著接近预期值。

　　大气压降低对动物的影响不仅取决于压力本身，还取决于居住时间。对环境的适应包括血红蛋白浓度增加导致的通气、弥散能力和血液携氧能力持续增加（Grover，1978；Guyton，1991）。虽然高达约 2400 m 的海拔高度对于正常个体来说是安全的，但在更低的海拔高度就已经可以看到生理效应（Lambertsen，1961）。在约 1500 m 处，空气中的氧分压约为海平面值的 80%，并且动脉血含氧量降低至海平面值的约 95%。Buskirk（1969）评价了关于海拔对最大工作能力影响的文献。该评价表明，从海平面到大约 1500 m，最大耗氧量没有线性的变化，但随着海拔的进一步增加，该参数呈线性下降。尽管关于可进行普遍吸入研究的最大海拔高度没有给出确定的值，但可以大致认为 0~1500 m 之间心肺和认知功能依旧正常。

　　表 8.3 中的其余项目（资源、公用事业、安全和事故计划）是选择实验室位置的重要因素。忽略他们中任何一个都可能导致效率低下、研究困难，并可能引起公众反对。

第9章 动物模型

9.1 引　言

9.1.1 总则

动物模型是不受损伤的完整模型（通常是哺乳动物模型），并具有确定的科学用途，因此对吸入毒理学研究的动物品种和品系的选择必须基于客观标准。虽然可用空间、成本、公众压力和操作难度等诸多实际因素将影响动物模型的选择，但这些因素不应该起主导作用。选择动物模型的标准通常包括以下内容。

（1）在解剖、生理、生物化学及对损伤或疾病的易感性方面与人类相似。

（2）动物寿命要适合用于实验研究。

（3）具有独特的品质，例如，对某些有毒物质敏感，或该动物模型能提高测量精度。

（4）有关于这个模型合适的数据库。

（5）存在与模型有关的验证过的程序和设备。

（6）易于数据的外推和解释。

一个既定模型在某些标准中通常很适用，而在另一些标准则不适用，从而使得选择变成一个妥协的过程。在毒理学中最常用的动物（大鼠、小鼠、仓鼠、豚鼠、兔子、白鼬、狗、小型猪和灵长类动物）的详细内容，参见《毒理学动物模型》第2版（Gad，2007a）。虽然这一整本书（933页）不完全面向吸入暴露研究，但是它涵盖了历史、畜牧业、研究设计、给药方法、病理学（器官系统）、代谢、模型选择和测量、临床病理、有关动物研究的法律法规及实验动物的商业来源相关内容。另外两大专著（Derelanko and Hollinger，1995；Massaro，1997）涵盖了毒理学模型、方法和法规，也含有大量的有关材料类物质的吸入毒理学内容。关于吸入毒理学研究动物品种的相关讨论，可以参考 Cantor（1989）、Pauluhn（1994b）、Koenig 和 Luchtel（1997）。Parent（1991）的专著《正常肺的比较生物学》是吸入毒理学家的宝贵资源。

9.1.2　人类疾病模型

人类疾病的模型通常分为两类：先天的和后天的。一个令人印象深刻的报告显示：Bustad 等的一本参考书目《自然发生的人类疾病的动物模型》有近 900 次引用率，这本书仅包括先天性疾病，但未包括大多数传染病。人类疾病模型是通过器官系统（消化、心血管、耳朵、内分泌、眼睛、造血、肌肉骨骼、神经、生殖、呼吸、皮肤和尿）和疾病类型来进行组织分类的。表 9.1 列出了呼吸系统疾病的类型。Cornelius（1969）早期的一篇综述，引用 3300 多篇参考文献，涵盖了大约 300 种动物疾病模型。所引用的人类肺部疾病的动物模型包括肺气肿（牛和马）、肺萎陷（马）、肺腺瘤病（牛）、肺炎（狗）和人为诱导的肺肿瘤（大鼠）。Lewis 和 Carraway（1992）在一份简练但重要的人类疾病动物模型综述中列出了12 种呼吸系统疾病（包括癌症、肺气肿、哮喘、传染病和透明膜疾病）。这些动物包括猫、狗、绵羊、山羊、猪、牛、马和非人灵长类动物。

表 9.1　先天具有呼吸道疾病的模型

动物模型	物种
过敏性肺泡炎	牛
细菌性肺炎	非人灵长类动物
弥漫性纤维性肺泡炎	牛
肺气肿	牛、马
过敏性肺炎	牛、马
流感	非人灵长类动物
肺损伤	非人灵长类动物
肺泡炎	小鼠、牛、兔子
呼吸窘迫综合征	牛
结核	非灵长类动物
肺肿瘤	非人灵长类动物，啮齿动物

资料来源：Bustad 等（1975）。

许多常见的人类呼吸道病毒也会感染实验室动物。Clyde（1980）的综述涵盖呼吸道合胞体病毒（雪貂、棉鼠、黑猩猩和小牛）、副流感病毒 3 型（仓鼠和豚鼠）、腺病毒（仓鼠、狗、兔和仔猪）和引起普通感冒的鼻病毒（牛、黑猩猩和长臂猿）。雪貂能被人类流感所感染，是病毒和疫苗研究的重要模型（Maher and DeStefano，2004）。近年来，引入了几种新的易受感染的动物模型：Conn 等的综述（2000）

内容丰富，其涵盖了细菌和病毒性肺炎及流行性感冒的模型，并讨论了数十种模型的优缺点。模型包括大鼠、小鼠、仓鼠、豚鼠、兔、雪貂、小牛、羔羊、黑猩猩和非人灵长类动物。另一篇 Bakker-Woudenberg（2003）的综述涵盖实验设计、品种选择、暴露技术和感染监测方法。该综述包括病毒性、细菌性、真菌性和寄生性肺部感染。Patterson 和 Carrion（2005）讨论了在传染病研究中对非人灵长类动物快速增长的需求，这种需求在很大程度上是由发展疫苗的压力所推动的，这些新疫苗是为了应对新出现的感染和生物恐怖威胁，其他动物模型不能够使得疫苗快速开发，也不会被批准。这些文献是设计肺部感染研究的重要起点。尽管上述许多动物模型是非常有价值的，但却不能准确地复制人类的疾病过程（Fehrenbach，2002；Bakker-Woudenberg，2003；Shapiro，2007）。

人类肺气肿可以分为四种类型：全小叶型、小叶中心型、小叶间隔旁型及不规则型。每种类型涉及不同的解剖位置，但它们都涉及永久性破坏末端支气管外的气道壁。斑点鼠具有遗传性结缔组织生长缺陷，因此是肺气肿的实验室模型。另外，暴露于高浓度（超过 75 ppm）二氧化氮中的小鼠和豚鼠、长时间暴露于烟气中的狗和兔子和人为暴露于蛋白水解酶的许多动物都可以作为肺气肿的实验室模型。而大鼠模型为导致肺气肿的生化和细胞事件的研究提供了机会。这种动物模型主要用于测试导致人类疾病的病源性理论。转基因和其他动物模型虽然有价值，但却不能如实地复制人类疾病中复杂的过程（Fehrenbach，2002；Shapiro，2007）。

Port 及其同事（1977）使用光学和扫描电子显微镜比较了来自正常和患肺气肿的 9 种哺乳动物的肺，这其中包括人的。这些研究是为了确认实验动物模型对认识肺气肿发展过程中"环境、化学和微生物因素"的作用所起的必要性作用。研究中包括吸入 NO_2 的大鼠和小鼠及气管内暴露木瓜蛋白酶（蛋白水解酶）的仓鼠的肺气肿的肺：人类和马的肺有轻度肺气肿。肺泡壁孔（Kohn 孔）被认为在肺气肿中逐步增大，所以表 9.2 对每个品种动物中的平均孔数/肺泡进行了统计。在他们的结论中，人和马肺气肿时肺泡孔扩大，但不是 NO_2 或木瓜蛋白酶诱导的肺气肿，并且建议将肺泡孔数作为选择用于人肺气肿研究的动物模型的一个指南。Tyler 和 Julian（1991）指出，马在肺气肿研究中的特殊价值是由于它与人类在大体和亚肉眼解剖学（胸膜和间隔膜结构）中有相似性。

表 9.2　各种哺乳动物的正常肺的肺泡孔（Kohn 气孔）数量（利用扫描电子显微镜观察）

种类	检查的肺泡数	孔数/肺泡	研究对象年龄
家鼠	123	1.28	270 天
老鼠	226	3.08	200 天
仓鼠	218	3.64	180 天

续表

种类	检查的肺泡数	孔数/肺泡	研究对象年龄
兔子	122	4.70	9 个月
人（非吸烟者）	150	6.14	73 年
狗	136	7.20	28 个月
豚鼠	119	7.93	2 年
猴	54	8.50	2 年
马 [a]	151	27.13	?

a 选择肺气肿肺的"正常"部分进行定量研究。

资料来源：Port 等（1977）。

　　Kilburn（1976）讨论了研究空气污染物生物效应的模型（表 9.3）。他回顾了已知的空气污染物对人类的影响，将这些影响归因于两个方面：肺部防御的损害和气道反应（如收缩本是保护性的，但却会导致肺功能改变）。这些影响可能最终导致多种疾病状态，包括支气管炎、细支气管炎、哮喘、弥漫性肺泡炎、支气管癌、肺气肿、纤维化和肺水肿。

表 9.3　空气污染引起的人类疾病动物模型

人类疾病	自发模型	人为设计的模型
哮喘	含 IgE 抗体的狗	豚鼠：过敏反应
支气管炎	含支原体的大鼠	大鼠：SO_2 暴露
细支气管炎	无	鼠和豚鼠：NO_2 或 O_3 暴露
癌症	小鼠	仓鼠：苯并[a]芘和氧化铁颗粒
弥漫性肺泡炎	羊	豚鼠和猴子：曲霉
肺气肿	马、兔子	狗：中性粒细胞白细胞；老鼠：Cd 暴露
纤维化	金伯利马病	狗：硅暴露；老鼠：百草枯暴露
肺水肿	胸疾病的牛	狗：α-hapthol thiourea 暴露；牛：3-甲基吲哚暴露

　　最近研究重点在于引进新的免疫缺陷性动物模型用于空气污染颗粒物的吸入（Nikula and Green，2000；Kodavanti and Costa，2001；Costa and Kodavanti，2003）。《吸入毒理学》[12（9）2000]已对下面的相关疾病模型进行了综述：肺部感染（Connet et al.，2000）、哮喘（Biceet et al.，2000）、年龄及易感性（Mauderly，2000）和心脏病（Muggenberget et al.，2000）。这些知名研究人员的详尽的综述共引用了700 多篇参考文献。这些论文强调了以下几点：没有一个模型足以理解某一特定的人类疾病；动物模型发展仍处于不成熟的状态；任何特定的研究都必须考虑到模型的优点和局限性。

Bland（2005）总结了新生的"新型支气管肺功能不全（BPD）"相关动物研究。在表面活性剂治疗时，早产的狒狒和羔羊放在通气设备中被称为"真实模型"。这些模型显著改善了患有 BPD 的通气新生儿的治疗。

Stuart（1976）讨论了旨在评估人类风险的吸入研究中常用的几种动物品种的特征，引用了超过 150 篇参考文献。该论文旨在评估电离辐射的危害，重点是癌症的产生。动物品种包括了实验小鼠、大鼠、仓鼠、比格犬、小型猪、非人灵长类动物和马（马、矮种马、驴等）。在讨论了与每个物种相关的一些用途、优点和缺点后，Stuart 提出了几个建议：至少使用 3 种物种；使用几个剂量水平；使用与暴露人群相同的暴露途径；使用对所研究的药剂的代谢类似于人的动物。

哮喘包括支气管刺激、收缩和过量分泌。Patterson 和 Kelly（1974）比较了豚鼠、狗、恒河猴和一些哮喘相关的体外模型中的与人类哮喘类似的疾病状态。他们描述了两种类型的人类哮喘：外源的，可以通过免疫球蛋白（IgE）抗体与吸入抗原的反应产生；内源的与抗体没有密切关系，原因未知。当时没有充分了解内在哮喘的动物模型，所以这篇综述是针对外源的（IgE 抗体）形式。作者指出，狗天生表现出类似于人类的哮喘症状。豚鼠可人工免疫，在吸入抗原时出现呼吸障碍。因此，用豚鼠或其离体的支气管树的肌肉进行实验研究，有助于研究支气管收缩的免疫和神经递质现象。狗会自发地产生循环（血液中）抗体来吸入豚草和其他花粉。作者讨论了犬和人外源性哮喘方法的相似和不同处。他们表示，虽然未在非人灵长类动物中证实 IgE 介导的临床哮喘，但它很可能存在。恒河猴可以通过施用人 IgE 抗体而致敏，导致抗原吸入后的急性呼吸反应，但与人类不同，每当重复实验时，猴子都需要再次复敏。这可能是由于产生抗体的作用，破坏了人 IgE。致敏狗或猴子在气雾化的抗原攻击时的肺功能变化与人类哮喘非常相似。最近，为了研究哮喘的免疫机制和治疗评估，专门培育的比格犬（由豚草注射）被提议用于致敏研究（Redman et al.，2001）。Kurucz 和 Szelenyi（2006）及 Zosky 和 Sly（2007）讨论了人类哮喘现有动物模型的类型和局限性，他们认为人类的疾病都是独特的，不能在动物模型中完全复制。Pauhuln（2006）回顾了小动物哮喘模型，指出了敏感棕色挪威大鼠和豚鼠在测试致敏性及机理研究中的作用。

总之，表 9.4 为吸入毒理学家提供了大量的实验室动物模型。

表 9.4　用于研究一些肺部疾病而选定的动物模型

肺紊乱	紊乱的特征	潜在的有用动物模型
过敏性肺泡炎（超敏反应肺炎）	吸入抗原后，由炎症细胞所导致的组织渗透的这类组织反应，水肿，纤维化和肺气肿	大鼠、牛、兔、小鼠、马、奶牛、狗、羊、天竺鼠和猴子
细菌性肺炎	急性肺部感染伴随有过多的分泌物、水肿和炎症	狗、啮齿动物和灵长类动物

续表

肺紊乱	紊乱的特征	潜在的有用动物模型
支气管哮喘	支气管反应增强的反应性气喘、咳嗽、呼吸困难及顽固的痰液可能会出现	几内亚猪、狗、马、猴子、羊、大鼠和小鼠
细支气管炎	细支气管的炎症和硬化（小软骨的小支气管），由于结缔组织的存在，可能伴有顽固的痰和呼吸道堵塞	狗、各种啮齿动物和猴子
支气管炎	支气管黏液分泌腺增大并伴有气道管腔由黏液堵塞、水肿、炎症和纤维化引起的气道管腔狭窄	猴子、马、狗
癌症	原发或转移来的细胞增生导致闭塞、压迫或破坏正常气道结构	牛、小鼠、仓鼠猪、灵长类动物、马和狗
肺气肿	肺泡、肺泡管和呼吸道细支气管的破坏和永久丧失	马、牛、狗、兔、大鼠、小鼠、豚鼠和仓鼠
纤维性肺泡炎	不可逆的肺泡的增厚，形成纤维状（类似于疤痕的）组织。可能与水肿、炎症细胞反应的存在及肺泡壁的细支气管化有关，尤其是在早期阶段	马、大鼠、狗、仓鼠和豚鼠
流感	高传染性的上呼吸道感染可能会扩散到肺实质，造成组织的充血和水肿，以及单核细胞和中性粒细胞的浸润	雪貂、马、小鼠、牛、黑猩猩和大鼠
尘肺病	肺结构的任何变化都是由吸入无机粉尘的持久性造成的。具体情况取决于产生的粉尘，但喘息、多余的肌瘤、肺气肿、纤维化和感染是常见的并发症	小鼠、猴
简单的机械损伤	胸挫伤导致水肿、出血和支气管及细支气管塌陷	非人灵长类动物和羊
结核	最初的类似肺炎的细菌感染导致了结节的形成，这些结节被包裹在包括纤维化、钙化、液化等阶段，导致正常的肺组织被破坏	非人灵长类动物、兔、啮齿动物
生物"恐怖主义"相关的病毒和细菌	严重的，常导致致命疾病，包括炭疽、瘟疫等	非人灵长类动物、雪貂、啮齿动物、羊羔

9.2　从实验室动物到人类的外推

"在全球范围内似乎有一个事实：用实验室动物的毒性数据来推断人类仍然是毒理学中未解决的主要问题"（Dixon，1976）。虽然很少有人会对 Dixon 的观点表示异议，但外推数据是一种常见的做法：迫于健康、经济和其他方面的压力，在人源数据库可用前必须做出这样的决定。当缺乏适当的非破坏性终点测试及计划明确的人类研究，使得无法进行人体实验时，必须进行数据外推。

在人类流行病学、临床或其他数据验证之前，外推必须一直被认为是不确定的。从实验动物到人的试探性实验研究中，需要有几个前提条件。

（1）研究了几种物种，确定了可推广的哺乳动物反应模式，并根据体型、寿命等推测人的反应。

（2）已经很好地了解了实验动物反应的生化或生理机制，以及关联动物与人类的相似性和差异性。

（3）被研究的药剂属于化学或物理类，其中其他成员被研究过，动物和人的反应可直接比较。

（4）经过验证的剂量调整、毒代动力学和代谢模型可支持外推。

一些作者已经解决了将实验性动物吸入毒理数据外推给人类的复杂问题（Oberdörster，2001；Witschi，1994；Mauderly，1996b；Kodavanti and Costa，2001；Gerde，2005；Jarabek et al.，2005）。Dixon（1976）综述了一般的推断问题，并特别强调了 Weil（1972）提出的几点。

（1）应采用一种或多种动物品种，这些动物应对测试材料的方式与人类相似。应考虑它们的代谢、吸收、排泄、储存等生理因素。

（2）除非发现实际人体暴露最大剂量是无毒的，否则应使用几个剂量水平。

（3）应该确定生物学显著性（风险性）剂量，并且将高于该剂量的安全因子应用于人类保护。

（4）随机给药和对照动物必须存在，以确保统计学有效性。

（5）对动物的给药方式应与人类预期的相匹配。

一种毒物的代谢包括了该化合物的所有重要化学转变。代谢产物的毒性可能比原始物质更大或者更小，而且代谢途径中的物种差异通常很明显。Parent 主编的《正常肺比较生物学》（1991）中有 10 章是关于哺乳动物肺生物化学的内容。类似地，Gardner 等的《肺部毒理学（第 3 版）》（1999）包含了有关人类和动物模型的代谢和免疫学方面的几章内容。这些工作为选择动物模型提供了指导。

通常，实验动物相对较好匹配且健康，其反应的个体差异可能小于人群。处理这个问题的通常手段是赋予安全因子，这是实验室中发现的最低有效剂量的几倍。在临床前药物试验中，使用动物时，必须仔细区分在临床前药物试验中发现的外推因子，其中剂量是众所周知的，环境暴露的研究中，人类接受的剂量变化更大。然而，Dixon（1976）的临床前试验的资料显示，在猴子和狗中找到最大的耐受（无作用）剂量抗癌药物，并以该剂量的 1/10（以 mg/kg 为基准）初步地施予人类志愿者，超过最大耐受剂量的风险只有 3%。如果人类接受了这两种动物最大耐受剂量的 1/3，那么大约 6%的人会有副作用。根据被测试药物对未来患者的潜在重要性和不良反应的性质，在人类临床试验阶段，这种风险水平可能是存在的。这样的危险因素水平显然还不够低，因为化学物质可能会导致不可逆转的损害。Derelanko 和 Hollinger 的《CRC 毒理学手册》（1995）中有一些关于美国和欧洲风险评估方法的章节，其中包括安全因子的赋值。

Krasovskii（1976）讨论了实验动物数据外推，以保护人类免受环境毒物的侵害。潜在的关键假设是人是一种"典型的"70 kg 体重的哺乳动物。Krasovskii 试图利用其他哺乳动物的数据，以及典型的人体体重来计算。使用 86 回归方程（即哺乳动物的 86 个特征），他得出结论：只有在 4 个生物参数的情况下，计算值与实际值不一致：人的寿命指数、大脑的相对重量和大脑消耗的氧气量分别超过计算值的 4.7 倍、8.8 倍和 11.2 倍；人类体重加倍周期较动物延长 7.7 倍。所提出的方法还使用外推系数——动物模型与给定复合剂量的人体活性比值（即反应的定量测量）。因此，如果狗的效能（如抑制 10%的酶水平）以 1 单位/kg 体重的剂量发生，并且在人体中以 6 单位/kg 体重的剂量发生，则狗对人的外推系数是 1/6。对于许多事件（最小有效剂量及对给定剂量的响应等），推断系数的对数与身体重量的对数可以通过直线拟合。使用这种推断技术至少需要获得关于 4 个实验室物种的信息，验证它们的对数线性关系，然后使用对数-对数回归对人体进行推断。使用这种方法，对各种未命名物质外推到人类的平均误差不大于"3~4 倍"。作者提出，当使用这种方法时，使用安全系数 4 来估计人的等效剂量。安全系数降低了在人体内意外产生影响的可能性，或者减少了人类对一些低剂量的反应。这种方法对于数量上的推断问题是非常有用的，但不应该依赖此盲目保护人类。Krasovskii 提醒大家可将他的方法应用于任何人但不是"平均人"，因为年龄、性别和健康状况这些已知因素可改变药剂对人的反应。

Olson 等（2000）调查了 150 种药物化合物，并得出结论，动物模型在预测重要的人类毒性方面有价值。考虑到从现代环境问题方面获得的药物测试经验，Rall（1979）阐述了动物毒理学实验与人类的相关性。他提供了数据（图 9.1），可作为成功使用实验室动物数据进行人类保护的证据，在数据中，Rall 将临床试验中超过 20 种化合物的 BFD_1 大鼠致死率数据与人的最大耐受剂量建立了关联。建立和开发老鼠与人之间的这种经验关系的技术正是 Rall 所宣称的科学"主合派"的过人之处。同时，"碎片"详细分析每个个例、每个有关品种差异的报告，以设法确定他们可以学到什么，以及动物品种采用什么样的差异机制而在完成相同生理功能时产生的不同反应。这些分析研究对生物医学科学具有重要意义。但是，考虑到一般指导原则，他得出结论："这个主和派更重要"。他还强调了良好的动物实验与保护人类的良好的人类流行病学研究之间的共生关系。

最近，美国环境保护局已经考虑到几个重要的生物差异，探讨了将实验动物吸入粒子剂量外推到人类的复杂的定量技术（Jarabek et al.，2005）。从以上可以看出，将实验室动物数据外推到人类已经取得了很大进展。当然同样的是，普遍存在的问题还远未得到解决。

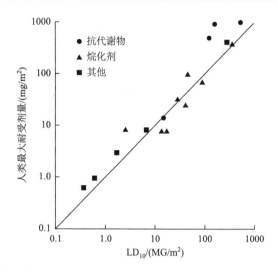

图 9.1　在人类临床试验中确定的大鼠抗癌药物的致死率与最大耐受剂量之间
的关系（第 1～5 天的时间表）

资料来源：根据 Rall（1979）重绘

9.3　比较剂量分配

9.3.1　剂量和剂量变异性

当受试者通过任何途径被给予药物时，词汇"剂量"作为一种给药数量的定量
方式。因此，巴比妥类药物对狗的注射剂量可能是 300 mg。因为给定的效果（如无
意识）是由不同大小的狗和不同量的药物产生的，剂量通常以每单位体重的剂量表
示，如每千克体重 30 mg 巴比妥酸（30 mg/kg）。如果该作用主要是在中枢神经系
统上，有效剂量是存在于大脑某些区域的药物量。反应将表明，在不损害受试者的
情况下，确定这种有效剂量是不可能的，而且药物在组织中的浓度随时间而变化，
上升到峰值然后下降。靶组织中药物积聚和清除的动力学将取决于许多因素，包括
血液的分布、组织对药物的渗透性、其他组织的吸收、储存和释放药物的特性及代
谢和排泄的速率。这其中很多因素可能被药物改变，目标组织的敏感性也是如此。
因此，不仅在理论上很难在靶组织中定义剂量，而且这种剂量也会随时间而改变，
瞬时值可能与实验中所观察到的效果并不密切相关。还应该意识到，个体在灵敏度
和每个相关因素方面差异很大，这些相关因素决定了特定组织中给药物时的时间
-浓度效应。因此，给予特定量的活性化学物质的人群将表现出不同的反应分布。

对于空气中的颗粒或气体，给定组织的剂量多少取决于事件链。吸入会导致
呼吸系统内的初始沉积模式系统。物质与气道的接触本身可能通过刺激防御机制

（如支气管收缩、咳嗽和改变通气）而改变沉积模式。一旦沉积，材料将立即进入动态状态。材料的一部分可能会溶解在周围的液体中，其他部分可以被化学转化，并且部分可以从沉积位置移除。进入血液的部分通常表现得像注入血管一样。直接进入组织空间、淋巴管或胃肠道的物质也可能导致其在整个身体的普遍分布。一旦这些物质进入组织中，它可能改变组织的结构或功能并产生影响。效应的大小取决于递送到组织的物质的剂量和该组织的敏感性。吸入的剂量和效果间的链条长而复杂。详细的毒理学效应模型见 Andersen（2003）和 Jarabek 等（2005）的描述，这其中包括物种解剖、生理学及气体和颗粒的化学特性。

　　Cuddihy 等（1979）发表了一篇有用的论文——"暴露于有毒物质的个体中靶器官沉积的可变性"。在该文中，使用经验数据和理论模型的组合来描述关于吸入物质的器官吸收的种群分布。对实验室暴露条件下的狗和自由活动的人进行了比较。在一项实验室内控制气溶胶给药的比格犬研究中，发现 2% 的动物得到了超过 3 倍的组平均器官剂量的气溶胶药物。对于空气暴露药物的人，器官剂量变异性较大。暴露的人中，有百分之几的人的内脏器官接受超过了平均剂量 5 倍的剂量。此外，当摄入的途径是吸入而不是口服时，器官剂量的变化要大得多。他们将发现总结在表 9.5 中。

表 9.5　吸入和摄入金属导致的种群器官剂量分布的描述性参数

种群	暴露物	主要路径	靶器官	几何平均数	几何标准偏差
小猎犬	金属	吸入	骨或肝	0.9	1.8
人	钛（土）	吸入	肺	34 μg/g dw	3.4
人	铝（土）	吸入	肺	30 μg/g dw	3.4
小猎犬	锶	摄入	骨	6.1% Sr[a]	1.3
人	锶（灰尘）	摄入	骨	0.13 pCi/g Ca	1.8
人	铅	吸入	肺	0.17 μg/g ww	1.7

a 250 天内摄入的放射性 Sr 总量。

注：dw 干重；ww 湿重。

资料来源：Cuddihy 等（1979 年）。

　　在 Cuddihy 等（1979）之后，假设对数正态种群剂量分布，可以检查几何标准偏差对预期接受剂量超过（或低于）几何平均（中值）剂量的人群比例的影响。例如，在图 9.2（绘制在对数概率论文中）可以看出，合理几何标准偏差为 3 时，约 2% 的人群预计将获得超过 9 倍中位数的剂量。使用中位数剂量的倒数可以得到小于中值剂量的人群分数。尽管人们必须谨慎地对这种正态分布的尾部进行推断，但对一小部分人群来说，非常高的剂量确实导致影响的发生。根据环境暴露后的人体尸检数据，有些个体可以接受 10 倍以上的人平均器官剂量。如果对气管支气管树中高沉积位置的初始吸入颗粒沉积剂量进行建模，则应考虑运动、不均匀通气和正常生物变化等因素。使用这种方法，可以识别高剂量的个体，这些个体能够接受超过平均周围组织的局部组织剂量（高达 100 或更多的高剂量个体）（Phalen et al.，2006）。来自非吸烟者的尸体解剖支持这一结论，结果显示颗粒沉积热点组织比周围组织多大约 100 倍（Churg and Vedal，1996）。

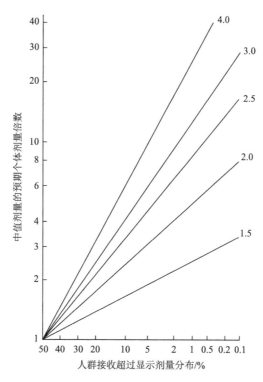

图 9.2　通过吸入或摄入暴露于组织中积累的物质的人群中各个器官剂量（几何标准偏差）的分布。对数正态分布被认为是有效的

9.3.2　每分钟通气量/单位体重的比较

在评估吸入研究的动物模型时，一个与剂量有关的考虑因素是质量特异性的每分钟通气量，或动物单位体重（或重量）的每分钟呼吸体积。各种哺乳动物的数据是可用的（Crosfill and Widdicombe，1961；Altman and Dittmar，1974；Mauderly，1974a，1974b；Boyd and Mangos，1981；Lindstdet and Schaeffer，2002）。可以通过使用从 Guyton（1947）的公式得出的关系来估计哺乳动物的体重特异性通气量。潮气量(V_t)、呼吸频率(f)和体重的关系(w)为

$$V_t(\text{mL}) = 0.0074w(\text{g}) \tag{9.1}$$

$$f(\text{min}^{-1}) = 295/w^{1/4}(\text{g}) \tag{9.2}$$

V_t 和 f 相乘得到每分钟通气量 V_m，除以体重得到

$$V_m/w[\text{mL}/(\text{min·g})] = 2.18/w^{1/4}(\text{g}) \tag{9.3}$$

该关系及上面提到的数据点绘制在图 9.3 中。从这个数字可以看出，不仅衍生关系是可靠有效的，而且在哺乳动物中也存在体重特异性通气量的巨大差异。

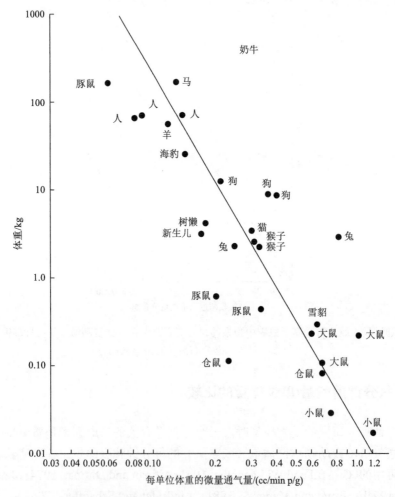

图 9.3　体重（对数刻度）与每分钟通气量/单位体重（对数刻度）之间的关系。各种哺乳动物的数据点是从各种公布的数据中获得的

与人类相比，以每单位体重为基础，狗的通气量大约是自身体积的 3 倍，小型啮齿动物的通气量大约是自身体积的 10 倍。还注意到新生儿比成人有更高的体重通气比。这种在小动物身上每单位体重的较高通气量，使得这些动物在类似情况下暴露的肺剂量可能更高（比成年人）。相反，人们期望大型动物在类似条件下通常吸入比人（较小）更低的剂量。尽管 Guyton 方程被广泛使用，但也有一些更新的版本出现（Bide et al.，2000；Lindstedt and Schaeffer，2002）。仅使用剂量推断的通气量数据可能会导致错误的结论，因为颗粒沉积和清除效率及易位、代谢和排泄特征也必须考虑（Fiserova-Bergerova，1995；Jarabek，1995；Lindstedt and Schaeffer，2002）。

9.4 生理和解剖学比较

9.4.1 肺功能比较

实验室吸入研究中经常使用几种动物，特别是狗、小鼠和大鼠，它们与我们共享食物、空气和家园已有数千年的历史。其他常见的实验室物种包括仓鼠、豚鼠、兔、白鼬、非人灵长类和猫。当使用较大的动物时，经常选择猪、绵羊、山羊和马。这些动物呼吸系统的解剖和生理数据可以与人类进行比较（Parent，1991；Newton，1995）。关于肺功能，Crosfill 和 Widdicombe（1961）提供了 8 种物种的数据，包括小鼠、大鼠、豚鼠、兔、猴、猫、狗和人。提供的呼吸数据包括肺重量、肺比重、功能残留能力、潮气量、潮汐压力波动、微小体积、呼吸频率、平均肺泡直径、肺顺应性、胸壁顺应性、肺阻力、呼吸功和肺的衍生特性（包括肺的时间常数-顺应时间电阻）（表 9.6）。作为比较各种哺乳动物的另一例子，Boyd 和 Mangos（1981）的表 9.7 包括对人、狗、白鼬、兔、大鼠和仓鼠的原始测量。对于较大的动物——小马，表 9.8 显示了 Mauderly（1974）的原始数据及狗和人类的文献价值。最近，多个作者已回顾和扩充了哺乳动物的比较性肺生理学（Lai，1991；Jones and Longworth，1991；Pauluhn，1994；Newton，1995；Schlesinger et al.，1997）。不可能只使用这些数据来确定先天合适的动物模型。然而，这样的数据可以为各种物种提供正常值，并提供一些关于肺部特征可能被作为毒理学检测终点的见解。

选择动物模型中的另一个生理学考虑是通气程度，哪些部分的肺可以通过侧枝分流通气。通过将一种气体、液体或气溶胶注入一个气道并从另一个不直接在注射口下游的气道中恢复，检测出侧支途径。哺乳动物肺中存在几种类型的附属物：肺泡孔、连接呼吸支气管和附件细支气管肺泡管。侧支循环通气允许大气和肺泡之间发生气体交换，即使在初级空气通道闭塞的情况下也是如此。这种通气

表 9.6　8 种哺乳动物中选定的呼吸参数的平均值

动物	体重/kg	肺重/g	比重/(g/mL)	呼吸容量/mL	每分钟通气量/mL	每分钟频率/min⁻¹	肺泡直径/μm	每毫升肺的肺顺应性/(mL/cm H₂O)	每毫升肺的胸壁顺应性/(mL/cm H₂O)	每毫升肺的肺阻力/(cm H₂O/L/s)	每克体重的呼吸功/(g·cm/min)	绝对呼吸功/(g·cm/min)
大鼠	0.032	0.20	0.42	0.18	0.021	109	39	0.11	0.68	395	4.25	66.5
小鼠	0.25	1.6	0.51	1.55	0.16	97	59	0.12	0.55	277	1.90	482
豚鼠	0.69	3.2	0.40	3.7	0.13	42	83	0.15	0.46	480	0.52	272
兔	2.4	9.1	0.43	15.8	0.62	39	94	0.28	0.47	522	0.62	1502
猴	2.45	22.3	0.20	20	0.70	33	89	0.12	0.069	1028	0.31	1817
猫	3.7	20	0.23	34	0.96	30	133	0.16	0.16	865	0.63	1857
狗	12.6	82	0.23	144	3.1	21	74	0.12	0.098	480	0.55	6720
人	70	1065	0.35	400	6.4	16	166	0.065	0.068	2780	0.43	30000

表 9.7　6 种哺乳动物种选择呼吸参数的平均值

动物	身体重量/kg	呼吸容量/mL	每分钟通气量/(L/min)	频率/min⁻¹	每毫升肺[a]的顺应量/(mL/cm H₂O)	肺总容量/L
仓鼠	0.122	1.2	0.028	24	0.263	0.007
大鼠	0.233	1.4	0.242(0.16)[b]	115	0.196	0.008
雪貂	0.314	3.98	0.195	44	0.175	0.050
兔	3.14	23.9	0.190(0.88)[b]	37	0.277	0.111
狗	9.68	193	3.65	19	0.242	1.26
人	70	500	6	12	0.083	6.00

a 呼气程度；
b 从频率和呼吸容量计算。
资料来源：Boyd 和 Mangos (1981)。

表 9.8　3 种哺乳动物中选定的呼吸参数的平均值

动物	身体重量/kg	呼吸容量/mL	每分钟通气量/(L/min)	频率/min⁻¹	每单位重量的吸氧量/[mL/(min·kg)]
矮种马	167	1.5	28.6	20	3
狗	9	0.186	3.7	20	10
人	74	ND	9.4	ND[a]	4

注：缩写"ND"表示"未进行"。

资料来源：Mauderly（1974）。

通道可以在肺损伤的情况下提供储备，并且同样可以掩盖基于评估气体流动动力学（如多呼吸气体冲洗试验）的闭塞程度的测量。Macklem（1971）发表的关于气道阻塞和旁路通气的综述介绍了各种动物的旁路通气情况。人类、狗、猫和兔似乎表现出明显的旁路气流，但是小牛和猪（具有厚而完整的小叶间隔的物种）并不存在这种观象。因此，前一类实验室动物物种在侧向通气方面与人类相似，但是后一种物种对于检测和测量某些类型的肺损伤可能更为敏感。

9.4.2　气道解剖比较

伴随着呼吸模式和吸入物质的物理和化学性质，空间的解剖结构将决定空气污染物最终沉积多少及沉积于何处。比较各种物种的解剖学有助于动物模型选择和辅助数据外推。

选择物种的严格方法及结果的外推考虑了描述气道和颗粒沉积在气道样结构中的数学方程。这些方程式表明哪些解剖参数控制摄取，因此是有意义的。Morgan和 Frank（1977）给出了简单管壁预测气体吸收的方程式。气体通过吸收管时的吸收速率是以下参数的函数：与气体接触的区域，气相和表面液相的分压差，通气量，直径和长度，气体扩散性，亨利定律常数（与溶解度成反比）。

因此，影响气体摄取的主要解剖和生理参数包括气道表面面积、气道直径、气道长度和气体流速。Hubal 等（1996）回顾了上呼吸道吸气模型。Tsujino 等（2005）比较了人类、狗和大鼠气体吸收模拟中常见的气体污染物。

颗粒沉积、扩散、沉降和冲击的机理通常用于计算模型。模型需要以下气道解剖、生理和粒子参数（Yeh and Schum，1980）：气道长度，气道直径，气道分支角，气道角度与重力，气道空气速度，粒子扩散系数，粒径和密度，颗粒坎宁安滑移校正因子。

因此，气道长度、直径、重力倾斜和分叉分支角及气流速度是感兴趣的参数。任何给定动物模型（包括人类）的有用性均可通过定量解剖数据得到增强。

一种新兴的建模技术——计算流体动力学（computational fluid dynamics，

CFD），使用活体动物中气道扫描的真实气道结构中的粒子和气体吸收模型（Kimbell and Subramaniam，2001；Martonen，2001；Oldham，2006）。因为可以使用真实的个体解剖，因此 CFD 方法在支持数据外推中可能是非常强大的。

Weibel（1963a，1963b）在人类气管权树上开创性的形态测量工作已经激活了对几种物种的气道的相似定量测量。表 9.9 列出了已发表的各种哺乳动物呼吸道解剖数据的一些来源。一般来说，人类肺部具有比任何常见实验室动物更对称的气管支气管气道分支。也就是说，一个给定的母管的子分支的直径比在人类中更接近于统一。相比之下，小鼠、大鼠、仓鼠、豚鼠、兔子、雪貂、狗、猴子和马具有明显的不对称分支。人和狗气道的这种差异是显而易见的（图 9.4）。类似的物种差异存在于气道长度和分枝角度（Phalen et al.，1978a；Schlesinger and McFadden，1981；McBride，1991；Phillips and Kaye，1997）。

表 9.9　哺乳动物呼吸道的定量解剖数据

种类	区域测量	参数测量	参考文献
人	气管支气管树,薄壁组织	长度、直径	Weibel，1963a
人	气管支气管树	直径、分支角、长度	Horsfield 等，1971
人、狗、大鼠、仓鼠	气管支气管树	分支角、亲子长度和直径比	Phalen 等，1978a
人	气管支气管树	长度、直径、分支角度、重力角度	Yeh 和 Schum，1980
猴子、狗、鼠	鼻咽区	剖面和周长	Schreider 和 Raabe，1981
兔、驴	主要气管支气管气道	亲子管的直径比	Schlesinger，1980，1985
豚鼠	气管支气管树,薄壁组织	长度、直径	Schreider 和 Hutchens，1979
豚鼠	气管支气管树	长度、直径	Kliment 等，1972
大鼠	气管支气管树	长度、直径、分支角度、重力角度	Yeh 等，1979
小鼠	气管支气管树,薄壁组织	长度、直径	Granito，1971
狗	气管支气管树	长度、直径	Horsfield 等，1982
大鼠	气管支气管树	长度、直径、分支和重力角度	Oldham 等，1994 Oldham 和 Phalen，2002

基于机械沉积方程对气道几何的依赖性，解剖学差异对吸入组分沉积模式的影响可能是显著的（Landahl，1950；Phalen et al.，1990）。Schlesinger（1980）通过对驴和人类主要气管支气管模型的沉积研究直接证明了对颗粒沉积的解剖学影响。在前五代，类似的粒径和空气流在给定的分叉处产生两个或更多的因素的沉积差异。Schlesinger（1985）和 Schlesinger 等（1997）根据他们的研究和文献总结，公布了几种常见实验动物颗粒物、气体和气相沉积（和颗粒物清除）的大量信息。

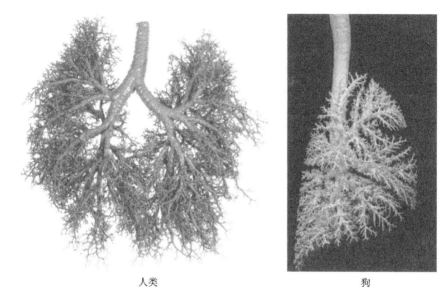

人类   狗

图9.4 人类和狗的气管支气管气道显示出人类具有更对称的分支。在胸腔中制备的硅橡胶铸件是手工修剪去除肺泡的部分。美国新墨西哥州阿尔伯克的吸入毒理学研究所（现在是洛弗瑞斯呼吸研究所）的作者和同事们做了石膏模型

从分析几何学中借鉴了一种比较各种动物气道解剖学的方法。如图9.5所示，空间中点之间的距离可以从它们的坐标计算出来。这个概念被 D. Wilner 和 M. Numamoto 的学生应用到 4 种动物气道解剖结构的比较中。他们使用 2 只白鼬复

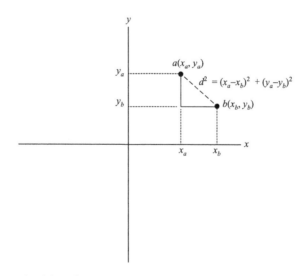

图9.5 空间坐标系中两点 a 和 b 之间的距离是其正交坐标差值平方的和的平方根

制气道模型测量了前五代的气管支气管树长度、直径和分支角度，然后计算了 3 个参数及其标准误差：子对直径比、管长与直径的比值和每个子分支角之间的差（以弧度表示）。利用发表的公开数据，对其他物种也进行了类似的计算。然后将这些值绘制在三维空间中（图 9.6）。每对点之间的计算距离（d）表明，人类与其他物种相距较远，$d = 1.33 \sim 2.36$。最接近人类的物种是白鼬，差异最大的物种是小鼠。如果使用适当的参数并有足够大的数据，那么有希望使用距离参数作为物种选择的一个因素。

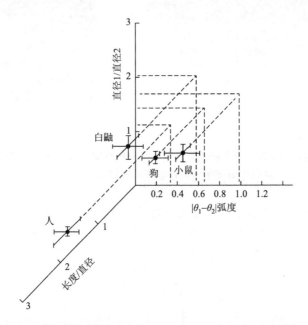

图 9.6　人、白鼬、狗和小鼠气管支气管气道（第 0~第 5 代）的解剖结构比较。由图 9.5 中所示的方法计算出 3 个空间点之间的距离，即人~鼬，1.33；人~狗，1.50；人~鼠，2.36；狗~鼬，0.69；小鼠~鼬，0.61

　　如第 2 章所讨论的，吸入颗粒物沉积的实验数据表明具有类似身体体积的哺乳动物似乎具有相似的总沉积效率。在人类中，似乎存在更大的粒子沉积差异，例如，在类似条件下，"普通"人类和"普通"狗之间存在差异。

　　从 Schreider 和 Raabe（1981）对小鼠、狗和猴子的定量形态测定中看出哺乳动物存在鼻解剖学上的巨大差异（图 9.7）。Zhang 和 Yu（1993）已发表了小型实验动物的粒子沉积方程，并与人类进行了比较。此外，Cheng 等（1990）还测量了大鼠鼻腔内的颗粒沉积。

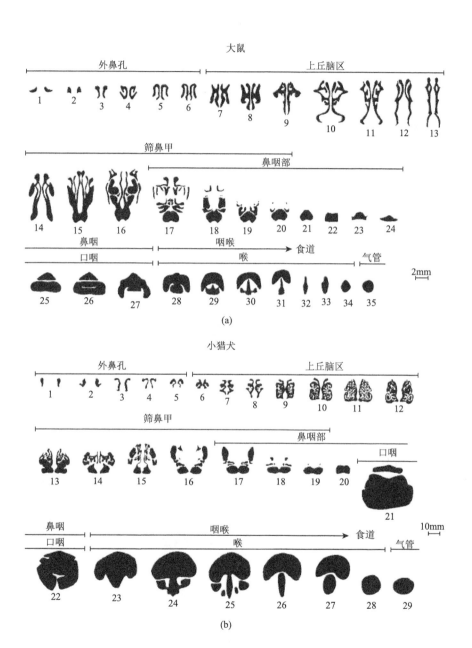

(a)

(b)

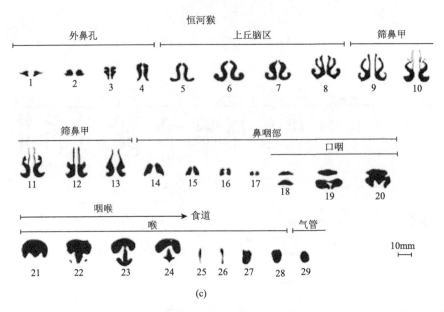

(c)

图 9.7　大鼠（a）、小猎犬（b）和恒河猴（c）鼻咽气道的横截图。Schreider 和 Raabe 给出了
区域和周长。图由 J.P. Schreider 和 O.G. Raabe 提供

资料来源：来自 Wiley-Liss 公司（总公司为 John Wiley & Sons 公司）的 J. P. Schreider 和 O.G. Raabe，Anat. Rec.,
200（2）：195-205，1981. 允许转载

　　Mawdesley-Thomas 等（1970）对几种哺乳动物物种进行了气管解剖学的比较。
表 9.10 是 Mawdesley-Thomas 等（1970）得出的数据，值得注意的是，在啮齿类
动物、家兔、豚鼠、仓鼠、小鼠和大鼠中缺乏气管腺或者只有少量气管腺。作者
得出结论，小型啮齿类动物利于研究杯状细胞，羊是支气管腺体研究的最佳模型。
Parent 的专著有 38 章关于解剖、生理、生物化学和防御机制。Harding 等编辑的
补充卷（2004）用 28 个详细章节涵盖了肺发育和肺衰老，Newton（1995）的综
述有 79 个表格和图形说明吸入研究中动物选择和暴露方法的重要性。

表 9.10　不同物种气管的解剖数据

物种	长度/cm	内直径/mm	杯状细胞数/cm	腺体
狗	10	15	350	+++
狒狒	3.5	5	600	+++
猪	13	10	150	+++
猕猴	6	7	300	++
小鼠	2	2	NR[a]	±
兔	6.5	10	150	−

续表

物种	长度/cm	内直径/mm	杯状细胞数/cm	腺体
豚鼠	3.3	4	600	−
仓鼠	1.5	2	6	−
羊	24	26	300	+++
猫	7	7	600	++++
松鼠猴	2.5	3	150	+
大鼠	3.2	3	8	±
人	11.0	20	200b	+++[b]

a NR = 未报道；

b 差异很大。

资料来源：改编自 Mawdesley-Thomas 等（1970）。

9.5　通用实验室动物模型

传统上有一些物种被用于吸入研究。这种对给定动物的重复使用，往往会使它更加有用，因为人们对这种动物的了解很多，包括它对污染物的反应及适用的处理程序和暴露装置。引入新的动物模型通常是一个缓慢而复杂的过程。2006 年发行的 *ILAR J.*（第 47 卷，第 4 期，2006 年）包含 11 篇有关"实验室中动物实验的准备"的相关论文，包括啮齿动物、兔子、灵长类动物、狗、雪貂和猪。

因为许多类型的吸入研究有用，并且进行了大量的终点测试，考虑仅用一个"最好的动物模型"是不明智的。为了说明选择或评估动物模型的因素，表 9.11 列出了几个有用物种的优点、缺点和特殊性质。表 9.11 是为了说明虽然在任何给定特征中与人的相似性是一个优点，但是请注意，在某些情况下，与人类的相似性也可能是一个缺点。例如，狗和人都有明显的侧支通气途径，使得临床检测其某些类型肺损伤比选择通气量比较低的物种更加困难。

表 9.11　在毒理学研究中常用的几种哺乳动物

哺乳动物	优点	缺点	特别注意点
狗	相对较长的寿命（15 年）。用于慢性研究大小合适、性情温和，人工压力小。很好理解其营养和心理需求。正常生理和形态学已知。天然病状态具多样性。肺气溶胶与人类相似。吸入曝光设备设计可用。作为包括哮喘在内的免疫现象的模型。呼吸支气管气道类似于人类。用作气管黏液运动的模型。肺功能测量模型。相对固定的肺生长和肺衰老。鼻解剖描述良好	需要宽敞的居住空间。护理和喂养昂贵。反研究个人和团体优先选择的目标。肺及鼻解剖与人类不同。可能对吸入的气体相对不敏感	有大的旁路通气。上呼吸道与颈动脉吻合，参与脑部降温

续表

哺乳动物	优点	缺点	特别注意点
雪貂	用于呼吸系统病毒性疾病的模型。有呼吸道细支气管，是小型呼吸道疾病的潜在场所。大量文献将其用于护理、畜牧和生物医学研究。肺功能的数据可用。易于处理，适用面罩和体积扫描器等。气道看起来更像是人类而不是狗。与狗相比，实验室的纯种优质动物便宜。能在跑步机上运作。每胎为 6~10 只	有轻微让人不愉快的气味。在过去的吸入毒理学中没有被广泛使用	对于哺乳动物来说，气管很长且与肺的大小有关，每单位体重的肺容积很大
非人灵长类动物（主要是猴子）	鼻解剖和人类相似。身体大小合适。常用于吸入研究。可用肺功能技术和暴露设备。其长寿的特征适用于时间长的慢性研究。对抗原的呼吸反应与人类哮喘相似。尽管胸部低于人类，但胸壁顺应性比狗或老鼠更接近人类	饲养过程不太规范。初始成本高并缺乏一般可用性。能将严重疾病传染给操作者。肺解剖学与人体不同。不太配合实验。反研究社团的目标	有几个属，特征差别很大。野生动物正在变得稀少，从而增加了繁殖动物的使用
马	长的寿命对慢性研究有帮助。大的身体尺寸使许多操作过程更容易。具有与人类相似的肺结构。慢性肺部疾病与人类相似。能适应面罩和其他吸入设备。有一些形态测量数据在气管支气管树中可用。畜牧和护理都很好理解。许多肺功能特点与人相似	可能与人类在呼吸道病毒疾病中相似	品种差别很大
牛科动物（主要是羊）	气管的杯细胞密度和黏液分泌类似于人类的黏液腺。在气管间隙研究中，绵羊被用作模型。肺功能测量技术可用。羊是过敏性气道反应的模型。在实验室里，羊的天性是被动的，允许在未麻醉的个体上使用各种各样的程序	需要相对较大的饲养空间。有气管支气管	羊有非常多的羊毛
啮齿动物	豚鼠可用作支气管收缩模型。形态学气道模型可用。广泛用于现代吸入研究。豚鼠鼻内气体（臭氧）的吸收可能与人类相似。有关结构和功能方面的相关数据可用。用作粒子间隙的模型。具有肺生化实验的相关文献。适应锻炼和自发的活动研究	对醒着的动物进行肺功能测量很困难，但并非不可能。没有发育良好的呼吸道细支气管。粪食性可以在代谢和其他类型研究中产生人造物。鼻咽解剖学与人类不相似。倾向于混杂有自发的呼吸道感染（特别是老鼠）	豚鼠支气管平滑肌异常丰富。与大型动物相比，啮齿类动物对有毒气体的敏感度更高。短暂的寿命可能是有利的，也可能是不利的

9.5.1　狗

　　狗可能是最古老的家养动物：他们的骨头在石器时代已被发现（Andersen，1970）。近几十年来的趋势是使用来自 A 类供应商的纯种动物（利用其场所进行动物饲养的供应商），而不是具有未知历史和可变健康状态的"流浪狗"和"磅狗"。在美国，小猎犬是吸入研究的最爱。根据 Andersen（1970）的观点，它具有中等身材、中等长度的头发，还包括性情、群体适应性、狗代表性构成及不需要整容手术。小猎犬的优良个性是资本，因为很少需要特别处理，并且大多数程序所受约束最小。然而，在一些研究中更大的狗是首选，如涉及外科的研究和流行病学调查。

必须强调善待狗和所有实验对象的必要性，给予其最大的尊重和善意。这种高贵、合作的动物，通过几个世纪的选择性繁殖形成，能够给予其完整的忠诚和信任。它作为仆人和陪伴者已有悠久历史，在我们的生活和心中占有特殊的位置。不应容忍公众或研究人员对狗的虐待或苛待。虽然实验动物能获得比宠物更好的医疗保健、营养和治疗，但重要的是研究界的声誉不能被少数粗心或不亲切的个人所玷污。科学家必须通过继续坚持研究的最高标准的护理和治疗来保护这一无价的研究课题。

9.5.2 雪貂

雪貂是食肉动物，包含黄鼠狼、貂、獾、臭鼬、水獭等动物。这个小型（成年雄性体重约 1 kg）食肉动物，首先由埃及人（Hahn and Wester，1969 年）驯养，有两个品系，Albino 和 Fitch（深棕色）。它可以被驯服得像狗或猫一样。狗的费用较高，加上使用狗的压力越来越大，人们已经将注意力转向了作为吸入研究模型的白鼬（Boyd and Mangos，1981；Vinegar et al.，1985；Ellington et al.，1990；Maher and DeStefano，2004；McLain et al.，2007）。此外，白鼬与人类对病毒感染的相似性已促使人们对它的使用（Maher and DeStefano，2004）。作者对雌性白化雪貂的经验表明，它们在实验中相对容易处理，愿意在跑步机上跑步。雪貂的肺气道有非常长的气管，这与肺大小相关，其具有单气道分支系统和多个呼吸支气管分支。如图 9.6 所示，其气管支气管树的结构与人的相似性略强于狗。此外，相对较大的产仔数和适度的居住空间要求，对需要大量研究动物数目的实验是很有价值的。Ball 发表了一篇关于实验室雪貂使用情况的综述（Ball，2006），《实验动物科学》{35[3]，1985}中共有 18 篇关于研究白鼬的论文，其中包括关于白鼬解剖学、生物学、生理学及行为学等的 600 篇参考文献。

9.5.3 非人灵长类动物

哺乳动物中的灵长类动物（顶级哺乳动物）包含人类、类人猿（猩猩、黑猩猩、大猩猩和吉本斯）、猴子（疣猴、长尾、手尾和犬面）、狒狒、狨猴、眼镜猴、狐猴、懒猴和树鼩。猴子和体型较小的狒狒是毒理学研究的常见受试者。理论上，大自然中发现的大量猴子为吸入毒理学家提供了大量潜在的模型。然而，可用性、成本和其他实际因素很大地限制了实际使用的类型（Patterson and Carrion，2005）。猕猴（猕猴属）包括一些在生物医学研究中常使用的物种，是中等大小的四肢粗壮的猴子。猕猴包括帽猴、残尾猴、恒河猴、巴巴猿、食蟹猴等物种。Castleman及其同事（1979）讨论了非人灵长类动物在环境污染研究中的应用。这些研究人员积极参与吸入研究，探讨猕猴小气道的性质和呼吸力学特性。他们的结论是"人与猕猴之间的呼吸细支气管的代数和数量是相似的"，并且相比于狗或小啮齿动物，猕猴胸围壁顺应性跟人的更接近。此外，许多其他方面与人类的相似性使得非灵长类动物成为疫苗开发的重要资源（Waag et al.，1999；Phipps et al.，2004；Patterson and Carrion，2005；Hobbs et al.，2006；Lawler et al.，2006）。*ILAR J.*{47[4]，2006}有 3 篇与非人类灵长类动物研究相关的论文。

9.3.4　马

同斑马和驴一样，马同样为马属。马被用于吸入研究主要考虑两个因素：亚肉眼肺解剖结构与人类相似（McLaughlin et al.，1961a，1961b；Tyler and Julian，1991），并且人们认为马发生的几种呼吸系统疾病与人类相似（Garner et al.，1971；Mauderly，1974a；Cook，1976；McPherson et al.，1979）。这两个特征可能是相关的，因为具有类似肺解剖特征的哺乳动物会表现出类似的病理生理现象。马的大小尺寸和性情差异很大，但是当清醒时，它们需要头部运动自由。人们发现这些马和驴子在吸入研究环境中都是温顺的（Garner et al.，1971；Albert et al.，1974；Mauderly，1974a）。它们的体积大小有助于实施许多在小型哺乳动物中不可行的实验过程。

肺功能和颗粒清除数据显示个体与个体之间的差异远大于近交系实验动物。因此，马是最适合用于那些暴露前参数与对应的暴露后参数相比较的研究。

9.5.5　脊椎动物

牛科包含近 50 个属，超过 100 个品种动物，这其中有羚羊、山羊、绵羊、牛、水牛和家畜。虽然牛和山羊被用于生物医学研究，但绵羊在已发表的吸入毒理学文献中更为常见。羊的不抵抗、耐受的性格及其体型易操控都有助于实现其实验价值。Mawdesley-Thomas 等（1970）从 12 只经查验过的哺乳动物中选出了羔羊作为刺激物对支气管和气管腺的作用的模型。Sackner 等（1981）研究了绵羊耐受支气管镜手术的能力，使绵羊更容易作为空气污染物对气管清除率影响的模型。而且，山羊已被用作烟雾损伤模型（Walker et al.，1981），小牛已被用于气溶胶沉积和清除研究（Jones and Bull，1986；Diesel et al.，1991）。

9.5.6 啮齿动物

啮齿目有近 30 科,其中许多为生物医学实验室所使用,如恰当的大鼠、小鼠、袋鼠、仓鼠、沙鼠和豚鼠(包括天竺鼠)。它们在研究中的广泛应用产生了大量文献资料,涵盖了它们的行为学、生物化学、解剖学、生理学、妊娠、生长、疾病和畜牧业。它们可以从信誉良好的供应商处获得,具有特定的特征,包括特定的遗传缺陷和抗性或易受特定疾病或毒性物质的影响。大多数实验室啮齿动物易于处理、安置和维护。啮齿类动物常用于需要大量的动物的研究。他们在吸入研究中的主要缺点来自于其短而相对较宽的气道、缺乏呼吸性细支气管的倾向及它们倾向于发生呼吸道肺部感染。此外,豚鼠以其极端的支气管收缩倾向而闻名,一些人认为这是一个缺点,但是 Amdur 和同事们(1958,1978a,1978b)以此来对吸入性支气管刺激物进行排序和其他研究。高剂量时,大鼠也患有颗粒清除失败(颗粒过载)的倾向(Morrow,1988;Mauderly and McCunney,1996),这能够产生不真实的反应。

在吸入研究中不必列出啮齿动物的所有用途,因为基本上它们已被用于各种类型的终点测试,包括致死率、学习和行为改变、病毒或细菌攻击后的感染性、致畸性、致癌性、致突变性、生育力、免疫学、支气管反应性、生长、代谢改变、呼吸道清除等。当然,表 9.11 中的内容并不完整。读者可参阅毒理学研究中关于啮齿动物进行了具体讨论的《人类毒理学手册》(Massaro,1997)和《毒理学动物模型》(Gad,2007a)。基因改造(转基因和敲除)啮齿动物的可行性进一步增加了啮齿动物模型在吸入研究中的重要性(Costa and Kodavanti,2003;Bridges and Weaver,2006)。啮齿动物在毒理学研究方面较长的历史、遗传变异的可用性及许多优点,无疑地使得它们将继续得到广泛的应用。

9.5.7 其他哺乳类动物

兔形目包括两个科:其中一个是兔科,包括 9 个属,这其中包括野兔和家兔。虽然许多人认为家兔和野兔是啮齿动物,但动物学家将它们分开。家兔被用于研究,原因是它更适合于啮齿动物。此外,它们通常比大多数啮齿动物更温和,更方便。兔子可提供较大的血液和组织样品,这使得兔子有时被用于需要连续血液学评估和大量肺巨噬细胞(或使用肺灌洗获得的其他细胞和非细胞材料)的研究中。它们也可用作新生儿通气的模型(O'Callaghan et al.,1992;Fok et al.,1997)。

家猫是一种食肉动物,由于其饲养管理熟悉和为众人所熟知,已被研究人员广泛使用。其在吸入研究中的应用包括喉淋巴反射研究(Szereda-Przestaszewska and Widdicombe，1973）、黏液纤毛清除研究（Adler et al.，1973）和过敏性哮喘研究（Reinero et al.，2004）。

家养猪（*Sus scrofa domesticus*）由于与人类在许多方面的相似性，被广泛用于训练、检测和医学研究。吸入相关用途包括肺移植（Warnecke et al.，2006）、吸入性损伤[包括液体通气治疗（Fitzpatrick et al.，1997）]、肺部感染（Hensel et al.，1993）、免疫逻辑发展（Butler et al.，2006）、运动生理学（McKirnan et al.，1986）等。由于体型大的猪难以处理，目前已经开发了微型变异体（Koch et al.，2001；Gad et al.，2007a）。虽然它们是生物医学研究和测试中的宝贵模型，但其叫声和操控难度也是有目共睹的。在实验室中，处理这些动物的专家应在猪完全清醒之前动手。

吸入毒理学中引入新动物模型的潜力很大。这主要是由于每个广泛使用的模型都具有特定的缺点。然而，不应对新的动物模型进行无谓的尝试。首先应该充分了解其正常的解剖学、生理学及变异性。同时，应严格控制和熟悉动物健康状况。此外，还必须有可被证明的标准化动物处理方法，以及对感兴趣材料的暴露方法和对动物反应的可量化方法。

第10章　准则与条例

10.1　引　　言

为了保护某方利益，法律和规则通常会受到影响。个人、机构、团体和实验动物权益受立法和规则的保护。美国（U.S.）相应的法律有《职业安全与健康法》、《良好实验室规范法》和《动物福利法》。目前，毒理学家关心的国内法规和国际法规已经被修订（Merrill，2003；Gad，2007b），这些规则的颁布可用于应对那些由真实情况而激发的愤怒或可感知的不负责任行为。

一个例证便是来自1976年11月19日星期五"联邦公报"第41卷第225号的引文部分，该引证来自美国食品和药品监督管理局（FDA）拟议的良好实验室规范（GLP）的"引言"部分。在副标题"问题声明"下，文字描述了制药企业和私立检测实验室的八种欺诈行为。

"最近，FDA在非临床实验室正在进行的研究中发现了重大的问题。在对主要制药企业的检测设备和几家个人协议检测设备及由FDA内部主导的染料添加剂毒性研究检查中发现了缺陷性问题。然而，这个问题有多普遍或多严重，当时并不知道。但FDA机构担心的是，报告数据在质量性和完整性方面的严重差异可能比之前预期的程度和范围更大。以下便是动物测试程序中已观察到的重要的缺陷。

（1）实验考虑不周，操作粗心，或不准确的分析、报告。例如，FDA发现，某些研究的原始解剖记录不可用，或者在尸体解剖实验完成几年后，明显地将该原始记录转移到新记录当中；提交给机构的病理报告与原有的尸检记录不一致；组织切片的显微镜观察由多位病理学家完成，但每人得出不同的结论，最终只提交有利于药物的结论给该官方机构。尽管记录是对研究进行合理分析的必要条件，但是在一项长期毒性和致癌性研究中，并没有针对任何一个动物的一套完整记录。同样，在一项长期毒性和致癌性研究中，该方案需要对动物进行日常身体检查，但该实验机构无法找到任何记录来表明进行了这些检查。

（2）技术人员并不知道遵守方案、准确观察、正确管理检测物质及准确保存记录和抄写记录的重要性。这些缺陷的例子包括：企业的某些员工无法解释用于记录数据的过程；实验室的观察记录既未注明日期也未签字；职员无法解释原始数据与提交给相应管理机构最终报告之间的差异；有些动物按正常的动物一样被观察并记录为各种实验因素，包括外表、意识、食欲和口渴，实际上它们已经死亡，并且正在研究的药物以不能确定动物实际摄取所需剂量多少（如果有的话）的方式施用于动物。

（3）管理人员没有严格审阅不确定性数据及合理监督全体人员。例如，在一项关于大鼠的毒性研究中，管理员未意识到组织总体已经开始变化，这惊人的变化被发现时已将近4~8个月了。在另一项研究中，一种药物已被确定为致癌物，但这一信息并没有及时报告给相应机构。

（4）由于方案的设计不允许对所有可用数据进行评估，便削弱了研究的价值。在一种情况下，方案中要求查看所有高剂量和对照动物致瘤性的方案，而该方案并不要求观察所有低剂量和中等剂量的动物情况。

（5）对于参与研究人员的科研资质及充分训练并不能够有所保证。在一家进行了繁殖和畸形学研究的公司中，实验室人员由一名资深科学家监督，而这名科学家并没有适合的资格或背景来进行与监督这些关键研究。另一种情况是，选用没有经过适当培训的人员进行尸体剖检，结果却被检阅工作的资深科学家所认可。

（6）人们忽视了观察合适的实验室、动物护理和数据管理程序的必要性。这些缺陷是：治疗和操作动物未被正确地鉴定；动物的称重没有准确记录；动物全部被安排好了，但数月未进行剖检；一项研究终止了，因为与研究中的药物无关的疾病杀死了研究中的大多数动物，然而却没有任何关于动物病症的记录；当动物还在实验室的时候，喷洒或雾喷农药。

（7）赞助商未能充分监测实验室进行的全部或部分研究。例如：协议实验室未能对病变进行组织病理学检查，虽然在协议中已经要求过这一点，但管理者却未能充分监测这项研究；在协议实验室完成的一项研究中，尽管管理层对该研究的行为存在严重怀疑，但他们从未对实验操作者提出任何质疑或任何控制；在协议实验室进行的另一项研究中，对协议实验室的原始记录的审查表明，这些组织样本从来没有被收集，FDA却被告知他们已经通过组织病理学检查了动物组织；而在协议实验室进行的另一项研究中，动物出现广泛自溶，因此该研究不应被承认，但最终的研究报告没有提及这一事实。

（8）公司在向FDA提交报告之前，并未系统地对非临床实验室研究报告中科学数据的准确性和完整性进行验证。这种失败的例子包括：个别机构的病原体病理学摘要与病理学检查的总体观察结果存在重大差异；同一研究向FDA提交时，报告进程不一致；一家公司提交研究时使用错误的数据和错误的动物识别号，这些错误的动物识别号很容易被机构发现，但这些数据和动物识别码却没有被管理人员检查发现。

因此，GLP诞生了。有关美国和国际GLP及其要求的描述，请参阅Cwiertniewicz（2005）。

同样地，考虑到伦理审查、监督和进行人类科目的研究，滥用特权是严格的联邦条例形成的推动力。这种滥用主要发生在德国纳粹和美国的医生手中。显然，这次滥用者的动机不是经济方面的，而更多是政治、社会和生物医学信息相关的需求。Thomson 等委员会报告（1981）的一部分摘录可以作为在美国制定人权保护立法的研究的例证。

"1932 年 10 月，美国公共卫生署在亚拉巴马州梅肯县开展了 399 名人类受试者的实验。这些人是黑人、穷人和受教育程度低的人；此外，他们有梅毒。实验的目的是跟踪梅毒对未治疗的黑人男性的影响。为了鼓励参与，受试者被引导性地相信他们正在接受治疗。事实上，他们并未被治疗；他们的症状通过定期体检被记录，并在死亡后进行尸检。1972 年，由于一些受试者还没有死，公众第一次了解到这个实验时（现在被称为塔斯基吉研究），该实验还在继续中。

有争议的是，在 1932 年可用于梅毒的治疗方法不是特别有效，而且治疗本身很危险，这主要包括两个方面：①尽管 1940 年青霉素已被用于治疗梅毒，但 1972 年，幸存者仍在接受治疗；②1932 年的梅毒患者接受了治疗，但他们被告知没有患病而被阻止治疗。

毫无疑问，公众的愤怒对这项实验研究起着重要的作用，其促使对 20 世纪 70 年代要开发的有关人类主题的研究有了严格的联邦法规。

教训是明确的：那些行为上不负责任和不道德的人将刺激限制性立法，而立法将同样地适用于恶棍和英雄。

10.2 准则和条例

准则通常是源于专业协会的自发性标准，被广泛出版，并由该领域的专家组成工作组进行更新。而条例是强制性的，由政府机构强制执行，即使在面对相关的新知识时，也不常被修改。准则和条例是基于对它们适用的人的不同假设。准则是基于一种信任，个体以这种信任为基础，从而真诚地行事，并欢迎理事会和准则为其提供的额外信息。条例通常是根据受影响人不会真诚地自发行事的假设而制定的。事实上，是以处罚的威胁来预防人们受伤害。在某些情况下，准则优于条例，而在其他情况下则相反。以提供利他服务为主要动机的个人应得到知识渊博的专家的指导，而主要动机是自我服务的个人当然需要监管。

从事研究的科学家受到社会的委托，在创新知识方面具有独特的领导作用。他们接受了规范的培训，以证明自己有能力发展科学知识和培养像他们一样的科学家来履行这一角色。生产知识的责任必须掌握在一个组织内受过训练的专门人员手中，以保留从过去错误中吸取的经验教训。个人培训、维持和传授关键知识的传统，对于科学来说是必不可少的，尤其是吸入毒物学。科学家不应该依赖立法来说明他们如何在自己的研究领域中产生知识。如果一个研究者训练不足或缺乏经验，则无法决定如何做研究，他们就不应该尝试这项研究。对所应用的技术、相关现象和他们的研究增加科学知识的方式来说，没有什么比稳固和深入理解更重要的了。在大多数情况下，准则比追求知识的法规更有价值。但是，也必须严格遵守各种适用的条例。

10.2　实验室人员保护

这些年来，美国为改善劳动人民的健康而进行了间歇性的尝试。

在第 91 届国会参议院劳工小组委员会主席哈里森·威廉姆斯（新泽西州民主党人）、参议员威廉·史泰（William Steiger）（威斯康星州共和党）与职业安全部门的合作下，这一不懈的努力终于有了结果。1970 年 12 月 29 日，在理查德·尼克松总统的办公桌上，《职业安全与健康法案》作为职业健康和安全法（公法 91-596）被签署成为法律。在实施时，国家安全理事会计算，每年因工伤事故有超过 14000人遇害，而总统职业安全及健康报告估计"每年可能有多达十万人死于职业病"。

《职业安全和健康法案》的目标是确保美国就业男女的安全和健康的工作条件。这一权力是由美国宪法商业条款（第一条第八款）派生，它授权国会调控几个州的商业规范并提供一些福利。《职业安全和健康法案》适用于影响州际贸易的所有企业，除了另一家联邦机构监管的企业，如煤矿、金属矿山、铁路和原子能设施。除了上述《职业安全和健康法案》的管辖范围之外，许多其他国家根据《职业安全和健康法案》建立了一项职业安全和健康管理计划（基于法案的另一要素）规定国家承担职业安全与卫生行政及执法责任（第二部分）。该法案建立了职业安全与健康管理局（OSHA）制定和执行标准；国家职业安全与健康研究所（NIOSH）提供信息、建议和培训；美国职业安全卫生检查委员会解决纠纷（Bingham，1992）。

这些标准不一定适用于实验室，但适用于一般工作场所。因此，在符合管辖权要求及联邦或州职业安全卫生法规的情况下，实验室必须符合《职业安全和健康法案》适用标准的要求。例如，已经颁布了一些标准以控制对特定致癌物的接触，这些致癌物质需要医疗监测计划、防护服、呼吸设备及其他确定的工业卫生控制措施。因此，每个实验室应审查适用的法律，以确保合规。

有关保护实验室人员的这些有用的条例，建立在实物的基础上，以出版物的形式呈现出来，如 NIOSH《化学危害指南》（NIOSH，2005）、NIOSH/OSHA/DOE《化学危害职业健康指南》（OSHA，2007）、《职业工业材料的危险特性》（Lewis，2000，第 10 版）和政府的美国会议工业卫生的 TLV® 和 BEIS®（ACGIH® 2007）。

有关疾病风险的信息，请参阅《人畜共患病和人与动物共同传染病》（Acha and Szyfres，2001，2003）。生物安全水平 1-4 可以咨询安全微生物和生物医学实验室研究（BMBL）（CDC，2007）。此外，《实验动物护理和使用指南》（ILAR，1996）描述了与实验室动物相关工作人员的职业健康和安全计划的要素。

10.4 研究对象的保护

10.4.1 人类受试者

对人类志愿者进行暴露实验前，应充分了解吸入风险。对于有毒物质的反应，物种差异的例子很多，因此，希望得到关于人类和非人类主体的数据（有时候，即使是在一个人身上获得的数据也不能很好地推断出其他人的情况）。遵循道德而获取所需信息涉及平衡科学无知与实验中的风险的问题。

近代对人类研究对象法律保护的刺激源于德国纳粹政权对罪犯的医学实验。第二次世界大战后不久，起草了"纽伦堡原则"（表 10.1）。虽然该守则不是法律标准，但它为参与人体实验的研究人员提供了一般的道德准则。在美国，这些国际的文章已经被修改，涵盖了不能给予知情同意的受试者，必须经由监护人和保管人同意的条款。

表 10.1 纽伦堡原则

（1）受试者必须自愿同意。要确保知情同意书的质量，这种确保质量的义务和责任依赖于每个启动、指导或从事该实验的个人。这是一种个人的义务和责任，不能被委托[a]

（2）实践应该是为了社会的利益而产生有效益的结果，不能用其他方法或手段研究，更不能进行随意的和不必要的实验

（3）实验应该是基于动物实验的结果和对疾病发展自然史或正在研究的其他问题的了解而设计的，预期的结果将证明实验的正确性

（4）实验进行必须力求避免肉体和精神上的不必要的痛苦和伤害

（5）如果能预判死亡或致残性的伤害会发生，就不应该进行实验；除非某些实验医生自己也作为实验的受试者

（6）要采取的风险程度不应超过实验要解决的问题的人道主义重要性的程度

（7）应做好充分的准备工作，并提供足够的设施，以保护实验对象，排除伤害、伤残或死亡的可能性

（8）实验只能由科学人才（受过专业训练）进行。无论是参与实验还是从事实验的所有阶段的人，都要有极高的技术和谨慎性

（9）在实验过程中，如果实验对象的身体或精神状态达到了他认为不可能再继续进行实验的程度，他有停止实验的自由

（10）在实验过程中，主持实验的科学工作者，如果他有充分理由相信即使操作是诚心诚意的，技术也是高超的，判断是审慎的，但是实验继续进行，受试者照样还要出现创伤、残废和死亡的时候，必须随时中断实验

a 涉及无法给予同意的人类受试者的项目，则需要具有法律效力的监护人的知情同意。

1974 年，卫生部、教育和福利部（the Department of Health, Education and Welfare, DHEW）颁布了联邦条例，目的是"对于一些有风险的实验，在 DHEW 的合约和基金的支持下，保证受试者的权利和福利"。FDA 对药品和医疗器械的测试也有类似的规定。美国卫生与公众服务部（HHS）的人类研究保护办公室（OHRP）对人类的受试者相关的研究出示了相应的管理规定。OHRP 不断发展的政策可以在 HHS 上查到（www.hhs.gov/ohrp/assurances/）。

国家或其他地方法规可能也存在相应的内容，以涵盖在管辖范围内使用人类受试者的实验。加利福尼亚州于 1979 年颁布立法，涉及国内进行的所有人体医学实验。例如，这些国家法律规定，"医学调查"中的每一个受试者都应得到一个实验对象权利法案的副本（表 10.2）。像大学这样的机构可能也会附加一些独特的地方性要求。本节的其余部分将涵盖 HHS 和 FDA 关于保护受资助或受管制研究的人类研究课题的规定。条例不是一成不变的，而是定期修订、补充和修改的。

表 10.2　实验对象的权利法案（加利福尼亚大学尔湾分校提供受试者样本）

任何在医学实验中作为受试者的人或者被要求代表受试者同意的人都享有以下权利：

（1）应被告知研究的目的是什么

（2）被告知在研究中会发生什么，以及过程、药物或装置是否与标准实践中使用的不同

（3）被告知有关的风险、副作用或可能发生的不适

（4）被告知是否能从参与中获得利益，如果是的话，利益是什么

（5）被告知拥有的其他选择，以及这些选择可能比相关研究更好还是更差

（6）允许在同意参与研究之前和在研究过程中提出有关研究的任何问题

（7）如果有什么并发症出现，请告诉有什么样的医疗方法

（8）在开始研究之前或之后，拒绝参加将不会影响接受标准医疗服务的权利

（9）收到签字和日期的同意书副本

（10）要考虑同意参与这项研究的时候是否是毫无压力的

审查、批准和监督人类研究的责任在机构审查委员会（IRBs）的手中，这些委员会对成员资格、评审表现和记录保持有明确的要求。此外，联邦法规明确地规定了调查人员必须获得每个受试者的知情同意。

IRBs 必须至少有 5 名成员，保证具有足够的多样性和专业知识来审查其机构的研究方案。董事会不得仅由 1 名专业的成员组成，至少有 1 名非科学家和至少 1 名不属于该机构的成员。以下是 IRBs 的主要功能：

（1）要进行审查，必要时进行修改、批准或不批准研究；

（2）至少每年进行一次复审，必要时暂停或终止该项目；

（3）对于任何严重或坚持不服从的调查者，或非预期的对受试者造成的严重危害，应向机构和联邦官员报告。

在对一个研究项目进行评审时，IRBs 必须确定以下所有内容都是合格的：

（1）对象的选择是公平的；

（2）风险最小化；

（3）受试者预期利益相关的风险与获得知识的重要性相关的风险都应是合理的；

（4）在适当情况下，应征求每一位或其法定监护人的知情同意；

（5）知情同意书应妥善记录；

（6）适当时，研究计划包括对所收集的数据监测，以确保受试者的安全；

（7）有足够的条款保护受试者的隐私，并保持数据的机密性；

（8）满足保护胎儿、孕妇、儿童、囚犯、精神残疾者及其他弱势群体的其他规定。

知情同意必须从每个受试者或其法定监护人处获得（除非放弃），并且必须包括以下要素：

（1）一份研究活动涉及的声明；

（2）对目的、期限和实验过程的解释；

（3）对于任何可预见的风险或对该主题的不适的描述；

（4）对主题或其他方面的任何利益的描述；

（5）提出可能对该主题有利的任何替代步骤（如果有的话）；

（6）关于保密机密程度的声明；

（7）对研究对象（或其代表）可能随时提出的任何问题的答复；

（8）如果风险超过最小限度，说明治疗的有效性，如发生损害，应给予赔偿；

（9）出现问题、伤害时，应联系谁；

（10）一份关于参与是自愿的，拒绝参与（或不再继续参与）受试者不承担罚款或利益损失的声明。

该列表仅包含最低要求，在特定情况下可能需要其他要求。例如，该事项的任何费用必须包括在知情同意书中。

紧跟不断变化的法规，是一个具有挑战性的任务。IRBs：每年出版六次的《伦理学和人类研究》是一个在这方面有用的出版物。

Kennedy（1963）描述了人类研究的特殊法律方面，Kennedy（洛杉矶法律顾问办公室的法律工作人员）分析了执行人体吸入研究的研究人员的责任。在调查员方面，显然需要这样的研究，以及"洛杉矶法律允许一个有知识的人来决定他是否愿意成为人类豚鼠"这一事实。他还指出，研究对象疾病的预先存在不会以任何主要方式改变法律问题。如果他们在进行实验或提供适合于风险程度的保障措施时，研究人员不能免除责任。在后一方面，Kennedy 建议研究人员和律师就研究中可能出现的最可能的情况进行讨论。

Hackney 博士（之前为南加州大学兰乔洛斯阿米戈斯医院校园环境卫生处处长，唐尼医学院）特别积极参与人体空气污染吸入研究。他的实验室采用了一套特殊的道德准则。这些准则（表 10.3）可能比通常需要的更严格，作为使用人类受试者进入吸入研究领域的人员的初始模型。

表 10.3　兰乔洛斯阿米戈斯医院在进行人体吸入研究中采用的道德准则

A. 暴露

（1）污染物浓度不大于同类受试者所经历的正常环境浓度（社区或工业环境，这取决于研究目的）

（2）根据所有可用信息，公示必须能够产生易于逆转的健康影响

B. 受试者

（1）预期的受试者必须体检合格，在参与前给予其知情同意书

（2）参与的个人或社会的利益必须与发生的风险成正比。对个人的利益可能是经济（我们尝试通过仅为适用的时间提供适当的补偿来尽量减少这一方面）的形式，或者可以是关于受试者个人健康信息的形式，即他的敏感性或不敏感性。在这个意义上，实验研究类似于敏感性皮肤测试或运动压力下的心脏测试

（3）在实验暴露过程中，每位受试者的病情被连续监测，训练有素的观察员不断监测心电图，医生和紧急复苏设备随时可用

（4）在任何给定的实验协议下，研究人员都是第一批受试者

资料来源：来自 Hackney，Linn 和 Bell，个人通讯，1977 年。

10.4.2　实验动物

在吸入毒物学研究中使用实验室动物显然是有必要的，它在发展和不断完善有关空气传播物的毒性影响和作用模式方面发挥重要作用。正如关于人类受试者的研究一样，道德上的考虑也是为了平衡科学风险和医学疼痛风险及实验动物的不适风险。

与动物保护有关的第一部法律是 1822 年颁布的《英国反酷刑法》。从那时起，世界各地组织了数百个专门保护动物的协会。在美国，所有州都将残忍对待动物作为刑事犯罪，警察、警长或特别官员负责强制执行。

除了为保护动物制定的许多常规法律之外，美国国会在 1966 年通过了"公民法"第 89-544 号（《实验动物福利法》），建立"运输、销售和处理狗、猫和某些其他用于研究和实验的动物"的法规。最初的法案主要针对涉及非人类灵长类动物、狗、猫、兔子、豚鼠和仓鼠的经销商，但多年来已经修订多次，可适用于研究实验室中的许多其他物种。美国农业部执行和管理《动物福利法》（《美国法典》第 7 卷第 54 章第 2131～2159 节）。1985 年 11 月，美国国会通过 99-158 年公法，

制定了特别适用于联邦政府资助的动物研究的附加法规。《公共卫生服务政策的人道关怀和实验动物的使用》（修订于 2002 年 8 月）使得动物福利法案扩大至所有脊椎动物的范围，由隶属于卫生与公众服务部（HHS）的国立卫生研究院的实验动物福利局（OLAW）办公室施行和管理。国际医学科学组织理事会（CIOMS）也制定了涉及动物研究的准则。研究中动物护理和使用机构层级监督由动物管理和使用委员会（IACUC）提供；动物福利法和公共卫生服务政策明确规定了这些委员会的成员资格，以及记录保存和审查程序的要求。

独立于美国实验动物科学协会（AALAS）的科学界在 1959 年审查了实验动物护理和使用所涉及的道德规范。此后，AALAS 任命了一个标准委员会，目的是护理实验动物。美国公共卫生局（USPHS）提供了必要的财政支持，从而在 1963年出版了《实验动物设施与护理准则》。自那时以来，此准则已被修订多次（1965年、1968 年、1972 年、1978 年、1985 年和 1996 年），现在由华盛顿特区国家科学院出版社出版，标题为"实验动物护理和使用准则"（ILAR，1996）。本准则由国家研究理事会实验动物资源研究所编写，在接受美国国立卫生研究院（NIH）的研究经费之前，机构必须保证其承诺遵守测试、研究和训练的脊椎动物的使用和护理标准和原则。这些标准（表 10.4）涉及有关动物研究的人员、研究行为、设施和运输。这些标准和准则实际上是所有从事动物实验的人都应所遵循的。

表 10.4　美国政府在测试、研究和培训中使用和护理脊椎动物的标准（简称）

（1）运输、维护和使用的动物应参照动物福利法和其他适用的联邦法律、法规和政策 [a]

（2）在设计和执行动物相关手续的时候应适当考虑到它们与人或动物健康、提高知识或有益于社会方面的相关性

（3）根据实验的过程，应选择最合适的种类和品质，并以最小的数量获得有效结果

（4）必须正确使用动物，包括避免或尽可能减少其不适、痛苦和压迫，符合健全的科学实践

（5）动物的手术可能引起短暂的或轻微的疼痛或伤害，应该用适当的镇静、镇痛或麻醉来进行。外科手术或其他疼痛手术不应对未麻醉的动物使用化学试剂使其瘫痪

（6）如果合适的话，动物在手术结束时就应被杀死，否则将遭受严重的或持续且无法减轻的疼痛或痛苦

（7）动物的生活条件应适合其物种，并有助于其健康和舒适。通常，用于生物医学目的所有动物的住处、喂养和照料必须由兽医或其他经过培训和科学家进行指导，合理地照顾、处理并使用正在使用或研究的物种

（8）研究人员和其他人对实验动物的操作规程有适当的资格和经验

（9）如果需要提供与这些原则有关的例外情况，则不应直接由研究人员直接负责，但应适当顾及标准Ⅱ，由合适的审查小组（如机构动物护理和使用委员会）作出决定

　　a 在这些原则的指导下，读者可参考由国家科学院动物资源研究所（ILAR，1996）所准备的实验室动物的护理和使用指南。

准则范围的不断扩大，与新资料和有关动物治疗不断变化的观点相对应。

1996 年版包括：兽医护理、职业健康、居住、运动、约束、害虫和气味控制、餐饮、寝具、水、紧急规定、周末和假期护理的规定、隔离、疾病控制和治疗、物种分离、麻醉和疼痛控制、手术、术后护理、安乐死、人员资格、通风、照明、噪声控制、空间建议、培训计划和相关的联邦法律和政策。表 8.1 是准则关于各种物种的住房空间建议的摘录。

　　参与吸入研究的调查人员应了解并负责执行"准则"和"标准"的建议。否则不仅会导致与同行和公众的冲突，也可能会影响研究的有效性。如第 5 章所述，动物对吸入物质的反应可以在暴露期之前、期间和之后的居住和护理条件下进行修改。在长期研究中，建议暴露条件应尽可能符合准则中规定的居住条件。此外，公众的情绪及日益严格的立法压力似乎越来越难满足研究者的需求。在这方面，最好的保护是在教育立法者和公众方面发挥领导作用，提高研究动物的福利。

　　有关实验动物护理和管理的更多信息，应参考"准则"的更新及当前版本的《默克兽医手册》（2006 年第 50 版）。此外，目前动物研究人员关注的期刊包括：实验动物（Lab Animal）；实验动物（Laboratory Animals）；ILAR 杂志；美国实验动物科学协会的杂志。

10.5　吸入毒性测试指南

　　尽管有一些机构参与了出版准则和强制性吸入测试程序（Gross，1981；Shoaf，1994；Derelanko，1995），但吸入暴露的复杂性和多样性可能使得这些程序在实际的研究中无法实行。尽管如此，美国环境保护署（美国联邦杀虫剂、杀菌剂和灭鼠剂法、FIFRA）的杀虫剂检测指南、化学品检测准则［有毒物质管理法（TSCA）的要求］、机构间监管联络组（IRL）、经济合作与发展组织（OECD）和其他实体已经出版了一些必须在某些研究中应用的准则（Pauluhn et al.，1988；Dorato and Wolff，1991；Fogle，1995；Whalan et al.，2006）。表 10.5 和表 10.6 描述了一些应用于人类暴露的物质的规定性实验情况。

表 10.5　联邦法规所要求的可能导致人体吸入风险的管制化学品的吸入研究类型

急性试验

目的：LC_{50}（半数致死浓度），其统计学不确定度（95%置信区间），以及剂量-反应曲线和斜率

接触：一次 4 h 染毒或时间更长，持续 14 天染毒后观察

动物：大鼠或批准的可替代动物，每个剂量水平下至少 5 个单一性别的动物，不需要对照

限制性测试：如果 5 mg/L 气溶胶浓度下 4 h 不产生死亡结果，则不需要额外的急性吸入测试

续表

急性试验

尸体剖检：需要重视所有存活动物的呼吸道损伤结果

亚慢性实验

目的：寻找无毒效应的可吸入物质在空气中的浓度

暴露时间：14 天、28 天或 90 天，每天 6 h 或更长时间，每周 5 天或更长时间

动物：大鼠或被认可的替代动物，终止时每个暴露剂量水平的每种性别至少 10 只动物。设对照组

临床试验：血液学、血液化学、尿液分析，以及可能的其他检测

尸体剖检：对内脏整体性检查，器官重量和组织病理学检查

慢性实验

目的：定义长期重复暴露引起的毒性反应，找到无毒效应的暴露浓度

暴露时间：至少 1 年。啮齿类动物：至少 6 h/天，至少 5 天/周。

动物：通常是大鼠，在暴露开始时，每个暴露剂量水平下，每种性别中至少有 20 个动物。设对照组

临床测试：必须

尸体剖检和组织病理学：必须

表 10.6　成套毒性实验方案

急性实验	慢性实验
口服 LD_{50}	12 个月至终身口服、皮肤、吸入
吸入 LC	终身致瘤性皮肤 LD_{50}
皮肤过敏	
眼睛刺激	
迟发性神经毒性	
皮肤过敏性致敏实验	
亚慢性实验	综合实验
90 天口服	毒代动力学/代谢
14 天、28 天和 90 天皮肤	免疫毒性
28 天和 90 天吸入	行为的
90 天神经毒性	短期的
畸形学	步序的
生殖毒性（2~3 代）	
围产期	

资料来源：Gross（1981）。

当不需要对颁布的测试方案尽责时，吸入毒理学家可以自由设计和进行研究，以解决具体问题/感兴趣的事情。有资质、有经验的科学家对吸入研究指南发表了大量的报告。例如，Donaldson 等（2007）描述了测试吸入颗粒物的推荐方法。它们涵盖影响颗粒物毒性的因素、表征暴露的方法和毒性评估。同样，Gad（2006）也提出了吸入药物的安全性评估的建议，Hahn（1999）为进行慢性致癌物吸入研究提供了指导。

McClellan（1999）描述了获取信息以支持法规和风险评估需求的理由和方法。除了描述"风险范例"和一些需要获得与风险相关的数据的规定外，他还提供了有关流行病学、临床和毒理学研究（体内和体外）的综述。麦克莱伦描述了实验研究和曝光标准的设定（如美国国家环境空气质量标准、职业阈值限制值，以及近 200 种"有害空气污染物"标准）之间的关系。

Folinsbee 等（1997）讨论了吸入暴露技术和测试人体反应的方法。作者强调了评估技术的可重复性和标准化，并列举了关于适用方法和成功研究的大量案例。

Hobbs 等（2006）强调了涉及雾化生物恐怖剂的研究的设计、执行和解释涉及的特殊问题，旨在制定一些对策（如需要 FDA 批准的疫苗）。在此背景下，通常需要克服冗长的 FDA 批准过程，这其中不仅涉及模拟人类暴露情况的动物吸入毒理学研究，而且涉及模拟人类预期病理状况和对新疫苗反应的动物吸入毒理学研究。

如前几章所述，现有的吸入性研究文献丰富多样。气溶胶及气体产生和表征方法、暴露方式及设计实验和解释研究结果的手法，在过去的 70 年中取得了惊人的进展。然而，新的问题对科学家、监管人员和医学及兽医从业者都是新挑战，这些都将会在未来获得重要发展。

参 考 文 献

Abdel-Salam, M., Aerosol sampling methods in workplace and ambient environments, J. Aerosol Med., 19: 434-455, 2006.

Abu-Musa, A., Nassar, A., and Usta, I., In vitro fertilization in two patients with Kartagner's syndrome and infertility, Gynec. Obstr. Invest., 65: 29-31, 2008.

ACGIH® Technical Committee on Air Sampling Procedures, Particle Size-Selective Sampling in the Workplace, American Conference of Governmental Industrial Hygienists, Cincinnati, OH, 1985. ACGIH®, 2007 TLVs® and BEIs®, American Conference of Governmental Industrial Hygienists, Cincinnati, OH, 2007.

Acha, P.N. and Szyfres, B., Zoonoses and Communicable Diseases Common to Man and Animals, 3rd Ed., Pan American Health Organization, Washington, DC, Vol. I: Bacterioses and Mycoses (2001), Vol. II: Chlamydioses, Rickettsioses, and Viroses (2003), and Vol III: Parasitoses (2003). Adler, K.B., Wooten, O., and Dulfano, M.J., Mammalian respiratory mucociliary clearance, Arch.Environ. Health, 27: 364-369, 1973.

Aitken, R.J., Baldwin, P.E.J., Beaumont, G.C., Kenny, L.C., and Maynard, A.D., Aerosol inhal-ability in low air movement environments, J. Aerosol Sci., 30: 613-626, 1999.

Alarie, Y., Sensory irritation by airborne chemicals, Crit. Rev. Toxicol., 2: 299-363, 1973.

Albert, R.E., Berger, J., Sanborn, K., and Lippmann, M., Effects of cigarette smoke components on bronchial clearance in the donkey, Arch. Environ. Health, 29: 96-101, 1974.

Altman, P.L. and Dittmer, D.S., Development and growth, Part III, in Biology Data Book, Vol. I., 2nd Ed., Altman, P.L. and Dittmer, D.S., Eds.. Federation of American Societies for Experimental Biology, Bethesda, MD, 1972, pp. 173-224.

Altman, P.L. and Dittmer, D.S., Eds., Biology Data Book, Vol. III., 2nd Ed., Federation of American Societies for Experimental Biology, Bethesda, MD, 1974, pp. 1581-1587.

Amdur, M.O., The influence of aerosols upon the respiratory response of guinea pigs to sulfur dioxide, Am. Ind. Hygiene Assoc. Quart., 18: 149-155, 1957.

Amdur, M.O. and Mead, J., Mechanics of respiration in unanesthetized guinea pigs, Am. J. Physiol., 192: 364-368, 1958.

Amdur, M.O., Bayles, J., Ugro, V., and Underhill, D.W., Comparative irritant potency of sulfate salts, Environ. Res., 16: 1-8, 1978a.

Amdur, M.O., Dubriel, M., and Creasia, D.A., Respiratory response of guinea pigs to low levels of sulfuric acid, Environ. Res., 15: 418-423, 1978b.

Andersen, A.C., Ed., The Beagle as an Experimental Dog, Iowa State University Press, Ames, IA, 1970.

Andersen, A.C. and Goldman, M., Growth and development, in The Beagle as an Experimental Dog, Andersen, A.C., Ed., The Iowa State University Press, Ames, IA, 1970, Chapter 6.

Andersen, M.E., Toxicokinetic modeling and its applications in chemical risk assessment, Toxicol. Lett., 138: 9-27, 2003.

Ansborlo, E., Hengé-Napoli, M.H., Chazel, V., Gibert, R., and Guilmette, R.A., Review and critical analysis of available in vitro dissolution tests, Health Phys., 77: 638-645, 1999.

Aris, R., Christian, D., Sheppard, D., and Balmes, J.R., Acid fog-induced bronchoconstriction, Am. Rev. Respir. Dis., 141: 546-551, 1990.

Arnold, D.L., Charbonneau, S.M., Zawidzka, Z.Z., and Grice, H.C., Monitoring animal health during chronic toxicity studies, J. Environ. Pathol. Toxicol., 1: 227-239, 1977.

Asgharian, B. and Moss, O.R., Particle suspension in a rotating drum chamber when the influence of gravity and rotation are both significant, Aerosol. Sci. Technol., 17: 263-277, 1992.

Asgharian, B., Kelly, J.T., and Tewksbury, E.W., Respiratory deposition and inhalability of monodisperse aerosols in Long-Evans rats, Toxicol. Sci., 71: 104-111, 2003.

Asgharian, B., A model of deposition of hygroscopic particles in the human lung, Aerosol Sci. Technol., 38: 938-947, 2004.

Asgharian, B., Ménache, M.G., and Miller, F.J., Modeling age-related particle deposition in humans, J. Aerosol Med., 17: 213-224, 2004.

Auerbach, O., Hammond, E.C., Kirman, D., and Garfinkel, L., Effects of cigarette smoking on dogs. 2. Pulmonary neoplasms, Arch. Environ. Health, 21: 754-768, 1970.

Austin, J.C., Cleaton-Jones, P.E., and Vieira, E.G., Design and use of an inhalation chamber for air pollution studies in small animals, J. S. Afr. Vet. Assoc., 49: 235-238, 1978.

Avallone, E.A. and Baumeister, T., Eds., Marks' Standard Handbook for Mechanical Engineers, 10th Ed., McGraw-Hill, Columbus, OH, 1996.

Avol, E.L., Wightman, L.H., Linn, W.S., and Hackney, J.D., A movable laboratory for controlled clinical studies of air pollution exposure, Air Pollut. Control Assoc. J., 29: 743-745, 1979.

Bair, W.J., Porter, N.S., Brown, D.P., and Wehner, A.P., Apparatus for direct inhalation of cigarette smoke by dogs, J. Appl. Physiol., 26: 847-850, 1969.

Baker, G.L., Gupta, A., Clark, M.L., et al., Inhalation toxicity and lung toxicokinetics of C-60 fullerene nanoparticles and microparticles, Toxicol. Sci., 101: 122-131, 2008.

Baker, M.A., Chapman, L.W., and Nathanson, M., Control of brain temperature in dogs: Effects of tracheostomy, Respir. Physiol., 22: 325-333, 1974.

Baker, R.R., Temperature distribution inside a burning cigarette. Nature (London), 247: 404-406, 1974.

Bakker-Woudenberg, I.A.J.M., Experimental models of pulmonary infection, J. Microbiol. Mtds., 54: 295-313, 2003.

Balásházy, I., and Hofmann, W., Particle deposition in airway bifurcations: I. Inspiratory flow, J. Aerosol Sci., 24: 745-772, 1993.

Balásházy, I., Hofmann, W., and Heistracher, T., Computation of local enhancement factors for the quantification of particle deposition patterns in airway bifurcations, J. Aerosol Sci., 30:

185-203, 1999.

Ball, R.S., Issues to consider for preparing ferrets as research subjects in the laboratory, ILAR J., 47: 348-357, 2006.

Banchero, N., Rostami, A., and Gimenez, M., Respiration in conscious dogs at rest and during exercise, Respiration, 37: 135-141, 1979.

Barlett, D. Jr., Faulkner, C.S., II, and Cook, K., Effect of chronic ozone exposure on lung elasticity in young rats, J. Appl. Physiol., 37: 92-96, 1974.

Barrow, C.S. and Dodd, D.E., Ammonia production in inhalation chambers and its relevance to chlorine inhalation studies, Toxicol. Appl. Pharmacol., 49: 89-95, 1979.

Barrow, C.S., Ed., Toxicology of the Nasal Passages, Hemisphere Publishing Corp., Washington, DC, 1986.

Barsocchi, A.T. and Knobel, R., Zero air: Selection of a high-volume preparation method, Am. Lab., 12: 81-90, 1980.

Bates, D.V., The respiratory bronchiole as a target organ for the effects of dusts and gases, J. Occup. Med., 15: 177-180, 1973.

Bates, D.V., Respiratory Function in Disease, 3rd Ed., W.B. Saunders Co., Philadelphia, PA, 1989, Chapters 6, 7, 11.

Battista, S.P., Guerin, M.R., Gori, B.G., and Kensler, C.J., A new system for quantitatively exposing laboratory animals by direct inhalation, Arch. Environ. Health, 27: 376-382, 1973.

Beeckmans, J.M., The density of aggregated solid aerosol particles, Ann. Occup. Hygiene, 7: 299-305, 1964.

Bell, K.A., Linn, W.S., Hazucha, M., Hackney, J.D., and Bates, D.V., Respiratory effects of exposure to ozone plus sulfur dioxide in southern Californians and eastern Canadians, Am. Ind. Hygiene Assoc. J., 38: 695-706, 1977.

Bell, K.A., Avol, E.L., Bailey, R.M., Kleinman, M.T., Landis, D.A., and Heisler, S.L., Design. operation and dynamics of aerosol exposure facilities for human subjects, in Generation of Aerosols, Willeke, K., Ed., Ann Arbor Science, Ann Arbor, MI, 1980, Chapter 23.

Bell, K.A. and Ho, A.T., Growth rate measurements of hygroscopic aerosols under conditions sim-ulating the respiratory tract, J. Aerosol Sci., 12: 247-254, 1981.

Bennett, W.D., Zeman, K.L., Kim, C.S., Variability of fine particle deposition in healthy adults: Effect of age and gender, Am. J. Resp. Crit. Care Med., 153: 1641-1647, 1996.

Bennett, W.D., Zeman, K.L., Kim, C., and Mascarella, J., Enhanced deposition of fine particles in COPD patients spontaneously breathing at rest, Inhal. Toxicol., 9: 1-14, 1997.

Bennett, W.D., Zeman, K.L., and Jarabek, A.M., Nasal contribution to breathing with exercise: Effect of race and gender, J. Appl. Physiol., 95: 497-503, 2003.

Berglund, R.N. and Liu, B.Y.H., Generation of monodisperse aerosol standards, Environ. Sci. Technol., 7: 147-153, 1973.

Bernstein, D.M. and Drew, R.T., The major parameters affecting temperature inside inhalation chambers. Am. Ind. Hygiene Assoc. J., 41: 420-426, 1980.

Bianco, A., Gibb, F.R., Kilpper, R.W., Landman, S., and Morrow, P.E., Studies of tantalum dust in the lungs, Radiology, 112: 549-556, 1974.

Bice, D.E., Seagrave, J.C., and Green, F.H.Y., Animal models of asthma: Potential usefulness for studying health effects of inhaled particles, Inhal. Toxicol., 12: 829-862, 2000.

Bide, R.W., Armour, S.J., and Yee, E., Allometric respiration/body mass data for animals to be used for estimates of inhalation toxicity to young adult humans, J. Appl. Toxicol., 20: 273-290, 2000.

Bingham, E., The Occupational Health and Safety Act, in Environmental and Occupational Medicine, 2nd Ed., Rom, W.N., Ed., Little, Brown & Co., Boston, MA, 1992, Chapter 112.

Birchall, A., Bailey, M.R., and James, A.C., LUDEP: A lung dose evaluation program, Radiat. Protection Dosim., 38: 167-174, 1991.

Bittar, E.E., Ed., Pulmonary Biology in Health and Disease, Springer, New York, 2002.

Bland, R.D., Neonatal chronic lung disease in the post-surfactant era: Lessons learned from authen-tic animal models, Biol. Neonate, 88: 181-191, 2005.

Boecker, B.B., Aguilar, F.L., and Mercer, T.T., A canine inhalation exposure apparatus utilizing a whole-body plethysmograph, Health Phys., 10: 1077-1089, 1964.

Bogdanffy, M.S. and Keller, D.A., Metabolism of xenobiotics by the respiratory tract, in Toxicology of the Lung, 3rd Ed., Gardner, D.E., Crapo, J.D., and McClellan, R.O., Eds., Taylor & Francis, Philadelphia, PA, 1999, Chapter 3.

Boorman, G.A., Spontaneous lesions of importance for long-term toxicity testing in rats and mice, in Scientific Considerations in Monitoring and Evaluating Toxicological Research, Gralla, E.J., Ed., Hemisphere, Washington, DC, 1981, Chapter 6.

Bowen, S.E., Batis, J.C., Paez-Martinez, N., and Cruz, S.L., The last decade of solvent research in animal models of abuse: Mechanistic and behavioral studies, Neurotox. Teratol., 28: 636-647, 2006.

Bowes, S.M. III, Frank, R., and Swift, D.L., The head dome: A simplified method for human expo-sures to inhaled air pollutants, Am. Ind. Hygiene Assoc. J., 51: 257-260, 1990.

Boyd, M.R., Metabolic activation of pulmonary toxins, in Mechanisms in Respiratory Toxicology, Vol. 2, Witschi, H. and Nettesheim, P., Eds., CRC Press, Boca Raton, FL, 1982, Chapter 4.

Boyd, R.L. and Mangos, J.A., Pulmonary mechanics of the normal ferret, J. Appl. Physiol., Respir. Environ. Exercise Physiol., 50: 799-804, 1981.

Brain, J.D., Knudson, D.E., Sorokin, S.P., and Davis, M.A., Pulmonary distribution of particles given by intratracheal instillation or by aerosol inhalation, Environ. Res., 11: 13-33, 1976.

Brain, J.D and Corkery, G.C., The effect of increased particles on the endocytosis of radiocolloids by pulmonary macrophages in vivo: Competitive and toxic effects, in Inhaled Particles IV, Walton, W.H. and McGovern, B., Eds., Pergamon Press, Oxford, 1977, pp. 551-564.

Breysse, P.N. and Swift, D.L., Inhalability of large particles into the human nasal passage—in vivo studies in still air, Aerosol Sci. Technol., 13: 459-464, 1990.

Bridges, J.P. and Weaver, T.E., Use of transgenic mice to study lung morphogenesis and function, ILAR J., 47: 22-31, 2006.

Broday, D.M., Deposition of ultrafine particles at carinal ridges of the upper bronchial airways,

Aerosol Sci. Technol., 38: 991-1000, 2004.

Brooks, S.M., Gochfeld, M., Herzstein, J., Jackson, R.J., and Schenker, M.B., Eds., Environmental Medicine, Mosby, St. Louis, MO, 1995.

Brown, J.S., Particle inhalability at low wind speeds, Inhal. Toxicol., 17: 831-837, 2005.

Brown, J.S., Wilson, W.E., and Grant, L.D., Dosimetric comparisons of particle deposition and retention in rats and humans, Inhal. Toxicol., 17: 355-385, 2005.

Brown, M.G. and Moss, O.R., An inhalation exposure chamber designed for animal handling, Lab. Anim. Sci., 31: 717-720, 1981.

Brunauer, S., Emmett, P.H., and Teller, E., Adsorption of gases in multimolecular layers., J. Am. Chem. Soc., 60: 309-319, 1938.

Budyka, A.K. and Ogorodnikov, B.I., Aerosol filtration (aerosol sampling by fibrous filters), in Aerosols Handbook: Measurement, Dosimetry, and Health Effects, Ruzer, L.S., and Harley, N.H., Eds., CRC Press, Boca Raton, FL, 2005, Chapter 17.

Burri, P.H. and Weibel, E.R., Ultrastructure and morphometry of the developing lung, in Development of the Lung, Hodson, W.A., Ed., Marcel Dekker, New York, 1977, Chapter 5.

Burri, P.H., Postnatal development and growth, in The Lung: Scientific Foundations, 2nd Ed., Crystal, R.G., West, J.B., Weibel, E.R., and Barnes, P.J., Eds., Lippincott-Raven, Philadelphia, PA, 1997, Chapter 70.

Burtscher, H., Novel instrumentation for the characterization of ultrafine particles, J. Aerosol Med., 15: 149-160, 2002.

Buskirk, E.R., Decrease in physical work capacity at high altitude, in Biomedicine Problems of High Terrestrial Elevations, Hegnauer, A.H., Ed., U.S. Army Res. Inst. Environ. Med., Natick, MA, 1969, pp. 204-222.

Bustad, L.K., Hegreberg, G.A., and Padgett, G.A., Naturally Occurring Animal Models of Human Disease: A Bibliography, Institute for Laboratory Animal Resources, National Academy of Sciences, Washington DC, 1975.

Butler, J.E., Sun, J.S., Wertz, N., and Sinkora, M., Antibody repertoire development in swine, Devel. Compar. Immunol., 30: 199-221, 2006.

Butterworth, B.E., Predictive assays for mutagens and carcinogens, in Scientific Considerations in Monitoring and Evaluating Toxicological Research, Gralla, E.J., Ed., Hemisphere, Washington, DC, 1981, Chapter 10.

Calabrese, E.J., Hormesis: Implications for risk assessment, in Inhalation Toxicology, 2nd Ed., Salem, H., and Katz, S.A., Eds., CRC Press, Boca Raton, 2006, Chapter 15.

Campbell, E.J.M., Motor pathways, in Handbook of Respiration, Vol. I, Fenn, W.O. and Rahn, H., Eds., American Physiological Society, Washington, DC, 1964, Chapter 21.

Cannon, G.J., and Swanson, J.A., The macrophage capacity for phagocytosis, J. Cell Sci., 101: 907-913, 1992.

Cannon, W.C., Blanton, E.F., and McDonald, K.E., The flow-past chamber: An improved nose-only exposure system for rodents, Am. Ind. Hygiene Assoc. J., 44: 923-928, 1983.

Cantor, J.O., Ed., CRC Handbook of Animal Models of Pulmonary Disease, CRC Press, Boca Raton,

FL, 1989.

Caplan, K.J., Rotameter corrections for gas density, Am. Ind. Hygiene Assoc. J., 46: B10-B16, 1985. Cardoso, W.V., Lung morphogenesis, role of growth factors and transcription factors, in The Lung: Development, Aging and the Environment, Harding, R., Pinkerton, K.E., and Plopper, C. G., Eds., Elsevier, San Diego, CA, 2004, Chapter 1.

Carpenter, R.L., Barr, F.P., Leydig, R.L., and Rajala, R.E., Microprocessor-controlled inhalation system for repeated exposure of animals to aerosols, Rev. Sci. Instrum., 50: 560-564, 1979.

Carpenter, R.L. and Beethe, R.L., Airflow and aerosol distribution in animal exposure facilities, in Generation of Aerosols, Willeke, K., Ed., Ann Arbor Science, Ann Arbor, MI, 1980, Chapter 22.

Castleman, W., Gillespie, J., Kosch, P., Schwartz, L., and Tyler, W., The role of nonhuman primates in environmental pollution research, in Assessing Toxic Effects of Environmental Pollutants, Lee, S.D. and Mudd, J.B., Eds., Ann Arbor Science, Ann Arbor, MI, 1979, Chapter 2. CDC (Centers for Disease Control and Prevention), Biosafety in Microbiological and Biomedical Laboratories (BMBL), 5th Ed., Centers for Disease Control and Prevention, Washington, DC, 2007.

CDC/NIOSH (Centers for Disease Control and Prevention/National Institute for Occupational Safety and Health), Guidance for Protecting Building Environments from Airborne Chemical, Biological, or Radiological Attacks, DHHS (NIOSH) Publication No. 2002-139, NIOSH Publications, Cincinnati, 2002.

CDC/NIOSH (Centers for Disease Control and Prevention/National Institute for Occupational Safety and Health), Biosafety in Microbiological and Biomedical Laboratories (BMBL), 5th Ed., U.S. Government Printing Office, Washington, DC, 2007.

Chalupa, D.C., Morrow, P.E., Oberdörster, G., Utell, M.J., and Frampton, M.W., Ultrafine particle deposition in subjects with asthma, Environ. Health Persp., 112: 879-882, 2004.

Chang, M.C., Kim, S., and Sioutas, C., Experimental studies on particle impaction and bounce: Effects of substrate design and material, Atmos. Environ., 33: 2313-2322, 1999.

Cheng, Y.S., Yeh, H.C., and Kanapilly, G.M., Collection efficiencies of a point-to-plane electro-static precipitator, Am. Ind. Hygiene Assoc. J., 42: 605-610, 1981.

Cheng, Y.S., Hansen, G.K., Su, Y.F., Yeh, H.C., and Morgan, K.T., Deposition of ultrafine aerosols in rat nasal molds, Toxicol. Appl. Pharmacol., 106: 222-233, 1990.

Cheng, Y.S. and Moss, O.R., Inhalation exposure systems, Toxicol. Methods, 5: 161-197, 1995.

Cheng, Y.S., Denuder systems and diffusion batteries, in Air Sampling Instruments, 9th Ed., Cohen, B.S. and McCammon, C.S. Jr., Eds., ACGIH®, Cincinnati, OH, 2001, Chapter 19.

Churg, A. and Vedal, S., Carinal and tubular airway particle concentrations in the large airways of non-smokers in the general population: Evidence for high particle concentration at airway carinas, Occup. Environ. Med., 53: 553-558, 1996.

Clarke, R.W., Coull, B., Reinisch, U., et al., Inhaled concentrated ambient particles are associated with hematologic and bronchoalveolar lavage changes in canines, Environ. Health Perspect., 108: 1179-1187, 2000.

Clyde, W.A. Jr., Experimental models for study of common respiratory viruses, Environ. Health Perspect., 35: 107-112, 1980.

Cobourn, W.G., Husar, R.B., and Husar, J.D., Continuous in-situ monitoring of ambient particulate sulfur using flame photometry and thermal analysis, Atmos. Environ., 12: 89-98, 1978.

Coffin, D.L., Gardner, D.E., Holzman, R.S., and Wolock, F.J., Influence of ozone on pulmonary cells, Arch. Environ. Health, 16: 633-636, 1968.

Coffin, D.L. and Stokinger, H.E., Biological effects of air pollutants, in Air Pollution, Vol. 2, 3rd Ed., Stern. A.C., Ed., Academic Press. New York, 1977, Chapter 5.

Cohen, B.S., Xiong, J.Q., and Li, W., The influence of charge on the deposition behavior of aerosol particles with emphasis on singly charged nanometer sized particles, in Aerosol Inhalation: Recent Research Fontiers, Marijnissen, J.C.M. and Gradon, L., Eds., Kluwer Academic Publishers, Dordrecht, 1996, pp. 153-164.

Cohen, B.S. and McCammon, C.S. Jr., Eds., Air Sampling Instruments, 9th Ed., ACGIH®, Cincinnati, OH, 2001.

Cohen, M.D., Pulmonary immunotoxicology, in Toxicology of the Lung, 4th Ed., Gardner, D.E., Ed., Taylor & Fancis (CRC Press), Boca Raton, FL, 2006, Chapter 9.

Committee on Medical and Biologic Effects of Environmental Pollutants, Vapor-Phase Organic Pollutants, National Academy of Sciences, Washington, DC, 1976, p. 305.

Committee on Sulfur Oxides, Sulfur Oxides, National Academy of Sciences, Washington, DC, 1978, pp. 136 and 157.

Conn, C.A., Green, F.H.Y., and Nikula, K.J., Animal models of pulmonary infection in the compromised host: Potential usefulness for studying health effects of inhaled particles, Inhal. Toxicol., 12: 783-827, 2000.

Cook, W.R., Chronic bronchitis and alveolar emphysema in the horse, Vet. Rec., 99: 448-451, 1976.

Cooper, G., Langer, G., and Rosinski, J., Submicron aerosol losses in aluminized mylar bags, J. Appl. Meteorol., 18: 57-68, 1979.

Corn, M. and Esmen, N.A., Aerosol generation, in Handbook on Aerosols, Dennis, R., Ed., U.S. Energy Research and Development Administration, TID-26608, Springfield, IL, 1976, Chapter 2.

Cornelius, C.E., Animal models—a neglected medical resource, N. Engl. J. Med., 281: 934- 944, 1969.

Costa, D.L., Tepper, J.S., and Raub, J.A., Intrepretations and limitations of pulmonary function testing in small laboratory animals, in Comparative Biology of the Normal Lung, Parent, R.A., Ed., CRC Press, Boca Raton, FL, 1991, Chapter 22.

Costa, D. L., Air pollution, in Casarett and Doull's Essentials of Toxicology, Klaassen, C.D. and Watkins, J.B. III., Eds., McGraw-Hill, New York, 2003, Chapter 28.

Costa, D. L. and Kodavanti, U.P., Toxic responses of the lung to inhaled pollutants: Benefits and limitations of lung-disease models, Toxicol. Lett., 140 (Special Issue): 195-203, 2003.

Covert, D., Wiedensohler, A., and Russell, L., Particle charging and transmission efficiencies of aerosol charge neutralizers, Aerosol Sci. Technol., 27: 206-214, 1997.

Cox, C.S. and Wathes, C.M., Eds., Bioaerosols Handbook, Lewis Publishers (CRC Press), Boca Raton, FL, 1995.

Crapo, J.D., Miller, F.J., Smolko, E.D., Graham, J.A., and Hayes, A.W., Eds., Extrapolation of Dosimetric Relationships for Inhaled Particles and Gasses, Academic Press, San Diego, CA, 1989.

Creasia, D.A., Nettesheim, P., and Hammons, A.S., Impairment of deep lung clearance by influenza virus infection, Arch. Environ. Health, 26: 197-201, 1973.

Crofton, J.W. and Douglas, A., Respiratory Diseases, 2nd Ed., Blackwell Scientific, Oxford, 1975, Chapters. 31 and 52.

Crook, B., Inertial samplers: Biological perspectives, in Bioaerosols Handbook, Cox, C.S. and Wathes, C.M., Eds., Lewis Publishers, Boca Raton, FL, 1995, Chapter 9.

Crosfill, M.L. and Widdicombe, J.G., Physical characteristics of the chest and lungs and the work of breathing in different mammalian species, J. Physiol., 158: 1-14, 1961.

Crystal, R.G., Ed., The Biochemical Basis of Pulmonary Function, Marcel Dekker, New York, 1976, p. 28.

Crystal, R.G., West, J.B., Weibel, E.R., and Barnes, P.J., Eds., The Lung: Scientific Foundations, 2nd Ed. (2 vols.), Lippincott-Raven, Philadelphia, PA, 1997.

Cuddihy, R.G. and Boecker, B.B., Controlled administration of respiratory tract burdens of inhaled radioactive aerosols in beagle dogs, Toxicol. Appl. Pharmacol., 25: 597-605, 1973.

Cuddihy, R.G., McClellan, R.O., and Griffith, W.C., Variability in target organ deposition among individuals exposed to toxic substances, Toxicol. Appl. Pharmacol., 49: 179-187, 1979.

Cwiertniewicz, J., Introduction to the Good Laboratory Practice Regulations, Lab. Anim., 34 (3): 29-32, 2005.

Dahl, A.R., Metabolic characteristics of the respiratory tract, in Concepts in Inhalation Toxicology 2nd Ed., McClellan, R.O., and Henderson, R.F., Eds., Taylor & Francis, Washington, DC, 1995, Chapter 7.

Dai, Y.T., Juang, Y.J., Wu, Y.Y., Breysse, P.N., and Hsu, D.J., In vivo measurements of inhalability of ultralarge aerosol particles in calm air by humans, J. Aerosol Sci., 37: 967-973, 2006.

Dasgupta, P.K., Raabe, O.G., Duvall, T.R., and Tarkington, B.K., Generation and characterization of sodium sulfite aerosols for applications in inhalation toxicologic research, Am. Ind. Hygiene Assoc. J., 41: 660-665, 1980.

Dauterman, W.C., Metabolism of toxicants: Phase II reactions, in Introduction to Biochemical Toxicology, Hodgson, E. and Guthrie, F.E., Eds., Elsevier, New York, 1980, Chapter 5.

Davies, C.N., Definitive equations for the fluid resistance of spheres, Proc. Phys. Soc. Lond., 57: 259-270, 1945.

Davies, C.N., The entry of aerosols into sampling tubes and heads, Brit. J. Appl. Phys. Ser. 2, 1: 921-932, 1968.

Dennison, J.E., Andersen, M.E., and Yang, R.S.H., Pitfalls and related improvements of in vivo gas uptake pharmacokinetic experimental systems, Inhal. Toxicol., 17: 539-548, 2005.

Derelanko, M.J., Regulatory toxicology in the United States: An overview, in CRC Handbook of Toxicology, Derelanko, M.J. and Hollinger, M.A., Eds., CRC Press, Boca Raton, FL, 1995, Chapter 18.

Derelanko, M.J. and Hollinger, M.A., Eds., CRC Handbook of Toxicology, CRC Press, Boca Raton, FL, 1995.

DiBerardinis, L.J., Baum, J.S., First, M., Gatwood, G.T., and Seth, A.K., Guidelines for Laboratory Design: Health and Safety Considerations, 3rd Ed., Wiley Interscience, New York, 2001.

Diesel, D.A., Lebel, J.L., and Tucker, A., Pulmonary particle deposition and airway mucociliary clearance in cold-exposed calves, Am. J. Vet. Res., 52: 1665-1671, 1991.

Dixon, R.L., Problems in extrapolating toxicity data for laboratory animals to man, Environ. Health Perspect., 13: 43-50, 1976.

DOE (U.S. Department of Energy), Nuclear Air Cleaning Handbook, DOE-HDBK-1169-2003, U.S. Department of Energy, Washington, DC, 2003.

Donaldson, K., and Borm, P., Eds., Particle Toxicology, CRC Press, Boca Raton, 2007.

Donaldson, K., Faux, S., Borm, P.J.A., and Stone, V., Approaches to the toxicological testing of particles, in Particle Toxicology, Donaldson, K., and Borm, P., Eds., CRC Press, Boca Raton, 2007, Chapter 17.

Dorato, M.A. and Wolff, R.K., Inhalation exposure technology, dosimetry, and regulatory issues, Toxicol. Pathol., 19: 373-383, 1991.

Dorman, D.C., Brenneman, K.A., McElveen, A.M., Lynch, S.E., Roberts, K.C., and Wong, B.A., Olfactory transport: A direct route of delivery of inhaled manganese phosphate to the rat brain, J. Toxicol. Environ. Health Part A, 65: 1493-1511, 2002.

Dorman, R.G., Filtration, in Aerosol Science, Davies, C.N., Ed., Academic Press, New York, 1966, Chapter 8.

Doty, R.L., Cometto-Muñiz, J.E., Jalowayski, A.A., Dalton, P., Kendal-Reed, M., and Hodgson, M., Assessment of upper respiratory tract and ocular irritative effects of volatile chemicals in humans, Crit. Revs. Toxicol., 34: 85-142, 2004.

Doyle, G.J., Bekowies, P.J., Winer, A.M., and Pitts, J.N. Jr., Charcoal-adsorption air purification system for chamber studies investigating atmospheric photochemistry, Environ. Sci. Technol., 11: 45-51, 1977.

Drew, R.T. and Laskin, S., Environmental inhalation chambers, in Methods of Animal Experimentation, Gay, W.I., Ed., Academic Press. New York. 1973, Chapter 1.

Drinker, P. and Hatch, T., Industrial Dust, McGraw-Hill, New York, 1936.

Dubin, S. and Westcott, R.J., Functional residual capacity of normal unanesthetized Beagle dogs, Am. J. Vet. Res., 30: 2027-2030, 1969.

Dubin, S.E. and Morrison, G., A face mask and mouthpiece for respiratory studies in unanesthetized Beagle dogs, J. Appl. Physiol., 27: 104-105, 1969.

Dungworth, D.L., Schwartz, L, .W., Tyler, W.S., and Phalen, R.F., Morphological methods for evaluation of pulmonary toxicity in animals, Annu. Rev. Pharmacol. Toxicol., 16: 381- 399, 1976.

Dungworth, D., Kimmerle, G., Lewkowski, J., McClellan, R., and Stöber, W., Eds., Inhalation Toxicology: The Design and Interpretation of Inhalation Studies and Their Use in Risk Assessment, Springer-Verlag, New York, 1988.

Dungworth, D.L., Histopathological end-points in the respiratory tract, in Respiratory Toxicology and Risk Assessment, Jenkins, P.G., Kayser, D., Muhle, H., Rosner, G., and Smith, E.M., Eds., Wissenschaftlicke Verlagsgesellschaft mbH, Stuttgart, Germany, 1994, pp. 233-249.

Dungworth, D.L., Hahn, F.F., and Nikula, K.J., Noncarcinogenic responses of the respiratory tract to inhaled toxicants, in Concepts in Inhalation Toxicology, 2nd Ed., McClellan, R.O., and Henderson, R.F., Eds., Taylor & Francis, Weshington, DC, 1995, Chapter 18.

Ellington, B., McBride, J.T., and Stokes, D.C., Effects of corticosteroids on postnatal lung and airway growth in the ferret, J. Appl. Physiol., 68: 2029-2033, 1990.

Emery, J.L., The postnatal development of the human lung and its implications for lung pathology, Respiration, (Suppl.), 27: 41-50, 1970.

EPA (U.S. Environmental Protection Agency), Development of Statistical Distributions or Ranges of Standard Factors Used in Exposure Assessments, EPA/600/8-85/010, Office of Health and Environmental Assessment, Washington, DC, 1985.

Esmen, N.A., Adhesion and aerodynamic resuspension of fibrous particles, J. Environ. Eng.—ASCE, 122: 379-383, 1996.

Esparza, D. C., Schum, G.M., and Phalen, R.F., A latex-sponge collar for partial-body plethysmography using anesthetized rodents, Lab. Anim. Sci., 29: 652-655, 1979.

Evans, G.W. and Jacobs, S.V., Air pollution and human behavior, J. Social Issues, 37: 95-125, 1981.

Everett, K. and Hughes, D., A Guide to Laboratory Design, Butterworths, Boston, MA, 1981.

Farrell, B.P., Kerr, H.D., Kulle, T.J., Sauder, L.R., and Young, J.L., Adaptation in human subjects to the effects of inhaled ozone after repeated exposure, Am. Rev. Respir. Dis., 119: 725-730, 1979.

Fehrenbach, H., Animal models of chronic obstructive pulmonary disease: Some critical remarks, Pathobiol., 70: 277-283, 2002.

Fenn, W.O., The phagocytosis of solid particles I. Quartz, J. Gen. Physiol., 3: 439-464, 1921.

Fenn, W.O., The phagocytosis of solid particles IV. Carbon and quartz in solutions of varying acidity, J. Gen. Physiol., 5: 311-325, 1923.

Ferin, J. and Leach, L.J., The effect of SO2 on lung clearance of TiO2 particles in rats, Am. Ind. Hygiene Assoc. J., 34: 260-263, 1973.

Ferin, J. and Leach, L.J., Horizontal airflow inhalation exposure chamber, in Generation of Aerosols, Willeke, K., Ed., Ann Arbor Science, Ann Arbor, 1980, Chapter 25.

Ferron, G.A., The size of soluble aerosol particles as a function of the humidity of the air: Application to the human respiratory tract. J. Aerosol Sci., 8: 251-267, 1977.

Ferron, G.A., Kreyling, W.G., and Haider, B., Inhalation of salt aerosol particles: II Growth and deposition in the human respiratory tract, J. Aerosol Sci., 19: 611-631, 1988.

Ferron, G.A. and Busch, B., Deposition of hygroscopic aerosol particles in the lungs, in Aerosol

Inhalation: Recent Research Frontiers, Marijnissen J.C.M. and Gradón, L. Eds., Kluwer Academic Publishers, Dordrecht, 1996, pp. 143-152.

Filov, V.A., Golubev, A.A., Liublina, E.I., and Tolokontsev, N.A., Quantitaitive Toxicology, John Wiley & Sons, New York, 1979, Chapter 2.

Findeisen, W., Uber das Absetzen kleiner, in der Luft suspendierter Teilchen in der menschliehen Lunge bei der Atmung, Pflug. Arch. Ges. Physiol. Mensch. Tiere, 236: 367-379, 1935.

Finlay, W.H., The Mechanics of Inhaled Pharmaceutical Aerosols: An Introduction, Academic Press, New York, 2001, Chapter 4.

Fiserova-Bergerova, V., Extrapolation of physiological parameters for physiologically based simu-lation models, Toxicol. Lett. 79: 77-86, 1995.

Fisher, A.B., Normal and pathologic biochemistry of the lung, Environ. Health Perspect., 16: 3-9, 1976.

Fisher, A.B., Lung biochemistry and intermediary metabolism for concepts in inhalation toxicology, in Concepts in Inhalation Toxicology, 2nd Ed., McClellan, R.O., and Henderson, R.F., Eds., Taylor & Francis, Washington, DC, 1995, Chapter 6.

Fitzpatrick, J.C., Jordan, B.S., Salman, N., Williams, J., Cioffi, W.G., and Pruitt, B.A., The use of perfluorocarbon-associated gas exchange to improve ventilation and decrease mortality after inhalation injury in a neonatal swine model, J. Pediat. Surg., 32: 192-196, 1997.

Flavin, M., MacDonald, M., Dolovich, M., Eng, P., Coates, G., and O'Brodovich, H., Aerosol delivery to the rabbit lung with an infant ventilator, Pediatr. Pulmonol., 2: 35-39, 1986.

Fogle, H.C., Environmental Protection Agency: TSCA, in CRC Handbook of Toxicology, Derelanko, M.J. and Hollinger, M.A., Eds., CRC Press, Boca Raton, FL, 1995, Chapter 19.

Fok, T.F., Al-Essa, M., Monkman, S., et al., Pulmonary deposition of salbutamol aerosol delivered by metered dose inhaler, jet nebulizer and ultrasonic nebulizer in mechanically ventilated rab-bits, Pediat. Res., 42: 721-727, 1997.

Folinsbee, L.J., Wagner, J.A., Borgia, J.F., Drinkwater, B.L., Gliner, J.A., and Bedi, J.F., Eds., Environmental Stress, Individual Human Adaptations, Academic Press, New York, 1978.

Folinsbee, L.J., Kim, C.S., Kehrl, H.R., Prah, J.D., and Devlin, R.B., Methods in human inhalation toxicology, in Handbook of Human Toxicology, Massaro, E.J., Ed., CRC Press, Boca Raton, FL, 1997, Chapter 14.

Fox, J.G., Clinical assessment of laboratory rodents on long-term bioassay studies, J. Environ. Pathol. Toxicol., 1: 199-226, 1977.

Frampton, M.W. and Utell, M.J., Clinical studies of airborne pollutants, in Toxicology of the Lung, 3rd Ed., Gardner, D.E., Crapo, J.D., and McClellan, R.O., Eds., Taylor & Francis, Philadelphia, PA, 1999, Chapter 16.

Frank, N.R., Yoder, R.E., Yokoyama, E., and Speizer, F.E., The diffusion of 35SO2, from tissue fluids into lungs following exposure to dogs to $^{35}SO_2$, Health Phys., 13: 31-39, 1967.

Fraser, D.A., Bales, R.E., Lippmann, M., and Stokinger, H.E., Exposure Chambers for Research in Animal Inhalation, Public Health Monogr., No. 57, U.S. Department of Health. Education and Welfare, U.S. Government Printing Office, Washington, DC, 1959.

Freeman, G., Crane, S.C., Furiosi, N.J., Stephens, R.J, Evans, M.J., and Moore, W.D., Covert reduction in ventilatory surface in rats during prolonged exposure to subacute nitrogen dioxide, Am. Rev. Respir. Dis., 106: 563-579, 1972.

Frostling, H., A rotating drum for the study of toxic substances in aerosol form, Aerosol Sci., 4: 411-419, 1973.

Fuchs, N.A., The Mechanics of Aerosols, Dover Publications Inc., New York, 1964.

Fuchs, N.A. and Sutugin, A.G., Generation and use of monodisperse aerosols, in Aerosol Science, Davies, C.N., Ed., Academic Press, New York, 1966, Chapter 1.

Fuchs, N.A. and Sutugin, A.G., Highly Dispersed Aerosols, Ann Arbor Science, Ann Arbor, MI, 1970.

Fuchs, N.A., Latex aerosols—caution!, Aerosol Sci., 4: 405-410, 1973.

Fuchs, N.A., Sampling of aerosols, Atmos. Environ., 9: 697-707, 1975.

Fulwyler, M.J., Electronic separation of biological cells by volume, Science, 150: 910-911, 1965.

Gad, S.C., Safety assessment of therapeutic agents administered by the respiratory route, in Toxicology of the Lung, 4th Ed., Gardner, D.E., Ed., CRC Press, Boca Raton, FL, 2006, Chapter 7.

Gad, S.C., Ed., Animal Models in Toxicology, 2nd Ed., CRC Press (Taylor & Francis), Boca Raton, FL, 2007a.

Gad, S.C., Laws and regulations governing animal care and use in research, in Animal Models in Toxicology, 2nd Ed., Gad, S.C., Ed., CRC Press (Taylor & Francis), Boca Raton, FL, 2007b, Chapter 15.

Gad, S.C., Dincer, Z., Svendsen, O., and Skaanild, M.T., The minipig, in Animal Models in Toxicology 2nd Ed., Gad, S.C., Ed., CRC Press (Taylor & Francis), Boca Raton, FL, 2007, Chapter 10.

Ganong, W.F., Review of Medical Physiology, 19th Ed., Appleton & Lange, Stamford, CT, 1999, Chapters 14, 34.

Garay, S.M., Pulmonary function testing, in Environmental and Occupational Medicine, 2nd Ed., Rom, W.N., Ed., Little, Brown & Co., Boston, MA, 1992, Chapter 15.

Gardner, D.E., Ed., Miller, F.J., Illing, J.W., and Kirtz, J.M., Increased infectivity with exposure to ozone and sulfuric acid, Toxicol. Lett., 1: 59-64, 1977.

Gardner, D.E., Crapo, J.D., and Massaro, E.J., Eds., Toxicology of the Lung, Raven Press, New York, 1988.

Gardner, D.E. and Kennedy, G.L. Jr., Methodologies and technology for animal inhalation toxicology studies, in Toxicology of the Lung, 2nd Ed., Gardner, D.E., Crapo, J.D., and McClellan, R.O., Eds., Raven Press, New York, 1993, Chapter 1.

Gardner, D.E., Crapo, J.D. and McClellan, R.O., Eds., Toxicology of the Lung, 3rd Ed., Taylor and Francis, Philadelphia, PA, 1999.

Gardner, D.E., Ed., Toxicology of the Lung, 4th Ed., CRC Press, Boca Raton, FL, 2006.

Garner, H.E., Rosborough, J.P., Amend, J.F., and Hoff, H.E., The grade pony as a new laboratory model in cardiopulmonary physiology, Cardiovas. Res. Cent. Bull., 9: 91-104, 1971.

Gehr, P. and Heyder, J., Eds., Particle-Lung Interactions, Marcel Dekker, New York, 2000.

Gerde, P., Animal models and their limitations: On the problem of high-to-low dose extrapolations following inhalation exposures, Exper. Toxicol. Pathol., 57 (Suppl. 1): 143-146, 2005.

Ghio, A.J. and Huang, Y.C.T., Exposure to concentrated ambient particles (CAPs): A review, Inhal. Toxicol., 16: 53-59, 2004.

Gilboa, A. and Silberberg, A., Characterization of epithelial mucus and its function in clearance by ciliary propulsion, in Air Pollution and the Lung, Aharonson, E.F., Ben-David, A., Klingberg, M.A., and Kaye, M., Eds., John Wiley & Sons, New York, 1976, pp. 49-62.

Gilmour, M.I., Park, P., Doerfler, D., and Selgrade, M.K., Factors that influence the suppression of pulmonary antibacterial defenses in mice exposed to ozone, Exp. Lung Res., 19: 299-314, 1993.

Giordano, A.M., Holsclaw, D., and Litt, M., Mucus rheology and mucociliary clearance: Normal physiologic state. Am. Rev. Respir. Dis., 118: 245-250, 1978.

Girod, S., Zahm, J.M., Plotkowski, C., Beck, G., and Puchelle, E., Role of the physicochemical prop-erties of mucus in the protection of the respiratory epithelium, Eur. Respir. J., 5: 477-487, 1992.

Goldstein, E., Tyler, W.S., Hoeprich, P.D., and Eagle, C., Ozone and the antibacterial defense mechanisms of the murine lung. Arch. Intern. Med., 127: 1099-1102, 1971.

Goldstein, E., Bartlema, H.C., van der Ploeg, M., van Duijn, P., van der Stap, J.G.M.M., and Lippert, W., Effect of ozone on lysosomal enzymes of alveolar macrophages engaged in phagocytosis and killing of inhaled Staphylococcus aureus. J. Infect. Dis., 138: 299-311, 1978.

Gong, H. Jr., Linn, W.S., Terrell, S.L., et al., Altered heart-rate variability in asthmatic and healthy volunteers exposed to concentrated ambient coarse particles, Inhal. Toxicol., 16: 335-343, 2004.

Gordon, C.J., Role of environmental stress in the physiological response to chemical toxicants, Environ Res. 92: 1-7, 2003.

Gradón, L. and Orlicki, D., Deposition of inhaled aerosol particles in a generation of the tracheo-bronchial tree, J. Aerosol Sci., 21: 3-19, 1990.

Granito, S., Calculated Retention of Aerosol Particles in the Rat Lung, M.S. dissertation, University of Chicago, Chicago, IL, 1971.

Green, G.M., Patterns of bacterial clearance in murine influenza, in Antimicrobial Agents and Chemotherapy, American Society for Microbiology, Washington, DC, 1965, pp. 26-29.

Green, G.M. and Goldstein, E.A., A method of quantitating intrapulmonary bacterial inactivation in individual animals, J. Lab. Clin. Med., 68: 669-677, 1966.

Griffin, B. and Arch, B., Laboratory Design Guide: For Clients Architects, and Their Design Team: The Laboratory Design Process from Start to Finish, Architectural Press, Boston, 1998.

Gross, E.A., and Morgan, K.T., Architecture of nasal passages and larynx, in Comparative Biology of the Normal Lung, Parent, R.A., Ed., CRC Press, Boca Raton, FL, 1991, Chapter 2.

Gross, P. and Westrick, M., The permeability of lung parenchyma to particulate matter, Am. J. Pathol., 30: 195-213, 1954.

Gross, S.B., Regulatory guidelines for inhalation toxicity testing, in Inhalation Toxicology and

Technology, Leong, B.K.J., Ed., Ann Arbor Science, Ann Arbor, MI, 1981, pp. 279-298.

Grover, R.F., Adaptation to high altitude, in Environmental Stress, Folinsbee, L.J., Wagner, J.A., Borgia, J.F., Drinkwater, B.L., Gliner, J.A., and Bedi, J.F., Eds., Academic Press, New York, 1978, pp. 325-334.

Gunderson, E.C. and Anderson, C.C., Development and Validation of Methods for Sampling and Analysis of Workplace Toxic Substances, Department of Health and Human Services, NIOSH Publ. No. 80-133, Cincinnati, OH, 1980.

Gunn, R., The statistical electrification of aerosols by ionic diffusion, J. Colloid Sci., 10: 107-119, 1955.

Guyton, A.C., Analysis of respiratory patterns in laboratory animals, Am. J. Physiol., 150: 78-83, 1947.

Guyton, A.C., Aviation, high altitude, and space physiology, in Texbook of Medical Physiology, 8th Ed., Guyton, A.C., Ed., W.B. Saunders, Philadelphia, PA, 1991, Chapter 43.

Hackney, J.D., Linn, W.S., Buckley, R.D., Pedersen, E.E., Karuza, S.K., Law, D.C., and Fischer, D.A., Experimental studies on human health effects of air pollutants: I. Design considerations, Arch. Environ. Health, 30: 373-378, 1975.

Haefeli-Bleuer, B., and Weibel, E.R., Morphometry of the human pulmonary acinus, Anat. Rec., 220: 401-414, 1988.

Hahn, E.W. and Wester, R.C., The Biomedical Use of Ferrets in Research, Marshall Research Animals, North Rose, NY, 1969.

Hahn, F.F., Carcinogenic responses of the lung to inhaled toxicants, in Concepts in Inhalation Toxicology, 2nd Ed., McClellan, R.O. and Henderson, R.F., Eds., Taylor & Francis, Washington, DC, 1995, Chapter 12.

Hahn, F.F., Chronic inhalation bioassays for respiratory-tract carcinogenesis, in Toxicology of the Lung, 3rd Ed., Gardner, D.E., Crapo, J.D., and McClellan, R.O., Eds., Taylor & Francis, Philadelphia, 1999, PA, Chapter 9.

Hanna, M.G. Jr., Nettesheim, P., and Gilbert, J.R., Eds., Inhalation Carcinogenesis, A.E.C. Symp. Set. No. 18, U.S. Atomic Energy Commission, Division of Technical Information, CONF 691001, National Technical Information Service, Springfield, VA, 1970.

Harbison, R.D., Teratogens, in Casarett and Doull's Toxicology, 2nd Ed., Doull, J., Klaassen, C.D., and Amdur, M.O., Eds., Macmillan, New York, 1980, Chapter 8.

Harding, R., Pinkerton, K.E., and Plopper, C.G., Eds., The Lung: Development, Aging and the Environment, Elsevier, San Diego, CA, 2004.

Hartings, J.M., and Roy, C.J., The automated bioaerosol exposure system: Preclinical platform development and a respiratory dosimetry application with nonhuman primates, J. Pharmacol. Toxicol. Methods, 49: 39-55, 2004.

Hasani, A., Vora, H., Pavia, D., Agnew, J.E., and Clarke, S.W., No effect of gender on lung mucociliary clearance in young healthy adults, Respir. Med., 88: 697-700, 1994.

Haskins, S., Pascoe, P.J., Ilkiw, J.E., Fudge, J., Hopper, K., and Aldrich, J., Reference cardiopul-monary values in normal dogs, Compar. Med., 55: 156-161, 2005.

Hatch, T. and Choate, S.P., Statistical description of the size properties of non-uniform particulate substances. J. Franklin Inst., 207: 369-387, 1929.

Hayatdavoudi, G., Crapo, J.D., Miller, F.J., and O'Neil, J.J., Factors determining degree of inflation in intratracheally fixed rat lungs, J. Appl. Physiol. Respir. Environ. Exercise Physiol., 48: 389-393, 1980.

Heinemann, H.O. and Fishman, A.P., Nonrespiratory functions of mammalian lung, Physiol. Rev., 49: 1-46, 1969.

Henderson, R.F., Use of bronchoalveolar lavage to detect respiratory tract toxicity of inhaled mate-rial, Exptl. Toxicol. Pathol., 57 (Suppl. 1): 155-159, 2005.

Henry, M.C., Spangler, J., Findlay, J., and Ehrlich, R., Effects of nitrogen dioxide and tobacco smoke on retention of inhaled bacteria, in Inhaled Particles III. Vol. 1, Walton, W.H., Ed., Unwin, Surrey, England, 1970, p. 527.

Hensel, A., Windt, H., Stockhofezurwieden, N., Lodding, H., Koch, W., and Petzoldt, K., A porcine aerosol infection model for studying dose-dependent effects caused by actino-bacilluspleuropneumoniae bacteria, J. Aerosol Med., 6: 73-88, 1993.

Hering, S.V., Impactors, cyclones, and other particle collectors, in Air Sampling Instruments, 9th Ed., Cohen, B.S., and McCammon, C.S. Jr., Eds., ACGIH®, Cincinnati, OH, 2001, Chapter 14.

Hesketh, H.E., Fine Particles in Gaseous Media. Ann Arbor Science, Ann Arbor, MI, 1977.

Hickey, A.J., Ed., Inhalation Aerosols: Physical and Biological Basis for Therapy, 2nd Ed., Informa Healthcare, U.S.A., New York, 2007.

Hinds W.C., Aerosol Technology: Properties, Behavior and Measurement of Airborne Particles, 2nd Ed., Wiley-Interscience, New York, 1999.

Hinds W.C. and Kennedy N.J., An ion generator for neutralizing concentrated aerosols. Aerosol Sci. Technol., 32: 214-220, 2000.

Hinds, W.C., Ashley, A. Kennedy, N.J., and Bucknam, P., Conditions for cloud settling and Rayleigh-Taylor instability, Aerosol. Sci. Technol., 36: 1128-1138, 2002.

Hinners, R.G., Burkart, J.K., and Contner, G.L., Animal exposure chambers in air pollution studies, Arch. Environ. Health, 13: 609-615, 1966.

Hobbs, C.H., Dorman, D.C., Griffin, D.E., et al., Overcoming Challenges to Develop Countermeasures Against Aerosolized Bioterrorism Agents. National Academies Press, Washington, DC, 2006.

Hocking, W.G. and Golde, D.W., The pulmonary-alveolar macrophage, N. Engl. J. Med., 301: 580-639, 1979.

Hodkinson, J.R., The optical measurement of aerosols, in Aerosol Science, Davies, C.N., Ed., Academic Press. New York, 1966, Chapter 10.

Hodson, W.A., Ed., Development of the Lung, Marcel Dekker, New York, 1977.

Hoffmann, D. and Wynder, E.L., Chamber development and aerosol dispersion, in Inhalation Carcinogenesis, Hanna, M.G. Jr., Nettesheim, P., and Gilbert, J.R., Eds., U.S. Atomic Energy Commission, Oak Ridge, TN, 1970, pp. 173-191.

Hofmann, W., Morawska, L., and Bergmann, R., Environmental tobacco smoke deposition in the human respiratory tract: Differences between experimental and theoretical approaches, J. Aerosol. Med., 14: 317-326, 2001.

Holma, B., Lung clearance of mono-and di-disperse aerosols determined by profile scanning and whole-body counting—a study on normal and SO$_2$ exposed rabbits, Acta Med. Scand., 5 (Suppl. 473): 1-102, 1967.

Holma, B., The acute effects of cigarette smoke on the initial course of lung clearance in rabbits, Arch. Environ. Health, 18: 171-173, 1969.

Hopke, P.K., Advances in monitoring methods for airborne particles, Aerosols Handbook: Measurement Dosimetry, and Health Effects, in Ruzer, L.S. and Harely, N.H., Eds., CRC Press, Boca Raton, FL, 2005, Chapter 3.

Horsfield, K., Dart, G., Olson, D. E., Filley, G., and Cumming, G., Models of the human bronchial tree, J. Appl. Physiol., 31: 207-217, 1971.

Horsfield, K., Kemp, W., and Phillips, S., An asymmetrical model of the airways of the dog lung, J. Appl. Physiol., 52: 21-26, 1982.

Hoskins, J.A., Brown, R.C., Cain, K., et al., The construction and validation of a high containment nose-only rodent inhalation facility, Ann. Occup. Hygiene, 41: 51-61, 1997.

Hubal, E.A.C., Fedkiw, P.S., and Kimbell, J.S., Mass-transport models to predict toxicity of inhaled gasses in the upper respiratory tract, J. Appl. Physiol. 80: 1415-1427, 1996.

Hyde, D.M., Bolender, R.P., Harkema, J.R., and Plopper, C.G., Morphometric approaches for evaluating pulmonary toxicity in mammals: Implication for risk assessment, Risk Analysis, 14: 293-302, 1994.

Hyde, D.M., Tyler, N.K., and Plopper, C.G., Morphometry of the respiratory tract: Avoiding the sampling, size, orientation, and reference traps, Toxicol. Pathol., 35: 41-48, 2007.

Hyman, A.L., Spannhake, E.W., and Kadowitz, P.J., Prostaglandins and the lung, in Lung Disease, State of the Art, Murray, J.F., Ed., American Lung Association, New York, 1979, pp. 229-254.

Ichioka, M., Model experiments on absorbability of the airway mucous membrane of SO$_2$ and NO$_2$ gases, Bull. Tokyo Med. Dent. Univ., 19: 361-375, 1972.

ICRP(International Commission on Radiatiological Protection, Task Group of Committee 2), Human Respiratory Tract Model for Radiological Protection, Publication 66, Pergamon Press, New York, 1994.

ILAR (Institute of Laboratory Animal Resources), Guide for the Care and Use of Laboratory Animals, National Research Council, National Academy Press, Washington, DC, 1996.

Ishizu, Y., Ohta, K., and Okada, T., Changes in the particle size and the concentration of cigarette smoke through the column of a cigarette, J. Aerosol Sci., 9: 25-29, 1978.

Jacobson, A.R. and Morris, S.C., The primary air pollutants—viable particles their occurrence, sources and effects, in Air Pollution, Vol. 1, 3rd Ed., Stern, A.C., Ed., Academic Press, New York, 1976, Chapter 4.

Jarabek, A.M., The application of dosimetry models to identify key processes and parameters for default dose-response assessment approaches, Toxicol. Lett., 79: 171-184, 1995.

Jarabek, A.M., Asgharian, B., and Miller, F.J., Dosimetric adjustments for interspecies extrapolation of inhaled poorly soluble particles (PSP), Inhal. Toxicol., 17: 317-334, 2005.

Jeffery, P.K., Comparative morphology of the airways in asthma and chronic obstructive pulmonary-disease, Am. J. Respir. Crit. Care Med., 150 (Suppl.): S6-S13, 1994.

Jenkins, P.G., Kayser, D., Muhle, H., Rosner, G., and Smith, E.M., Eds., Respiratory Toxicology and Risk Assessment, Wissenschaftliche Verlagsgesellschaft mbH, Stuttgart, Germany, 1994.

Jenkins, R.A., Guerin, M.R., and Tomkins, B.A., The Chemistry of Environmental Tobacco Smoke: Composition and Measurement, 2nd Ed., Lewis Publishers (CRC Press), Boca Raton, FL, 2000.

Ji J.H., Bae G.N., and Hwang J., Characteristics of aerosol charge neutralizers for highly charged particles, J. Aerosol Sci., 35: 1347-1358, 2004.

Jones, C.D.R. and Bull, J.R., Deposition and clearance of radiolabelled monodisperse polystyrene spheres in the calf lung, Res. Vet. Sci., 42: 82-91, 1986.

Jones, J.H. and Longworth, K.E., Gas exchange at rest and during exercise in mammals, in Comparative Biology of the Normal Lung, Parent, R.A., Ed., CRC Press, Boca Raton, FL, 1991, Chapter 19.

Kacergis, J.B., Jones, R.B., Reeb, C.K., Turner, W.A., Ohman, J.L., Ardman, M.R., and Paigen, B., Air quality in an animal facility: Particulates, ammonia, and volatile organic com-pounds, Am. Ind. Hygiene Assoc. J., 57: 634-640, 1996.

Kane, L.E., Barrow, C.S., and Alarie, Y., A short-term test to predict acceptable levels of exposure to airborne sensory irritants, Am. Ind. Hygiene Assoc. J., 40: 207-229, 1979.

Karg, E., Tuch, Th., Ferron, G.A., et al., Design operation and performance of whole body chambers for long-term aerosol exposure of large experimental animals, J. Aerosol. Sci., 23: 279-290, 1992.

Keith, C.H. and Derrick, J.C., Measurement of the particle size distribution and concentration of cigarette smoke by the "conifuge", J. Colloid Sci. 15: 340-356, 1960.

Kennedy, H.W., Legal aspects of human exposure to atmospheric pollutants, Arch. Environ. Health, 6: 99-112, 1963.

Kenett, R. and Thyregod, P., Aspects of statistical consulting not taught by academia, Stat. Neerl., 60: 396-411, 2006.

Kenoyer, J.L., Phalen, R.F., and Davis, J.R., Particle clearance from the respiratory tract as a test of toxicity: Effect of ozone on short and long term clearance, Exp. Lung Res., 2: 111-120, 1981.

Kilburn, K.H., Model systems for the biological effects of air pollutants, in Air Pollution and the Lung, Aharonson, E.F., Ben-David, A., and Klingberg, M.A., Eds., John Wiley & Sons, New York, 1976, pp. 221-247.

Kim, C.S. and Kang, T.C., Comparative measurement of lung deposition of inhaled fine particles in normal subjects and patients with obstructive airway disease, Am. J. Respir. Crit. Care Med., 155: 899-905, 1997.

Kim, C.S. and Hu, S.C., Regional deposition of inhaled particles in human lungs: Comparison between men and women，J. Appl. Physiol.，84：1834-1844，1998.

Kim，W.D.，Lung mucus：A clinician's view，Eur. Respir. J.，10：1914-1917，1997.

Kim，Y.，Furr，R.，Gibbs，L.M.，and Teng，L.S.，Health and safety challenges in start-up of a multi-discipline/open lab research facility，Chem. Health Safety，12：24-29，2005.

Kimbell，J.S. and Miller，F.J.，Regional respiratory-tract absorption of inhaled reactive gases，in Toxicology of the Lung，3rd Ed.，Gardner，D.E.，Crapo，J.D.，and McClellan，R.O.，Eds.，Taylor & Francis，Philadelphia，PA，1999，Chapter 19.

Kimbell，J.S. and Subramaniam，R.P.，Use of computational fluid dynamics models for dosimetry of inhaled gases in the nasal passages，Inhal. Toxicol.，13：325-334，2001.

King，M.，Zahm，J.M.，Pierrot，D.，Vaquez-Girod，S.，and Puchelle，E.，The role of mucus gel viscosity，spinnability，and adhesive properties in clearance by simulated cough，Biorheology，26：737-745，1989.

Kinsara，A.A.，Tompson，R.V.，and Loyalka，S.K.，Computational flow and aerosol concentration profiles in lung bifurcations，Health Phys.，64：13-22，1993.

Kirk，W.P.，Rehnberg，B.F.，and Morken，D.A.，Acute lethality in guinea pigs following respira-tory exposure to Kr-85，Health Phys.，28：275-284，1975.

Klaassen，C.D. and Doull，J.，Evaluation of safety：Toxicologic evaluation，in Casarett and Doull's Toxicology，Doull，J.，Klaassen，C.D.，and Amdur，M.O.，Eds.，Macmillan，New York，1980，Chapter 2.

Kleinman，M.T.，Bailey，R.M.，Chang，Y.T.C.，et al.，Exposures of human volunteers to a controlled atmospheric mixture of ozone，sulfur dioxide and sulfuric acid，Am. Ind. Hygiene Assoc. J.，42：61-69，1981.

Kleinman，M.T. and Phalen，R.F.，Exposure atmosphere generation and characterization，in Methods in Inhalation Toxicology，Phalen，R.F.，Ed.，CRC Press，Boca Raton，FL，1997，Chapter 4.

Kliment，V.，Libich，J.，and Kaudersova，V.，Geometry of guinea pig respiratory tract and application of Landahl's model of deposition of aerosol particles，J. Hygiene Epidemiol. Microbiol. Immunol.，16：107-114，1972.

Koch，W.，Generation of exposure atmospheres，in Respiratory Toxicology and Risk Assessment，Jenkins，P.G.，Kayser，D.，Muhle，H.，Rosner G.，and Smith，E.M.，Eds. Wissenschaftliche Verlagsgesellschaft mbH，Stuttgart，Germany，1994，pp. 49-58.

Koch，W.，Windt，H.，Walles，M.，Borlak，J.，and Clausing，P.，Inhalation studies with the Gottingen minipig，Inhal. Toxicol.，13：249-259，2001.

Kodavanti，U.P.，and Costa，D.L.，Rodent models of susceptibility：What is their place in inhalation toxicology? Respir. Physiol.，128：57-70，2001.

Koenig，J.Q. and Luchtel，D.L.，Respiratory responses to inhaled toxicants，in Handbook of Human Toxicology，Massaro，E.J.，Ed.，CRC Press，Boca Raton，FL，1997，Chapter 13.

Kotov，Y.A.，Electric explosion of wires as a method for preparation of nanopowders，J. Nanoparticle Res.，5：539-550，2003.

Kotrappa，P. and Moss，O.R.，Production of relatively monodisperse aerosols for inhalation experiments by aerosol centrifugation，Health Phys.，21：531-535，1971.

Krasovskii, G.N., Extrapolation of experimental data from animals to man, Environ. Health Persp., 13: 51-58, 1976.

Kreyling, W.G., and Scheuch, G., Clearance of particles deposited in the lungs, in Particle-Lung Interactions, Gehr, P. and Heyder, J., Eds., Marcel Dekker, New York, 2000, Chapter 7.

Kreyling, W.G., Semmler-Behnke, M., and Möller, W., Ultrafine particle-lung interactions: Does size matter? J. Aerosol Med., 19: 74-83, 2006.

Kreyling, W.G., Möller, W., Semmler-Behnke, M., and Oberdörster, G., Particle dosimetry: Deposition and clearance from the respiratory tract and translocation towards extra-pulmonary sites, in Particle Toxicology, Donaldson, K. and Borm, P., Eds., CRC Press, Boca Raton, FL, 2007, Chapter 3.

Kromback, F., Münzing, S., Allmeling, A.M., Gerlack, J.T., Behr, J., and Dörger, M., Cell size of alveolar macrophages: An interspecies comparison, Environ, Health Persp., 105 (Suppl. 5): 1261-1263, 1997.

Kurucz, I. and Szelenyi, I., Current animal models of bronchial asthma, Current Pharm. Design, 12: 3175-3194, 2006.

Lab Animal, Lab Animal Buyers Guide, http: //guide.labanimal.com/guide/index.html (accessed 12/6/2007); Also, Lab Animal, December issue.

Lai, A.C.K., Investigation of electrostatic forces on particle deposition in a test chamber, Indoor Built Environ., 15: 179-186, 2006.

Lai, Y.L., Comparative ventilation of the normal lung, in Comparative Biology of the Normal Lung, Parent, R.A., Ed., CRC Press, Boca Raton, FL, 1991, Chapter 17.

Lambert, L.B., Singer, T.M., Boucher, S.E., and Douglas, G.R., Detailed review of transgenic rodent mutation assays, Mutation Res.-Rev. Mutation Res., 590: 1-280, 2005.

Lambertsen, C.J., Anoxia, altitude and acclimatization, in Medical Physiology 11th Ed., Bard, P., Ed., Mosby, St. Louis, MO, 1961, Chapter 42.

Landahl, H.D., On the removal of air-borne droplets by the human respiratory tract. I. The lung, Bull. Math. Biophys., 12: 43-56, 1950.

Landahl, H.D. and Tracewell, T.N., An investigation of cigarette smoke as an aerosol with special reference to retention in lungs in human subjects, Trans. Ill. State Acad. Sci., 50: 213-220, 1957.

Landahl, H.D., The effect of gravity, hygroscopicity, and particle size on the amount and site of dep-osition of inhaled particles, with particular reference to hazard due to airborne viruses, in Assessment of Airborne Particles, Mercer, T.T., Morrow, P.E., and Stöber, W., Eds., Charles C. Thomas, Springfield, IL, 1972, Chapter 21.

Lange, C.F. and Finlay, W.H., Liquid atomizing: Nebulizing and other methods of producing aerosols, J. Aerosol Med., 19: 28-35, 2006.

Laskin, S., Kuschner, M., and Drew, R.T., Studies in pulmonary carcinogenesis, in Inhalation Carcinogenesis, Hanna, M.G. Jr., Nettesheim, P., and Gilbert, J.R., Eds., U.S. Atomic Energy Commission, Oak Ridge, TN, 1970, pp. 321-351.

Laskin, S., Kuschner, M., Sellakumar, A., and Katz, G.V., Combined carcinogen-irritant animal inhalation studies, in Air Pollution and the Lung, Aharonson, E.F., Ben-David, A., and

Klingberg, M.A., Eds., John Wiley & Sons, New York, 1976, pp. 190-213.

Lawler, J.V., Endy, T.P., Hensley, L.E., et al., Cynomolgus macaque as an animal model for severe acute respiratory syndrome, Plos Med., 3: 677-686, 2006.

Leach, L.J., Spiegl, C.J., Wilson, R.H., Sylvester, G.E., and Lauterbach, K.E., A multiple cham-ber exposure unit designed for chronic inhalation studies, Am. Ind. Hygiene Assoc. J., 20: 13-22, 1959.

Lee, J.W. and Goo, J.H., Numerical simulation of air flow and inertial deposition of particles in a bifurcating channel of square cross section, J. Aerosol Med., 5: 131-154, 1992.

Lehrer, R.I., Ferrari, L.G., Patterson-Delafield, J., and Sorrell, T., Fungicidal activity of rabbit alve-olar and peritoneal-macrophages against Candida albicans, Infect. Immun., 28: 1001-1008, 1980.

Leong, B.K.J., The current state of chamber design and inhalation toxicology instrumentation, Proc. 7th Annu. Conf. Environ. Toxicol., available from National Technical Information Service as AMRL-TR-76-125, Springfield, VA., 1976, pp. 141-150.

Leong, B.K.J., Coombs, J.K., Sabaitis, C.P., Rop, D.A., and Aaron, C.S., Quantitative morphome-tric analysis of pulmonary depositon of aerosol particles inhaled via intratracheal nebulization, intratracheal instillation or nose-only inhalation in rats, J. Appl. Toxicol., 18: 149-160, 1998.

Leung, K., Louca, E., Gray, M., Tipples, G., and Coates, A.L., Use of the next generation phar-maceutical impactor for particles size distribution measurements of live viral aerosol vaccines, J. Aerosol Med., 18: 414-426, 2005.

Levine, M.D., Reisch, M.L., and Thurlbeck, W.M., Automated measurement of internal surface area of human lung, IEEE Trans. Biomed. Eng., 17: 254-262, 1970.

Lewis, R.J. Sr., Sax's Dangerous Properties of Industrial Materials, 6th Ed. (3 vols.), John Wiley & Sons, New York, 2000.

Lewis, S.M., and Carraway, J.H., Animal models of human disease, Lab. Animals, 21 (1): 22-29, 1992.

Lidén, G. and Harper, M., The need for an international sampling convention for inhalable dust in calm air, J. Occup. Environ. Hygiene, 3: D94-D101, 2006.

Likens, S.A. and Mauderly, J.L., Respiratory Measurements in Small Laboratory Mammals: A Literature Review, Inhalation Toxicology Research Institute Report, LF-68, 1979, (available from National Technical Information Service, Springfield, VA).

Lin, A.C., Size matters: Regulating nanotechnology, Havard Environ. Law Rev., 31: 349-408, 2007.

Lindstedt, S.L. and Schaeffer, P.J., Use of allometry in predicting anatomical and physiological parameters of mammals, Lab. Animals, 36: 1-19, 2002.

Lippmann, M. and Albert, R.E., A compact electric-motor driven spinning disc aerosol generator, Am. Ind. Hygiene Assoc. J., 28: 501-506, 1967.

Lippmann, M., Experimental inhalation studies—equipment and procedures, in Inhalation Carcinogenesis, Hanna. M.G. Jr., Nettesheim. P., and Gilbert. J.R., Eds., U.S. Atomic Energy Commission, Oak Ridge, TN., 1970, pp. 55-76.

Lippmann, M., Aerosol exposure methods, in Generation of Aerosols. Willeke, K., Ed., Ann Arbor

Science, Ann Arbor, MI, 1980, Chapter 21.

Lippmann, M., Ed., Environmental Toxicants: Human Exposures and Their Health Effects, Van Nostrand Reinhold, New York, 1992.

Lippmann, M., Gordon, T., and Chen, L.C., Effects of subchronic exposure to concentrated ambient particles (CAPs) in mice: I. Introduction, objectives and experimental plan, Inhal. Toxicol., 17: 177-187, 2005.

Liu, B.Y.H. and Pui, D.Y.H., Electrical neutralization of aerosols. J. Aerosol Sci., 5: 465-472, 1974.

Lodge, J.P. Jr. and Chan, T.L., Eds., Cascade Impactor: Sampling and Data Analysis, American Industrial Hygiene Association, Akron, OH, 1986.

Loffert, D.T., Ikle, D., and Nelson, H.S., A comparison of commercial jet nebulizers, Chest, 106: 1788-1793, 1994.

Longest, P.W. and Oldham, M.J., Mutual enhancements of CFD modeling and experimental data: A case study of 1-μm particle deposition in a branching airway model, Inhal. Toxicol., 18: 761-771, 2006.

Longest, P.W., Vinchurkar, S., and Martonen, T., Transport and deposition of respiratory aerosols in models of childhood asthma, J. Aerosol Sci., 37: 1234-1257, 2006.

Loosli, C.G., Interalveolar communications in normal and in pathologic mammalian lungs, Arch. Pathol., 24: 743-776, 1937.

MacKenzie, K.M. and Hoar, R.M., Developmental toxicology, in CRC Handbook of Toxicology, Derelanko, M.J. and Hollinger, M.A., Eds., CRC Press, Boca Raton, FL, 1995, Chapter 12.

Macklem, P.T., Airway obstruction and collateral ventilation, Physiol. Rev., 51: 368-436, 1971.

Maher, J.A. and DeStefano, J., The ferret: An animal model to study influenza virus, Lab. Animals, 33 (9): 50-53, 2004.

Ma-Hock, L., Gamer, A.O., Landsiedel, R., et al., Generation and characterization of test atmospheres with nanomaterials, Inhal. Toxicol., 19: 833-848, 2007.

Mannix, R.C., Phalen, R.F., Kenoyer, J.L., and Crocker, T.T., Effect of sulfur dioxide-sulfate exposure on rat respiratory tract clearance, Am. Ind. Hygiene Assoc. J., 43: 679-685, 1982.

Mariassy, A.T., Epithelial cells of trachea and bronchi, in Comparative Biology of the Normal Lung, Parent, R.A., Ed., CRC Press, Boca Raton, FL, 1991. Chapter 6.

Maricq, M.M., Xu, N., and Chase, R.E., Measuring particulate mass emissions with the electrical low pressure impactor, Aerosol Sci. Technol., 40: 68-79, 2006.

Marijnissen, J.C.M. and Gradón, L., Eds., Aerosol Inhalation: Recent Research Frontiers, Kluwer Academic Publishers, Dordrecht, Netherlands, 1996.

Marple, V.A., Lui, B.Y.H., and Rubow, K.L., A dust generator for laboratory use, Am. Ind. Hygiene Assoc. J., 39: 26-32, 1978.

Martin, H.B., The effects of aging on the alveolar pores of Kohn in the dog, Am. Rev. Respir. Dis., 88: 773-778, 1963.

Martonen, T.B., Analytical model of hygroscopic particle behavior in human airways, Bull. Math. Biol., 44: 425-442, 1982.

Martonen, T.B., Deposition patterns of cigarette smoke in human airways, Am. Ind. Hygiene Assoc. J., 53: 6-18, 1992.

Martonen, T.B., Zhang, Z., and Yang, Y., Interspecies modeling of inhaled particle deposition patterns, J. Aerosol Sci., 23: 389-406, 1992.

Martonen, T.B. and Zhang, Z., Deposition of sulfate acid aerosols in the developing human lung, Inhal. Toxicol., 5: 165-187, 1993.

Martonen, T.B., Zhang, Z., and Yang, Y., Interspecies modeling of inhaled gases, Inhal. Toxicol., 7: 1125-1139, 1995.

Martonen, T.B., Ed., Medicinal Applications of Computer Modeling: Respiratory System, WIT Press, Southampton, United Kingdom, 2001.

Massaro, E.J., Ed., Handbook of Human Toxicology, CRC Press, Boca Raton, FL, 1997.

Mauderly, J.L., Nenno, W.C., and Morrison, G.A., Stocks for holding unanesthetized dogs in the standing position. Lab. Anim. Sci., 21: 263-266, 1971.

Mauderly, J.L., Steady-state carbon monoxide-diffusing capacity of unanesthetized Beagle dogs, Am. J. Vet. Res., 33: 1485-1491, 1972.

Mauderly, J.L. and Tesarek, J.E., Effects of current aerosol exposure methods on the pulmonary function of beagle dogs and Syrian hamsters, in Inhalation Toxicology Research Institute Annual Report 1972 to 1973, McClellan. R.O., Ed., LF-46, Lovelace Foundation, Albuquerque, NM, 1973, pp. 163-168.

Mauderly, J.L., Evaluation of the grade pony as a pulmonary function model, Am. J. Vet. Res., 35: 1025-1029, 1974a.

Mauderly, J.L., Influence of sex and age on the pulmonary function of the unanesthetized beagle dog, J. Gerontol., 29: 282-298, 1974b.

Mauderly, J.L., Respiration of F344 rats in nose-only inhalation exposure tubes, J. Appl. Toxicol., 6: 25-30, 1986.

Mauderly, J.L., Comparisons of respiratory function responses of laboratory animals and humans, in Inhalation Toxicology: The Design and Interpretation of Inhalation Studies and Their Use in Risk Assessment, Dungworth, D., Kimmerle, G., Lewkowski, J., McClellan, R., and Stöber, W., Eds., Springer-Verlag, New York, 1988, Chapter 15.

Mauderly, J.L., Assessment of pulmonary function and the effects of inhaled toxicants, in Concepts in Inhalation Toxicology, 2nd Ed., McClellan, R.O. and Henderson, R.F., Eds., Taylor & Francis, Washington, DC, 1995, Chapter 13.

Mauderly, J.L. and McCunney, R.J., Eds., Particle Overload in the Rat Lung and Lung Cancer: Implications for Human Risk Assessment, Taylor & Francis, Washington, DC, 1996.

Mauderly, J. L., Lung overload: The dilemma and opportunities for resolution, in Particle Overload in the Rat Lung and Lung Cancer: Implications for Human Risk Assessment, Mauderly, J.L. and McCunney, R.J., Eds., Taylor & Francis, Washington, DC, 1996a, pp. 1-28.

Mauderly, J. L., Usefulness of animal models for predicting human responses to long-term inhalation of particles, Chest, 109 (Suppl.): S65-S68, 1996b.

Mauderly, J.L., Animal models for the effect of age on susceptibility to inhaled particulate matter,

Inhal. Toxicol., 12: 863-900, 2000.

Mautz, W. J., Phalen, R.F., McClure, T.R., and Bufalino, C., A rodent treadmill for inhalation toxicological studies and respirometry, J. Appl. Physiol., 58: 673-679, 1985.

Mautz, W.J., Kleinman, M.T., Phalen, R.F., and Crocker, T.T., Effects of exercise exposure on toxic interactions between inhaled oxidant and aldehyde air pollutants, J. Toxicol. Environ. Health, 25: 165-177, 1988.

Mautz, W.J., Animal monitoring, in Methods in Inhalation Toxicology, Phalen, R.F., Ed., CRC Press, Boca Raton, FL, 1997, Chapter 6.

Mautz, W.J., Exercising animal models in inhalation toxicology: Interactions with ozone and formaldehyde, Environ. Res., 92: 14-26, 2003.

Mawdesley-Thomas, L.E., Healey, P., and Barry, D.H., Experimental bronchitis in animals due to sulphur dioxide and cigarette smoke. An automated quantitative study, in Inhaled Particles III, Vol. I, Walton, W.H., Ed., Unwin Brothers, Surrey, England, 1970, pp. 509-515.

May, K.R., The Collison nebulizer: Description, performance and application, Aerosol Sci., 4: 235-243, 1973.

Maynard, A.D., Overview of methods for analyzing single ultrafine particles, in Ultrafine Particles in the Atmosphere, Brown, L.M., Collings, N., Harrison, R.M., Maynard, A.D., and Maynard, R.L., Eds., Imperial College Press, London, 2000, Chapter 3.

McAllen, S.J., Chiu, S.P., Phalen, R.F., and Rasmussen, R.E., Effect of in vivo ozone exposure on in vitro pulmonary alveolar macrophage mobility, J. Toxicol. Environ. Health, 7: 373-381, 1981.

McBride, J.T., Architecture of the tracheobronchial tree, in Comparative Biology of the Lung, Parent, R.A., Ed., CRC Press, Boca Raton, FL, 1991. Chapter 5.

McClellan, R.O. and Henderson, R.F., Eds., Concepts in Inhalation Toxicology, 2nd Ed., Taylor & Francis, Washington, DC, 1995.

McClellan, R.O., Developing risk assessments for airborne materials, in Toxicology of the Lung, 3rd Ed., Gardner, D.E., Crapo, J.D., and McClellan, R.O., Eds., Taylor & Francis, Philadelphia, PA, 1999, Chapter 20.

McClure, T. R., Diller, P.J., and Phalen, R.F., An airway perfusion apparatus for whole lung fixation, Lab. Anim. Sci., 32: 195-196, 1982.

McJilton, C., Frank, R., and Charlson, R., Role of relative humidity in the synergistic effect of a sulfur dioxide-aerosol mixture on the lung, Science, 182: 503-504, 1973.

McJilton, C.E., Frank, R., and Charlson, R.J., Influence of relative humidity on functional effects of an inhaled SO2 aerosol mixture, Am. Rev. Respir. Dis., 113: 163-169, 1976.

McKinney, W. and Frazer, D., Computer-controlled ozone inhalation exposure system, Inhal. Toxicol., 20: 43-48, 2008.

McKirnan, M. D., White, F.C., Guth, B.D., Longhurst, J.C., and Bloor, C.M., Validation of a respiratory mask for measuring gas-exchange in exercising swine, J. Appl. Physiol., 61: 1226-1229, 1986.

McLain, D.E., Chandra, S., and Gad, S.C., The ferret, in Animal Models in Toxicology, 2nd Ed.,

Gad, S.C., Ed., CRC Press, Boca Raton, FL, 2007, Chapter 7.

McLaughlin, R.F. Jr., Tyler, W.S., and Canada, R.O., Subgross pulmonary anatomy in various mammals and man. JAMA, 175: 148-151, 1961a.

McLaughlin, R.F. Jr., Tyler, W.S., and Canada, R.O., A study of the subgross pulmonary anatomy in various mammals, Am. J. Anat., 108: 149-165, 1961b.

McPherson, E.A., Lawson, G.H.K., Murphy, J.R., Nicholson, J.M., Breeze, R.G., and Pirie, H.M., Chronic obstructive pulmonary disease(COPD)in horses: Aetiological studies: Responses to intradermal and inhalation antigenic challenge. Equine Vet. J., 11: 159-166, 1979.

Medinsky, M.A., Bond, J.A., Schlosser, P.M., and Morris, J.B., Mechanisms and models for respiratory-tract uptake of volatile organic chemicals, in Toxicology of the Lung, 3rd Ed., Gardner, D.E., Crapo, J.D., and McClellan, R.O., Eds., Taylor & Francis, Philadelphia, PA, 1999, Chapter 17.

Meessen, H., Die pathomorphologie der diffusion und perfusion, Verh. Dtsch. Ges. Pathol., 44: 98-127, 1960.

Ménache, M.G., Miller, F.J., and Raabe, O.G., Particle inhalability curves for humans and small laboratory animals, Ann. Occup. Hygiene, 39: 317-328, 1995.

Ménache, M.G., Hofmann, W., Ashgarian, B., and Miller, F.W., Airway geometry models of children's lungs for use in dosimetry modeling, Inhal. Toxicol., 20: 101-126, 2008.

Mercer, R.R. and Crapo, J.D., Architecture of the acinus, in Comparative Biology of the Normal Lung, Parent, R.A., Ed., CRC Press, Boca Raton, FL, 1991, Chapter 10.

Mercer, T.T., On the role of particle size in the dissolution of lung burdens, Health Phys., 13: 1211-1221, 1967.

Mercer, T.T., Goddard, R.F., and Flores, R.L., Output characteristics of three ultrasonic nebulizers, Ann. Allergy, 26: 18-27, 1968a.

Mercer, T.T., Tillery, M.I., and Chow, H.Y., Operating characteristics of some compressed-air nebulizers, Am. Ind. Hygiene Assoc. J., 29: 66-78, 1968b.

Mercer. T.T., Morrow, P.E., and Stober, W., Eds., Assessment of Airborne Particles, Charles C. Thomas, Springfield, IL, 1972.

Mercer, T.T., Aerosol Technology in Hazard Evaluation, Academic Press, New York, 1973.

Merrill, R.A., Regulatory toxicology, in Casarett and Doull's Essentials of Toxicology, Klaassen, C.D. and Watkins, J.B. III, Eds., McGraw-Hill, New York, 2003, Chapter 34.

Miller, F.J., Illing J.W., and Gardner, D.E., Effect of urban ozone levels on laboratory-induced respiratory infections. Toxicol. Lett., 2: 163-169, 1978.

Miller, F.J. and Menzel, D.B., Eds., Fundamentals of Extrapolation Modeling of Inhaled Toxicants: Ozone and Nitrogen Dioxide, Hemisphere Publishing Corp., Washington, DC, 1984.

Miller, F.J., Dosimetry of inhaled gasses, in Respiratory Toxicology and Risk Assessment, Jenkins, P.G., Kayser, D., Muhle, H., Rosner, G., and Smith, E.M., Wissenschaftliche Verlagsgesellschaft mbH, Stuttgart, Germany, 1994, pp. 111-144.

Miller, F.J., Ed., Nasal Toxicity and Dosimetry of Inhaled Xenobiotics: Implications for Human Health, Taylor & Francis, Washington, DC, 1995.

Miller, W.S., The Lung, Charles C. Thomas, Springfield, IL, 1947.

Mitchell, G.D., A review of permeation tubes and permeators, Sepn. Purif. Methods., 29: 119-128, 2000.

Mitchell, J.P., Aerosol generation for instrument calibration, in Bioaerosols Handbook, Cox, C.S. and Wathes, C.M., Eds., Lewis Publishers (CRC Press), Boca Raton, FL, 1995a, Chapter 7.

Mitchell, J.P., Particle size analyzers: Practical procedures and laboratory techniques, in Bioaerosols Handbook, Cox, C.S. and Wathes, C.M., Eds., Lewis Publishers (CRC Press), Boca Raton, FL, 1995b, Chapter 8.

Mitzner, W., Collateral ventilation, in The Lung: Scientific Foundations, 2nd Ed., Crystal, R.G., West, J.B., Weibel, E.R., and Barnes, P.J., Eds., Lippincott-Raven, Philadelphia, PA, 1997, Chapter 104.

Montgomery, M.R., Anderson, R.E., and Mortenson, G.A., A compact, versatile inhalation exposure chamber for small animal studies, Lab. Anim. Sci., 26: 461-464, 1976.

Morgan, M.S. and Frank, R., Uptake of pollutant gases by the respiratory system, in Respiratory Defense Mechanisms, Part I, Brain, J.D., Proctor, D.F., and Reid, L.M., Eds., Marcel Dekker, New York, 1977, Chapter 6.

Morris, K.J., Modern microscopic methods for bioaerosol analysis, in Bioaerosols Handbook, Cox, C.S. and Wathes, C.M., Eds., Lewis Publishers (CRC Press), Boca Raton, FL, 1995, Chapter 11.

Morrow, P.E. and Mercer, T.T., A point-to-plane electrostatic precipitator for particle size sampling, Am. Ind. Hygiene Assoc. J., 25: 8-14, 1964.

Morrow, P.E., Clearance kinetics of inhaled particles, in Respiratory Defense Mechanisms, Part II, Brain, J.D., Proctor, D.F., and Reid, L.M., Eds., Marcel Dekker, New York, 1977, Chapter 14.

Morrow, P.E., Possible mechanisms to explain dust overloading of the lungs, Fund. Appl. Toxicol., 10: 369-384, 1988.

Moskal, A., Makowski, L., Sosnowski, T.R., and Gradón, L., Deposition of fractal-like aerosol aggregates in a model of human nasal cavity, Inhal. Toxicol., 18: 725-731, 2006.

Moss, O.R. and Cheng, Y.S., Generation and characterization of test atmospheres: Particles and droplets, in Concepts in Inhalation Toxicology, 2nd Ed., McClellan, R.O. and Henderson, R.F., Eds., Taylor & Francis, Washington DC, 1995, Chapter 4.

Mossberg, B., Human tracheobronchial clearance by mucociliary transport and cough, Eur. J. Respir. Dis. (Suppl. 107) 61: 51-58, 1980.

Muggenberg, B.A. and Mauderly, J.L., Cardiopulmonary function of awake, sedated, and anesthetized beagle dogs, J. Appl. Physiol., 37: 152-157, 1974.

Muggenburg, B.A., Tilley, L., and Green, F.H.Y., Animal models of cardiac disease: Potential usefulness for studying health effects of inhaled particles, Inhal. Toxicol., 12: 901-925, 2000.

Murphy, D.J., Safety pharmacology of the respiratory system—techniques and the study design, Drug Devel. Res., 32: 237-246, 1994

Murray, M.J. and Driscoll, K.E., Immunology of the respiratory system, in Comparative Biology of the Normal Lung, Parent, R.A., Ed., CRC Press, Boca Raton, FL, 1991, Chapter 37.

Nadithe, V., Rahamatalla, M., Finlay, W.H., Mercer, J.R., and Samuel, J., Evaluation of nose-only aerosol inhalation chamber and comparison of experimental results with mathe-matical simulation of aerosol deposition in mouse lungs, J. Pharm. Sciences, 92: 1066-1076, 2003.

Narcisco, S.P., Nadziejko, E., Chen, L.C., Gordon, T., and Nadziejko, C., Adaptation to stress induced by restraining rats and mice in nose-only inhalation holders, Inhal. Toxicol., 15: 1133-1143, 2003.

Nathan, C.F., Secretory products of macrophages, J. Clin. Invest., 79: 319-326, 1987.

National Oceanic and Atmospheric Administration, National Aeronautics and Space Administration and U.S. Air Force, U.S. Standard Atmosphere, 1976, NOAA-S/T 76-1562, Washington DC, 1976.

NCRP (National Council on Radiation Protection and Measurements), Deposition Retention and Dosimetry of Inhaled Radioactive Substances, NCRP SC 57-2 Report, National Council on Radiation Protection and Measurements, Bethesda, MD, 1997.

Nelson, G. O., Controlled Test Atmospheres: Principles and Techniques, Ann Arbor Science, Ann Arbor, MI, 1971.

Netter, F.H., Respiratory System, Vol. 7, CIBA Collection of Medical Illustrations, CIBA Pharmaceutical Corporation, Summit, NJ, 1979.

Nettesheim, P., Hanna, M.G. Jr., and Deatherage, J.W. Jr., Eds., Morphology of Experimental Respiratory Carcinogenesis, A.E.C. Symp. Ser. No. 21, U.S. Atomic Energy Commission, Division of Technical Information, CONF-700501, National Technical Information Service, Springfield, VA, 1970.

Newton, P.E., Inhalation toxicology, in CRC Handbook of Toxicology, Derelanko, M.J. and Hollinger, M.A., Eds., CRC Press, Boca Raton, FL, 1995, Chapter 5.

Nikula, K.J. and Green, F.H.Y., Animal models of chronic bronchitis and their relevance to studies of particle-induced disease, Inhal. Toxicol, (Suppl. 4), 12: 123-153, 2000.

NIOSH (National Institute for Occupational Safety and Health), NIOSH Pocket Guide to Chemical Hazards, National Institute for Occupational Safety and Health, Cincinnati, OH, 2005.

NIOSH (National Institute for Occupational Safety & health), NIOSH Manual of Analytical Methods, 2nd Ed., National Institute for Occupational Safety and Health, Cincinnati, OH, http: //www.cdc.gov/niosh/nmam/(accessed 1/2/2006).

Oberdörster, G., Pulmonary effects of inhaled ultrafine particles, Internat. Arch. Occup. Environ. Health, 74: 1-8, 2001.

Oberdörster, G., Sharp, Z., Atudorei, V., et al., Translocation of inhaled ultrafine particles to the brain, Inhal. Toxicol., 16: 437-445, 2004.

O'Callaghan, C., Hardy, J., Stammers, J., Stephenson, T.J., and Hull, D., Evaluation of techniques for delivery of steroids to lungs of neonates using a rabbit model, Arch. Dis. Childhood, 67: 20-24, 1992.

Ochs, M., Nyengaard, J.R., Jung, A., et al., The number of alveoli in the human lung, Am. J. Respir. Crit. Care Med., 169: 120-124, 2004.

Oldham, M.J., Phalen, R.F., Schum, G.M., and Daniels, D.S., Predicted nasal and tracheo-bronchial particle deposition efficiencies for the mouse, Ann. Occup. Hygiene, 38 (Suppl 1): 135-141,

1994.

Oldham, M.J., Phalen, R.F., and Heistracher, T., Computational fluid dynamic predictions and experimental results for particle deposition in an airway model, Aerosol Sci. Technol., 32: 61-71, 2000.

Oldham, M.J. and Phalen, R.F., Dosimetry implications of upper tracheobronchial airway anatomy in two mouse varities, Anat. Rec., 268: 59-65, 2002.

Oldham, M.J., Phalen, R.F., Robinson, R.J., and Kleinman, M.T., Performance of a portable whole-body mouse exposure system, Inhal. Toxicol., 16: 657-662, 2004

Oldham, M.J., Challenges in validating CFD-derived inhaled aerosol deposition predictions, Inhal. Toxicol., 18: 781-786, 2006.

Olson, H., Betton, G., Robinson, D., et al., Concordance of the toxicity of pharmaceuticals in humans and animals, Regul. Toxicol. Parmacol., 32: 56-67, 2000.

OSHA (Occupational Health and Safety Administration), NIOSH/OSHA/DOE Health Guidelines, Occupational Health and Safety Administration, Washington, DC, http://www.osha.gov/SLTC/healthguidelines/ index.html (accessed 1/8/2008).

Page, N.P., Chronic toxicity and carcinogenicity guidelines, J. Environ. Pathol. Toxicol., 1: 161-182, 1977.

Parent, R.A., Ed., Comparative Biology of the Normal Lung, CRC Press, Boca Raton, FL, 1991. Patrick, G. and Stirling, C., The retention of particles in large airways of the respiratory tract, Proc. R. Soc. London, Ser. B, 198: 455-462, 1977.

Patterson, J.L. and Carrion, R. Jr., Demand for nonhuman primate resources in the age of biode-fense, ILAR J., 46: 15-22, 2005.

Patterson, R. and Kelly, J. F., Animal models of the asthmatic state. Annu. Rev. Med., 25: 53-68, 1974.

Pattle, R.E., Surface lining of lung alveoli, Physiol. Rev., 45: 48-79, 1965.

Pauluhn, J., Machemer, L., Kimmerle, G., and Eben, A., Methodological aspects of the determination of the acute inhalation toxicity of spray-can ingredients, J. Appl. Toxicol., 8: 431-437, 1988.

Pauluhn, J., Validation of an improved nose-only exposure system for rodents, J. Appl. Toxicol., 14: 55-62, 1994a.

Pauluhn, J., Species differences: Impact on testing, in Respiratory Toxicology and Risk Assessment, Jenkins, P.G., Kayser, D., Muhle, H., Rosner, G., and Smith, E.M., Eds., Wissenschaftliche Verlagsgesellschaft mbH, Stuttgart, Germany, 1994b, pp. 145-173.

Pauluhn, J., Overview of testing methods used in inhalation toxicity: From facts to artifacts, Toxicol. Lett., 140 (Special Issue S1): 183-193, 2003.

Pauluhn, J., Animal models of respiratory allergy, in Toxicology of the Lung, 4th Ed., Gardner, D.E., Ed., CRC Press, Boca Raton, FL, 2006, Chapter 10.

Pavia, D., Bateman, J.R.M., and Clarke, S.W., Deposition and clearance of inhaled particles, Bull. Eur. Physiopathol. Respir., 16: 335-336, 1980.

Pavia, D., Acute respiratory infections and mucociliary clearance, Eur. J. Respir. Dis., 71: 219-226, 1987.

Perry, R.H. and Chilton, C.H., Chemical Engineer's Handbook, 5th Ed., McGraw-Hill, New York, 1973.

Phalen, R.F., Evaluation of an exploded-wire aerosol generator for use in inhalation studies. Aerosol Sci., 3: 395-406, 1972.

Phalen, R.F. and Morrow, P.E., Experimental inhalation of metallic silver, Health Phys., 24: 509-518, 1973.

Phalen, R.F., Yeh, H.C., Raabe, O.G., and Velasquez, D.J., Casting the lungs in situ, Anat. Rec., 177: 255-263, 1973.

Phalen, R.F., Yeh, H.C., Schum, G.M., and Raabe, O.G., Application of an idealized model to morphometry of the mammalian tracheobronchial tree, Anat. Rec., 190: 167-176, 1978a.

Phalen, R.F., Crocker, T.T., Wilson, A.F., and Kenoyer, J.L., Effect of dose rate on ozone toxicity, paper read at Annual American Industrial Hygiene Association Conference, Los Angeles, May 1978b.

Phalen, R.F., Kenoyer, J.L., Crocker, T.T., and McClure, T.R., Effects of sulfate aerosols in combination with ozone on elimination of tracer particles inhaled by rats, J. Toxicol. Environ. Health, 6: 797-810, 1980.

Phalen, R.F. and Oldham, M.J., Tracheobronchial structure as revealed by casting techniques, Am. Rev. Respir. Dis., 128 (Suppl.): S1-S4, 1983.

Phalen, R.F., Inhalation Studies: Foundations and Techniques, CRC Press, Boca Raton, FL, 1984.

Phalen, R.F., Crocker, T.T., McClure, T.R., and Tyler, N.K., Effect of ozone on mean linear intercept in the lung of young beagles, J. Toxicol. Environ. Health, 17: 285-296, 1986.

Phalen, R.F., Schum, G.M., and Oldham, M.J., The sensitivity of an inhaled aerosol tracheo-bronchial models to input parameters, J. Aerosol Med., 3: 271-282, 1990.

Phalen, R.F., Oldham, M.J., and Dunn-Rankin, D., Inhaled particle mass per unit body mass per unit time, Appl. Occup. Environ. Hygiene, 7: 246-252, 1992.

Phalen, R.F., Oldham, M.J., Mannix, R.C., and Schum, G.M. Cigarette smoke deposition in the tracheobronchial tree: Evidence for colligative effects. Aerosol. Sci. Technol., 20: 215-226, 1994a.

Phalen, R.F., Kleinman, M.T., Mautz, W.J., and Drew, R.T., Inhalation exposure methodology, in Respiratory Toxicology and Risk Assessment, Jenkins, P.G., Kayser, D., Muhle, H., Rosner, G., and Smith, E.M., Eds., Wissenschaftliche Verlagsgesellschaft mbH, Stuttgart, Germany, 1994b, pp. 59-82.

Phalen, R.F., Inhalation exposure methods, in Methods in Inhalation Toxicology, Phalen, R.F., Ed., CRC Press, Boca Raton, FL, 1997a, Chapter 5.

Phalen, R.F., Cleaning the air, in Methods in Inhalation Toxicology, Phalen, R.F., Ed., CRC Press, Boca Raton, FL, 1997b, Chapter 3.

Phalen, R.F., and Oldham, M.J., Modeling particle deposition as a function of age, Respir. Physiol., 128: 119-130, 2001.

Phalen, R.F., The Particulate Air Pollution Controversy: A Case Study and Lessons Learned, Kluwer Academic Publishers, Boston, MA, 2002, Chapter 5.

Phalen, R.F., Oldham, M.J., and Nel, A.E., Tracheobronchial particle dose considerations for in-vitro toxicology studies, Toxicol. Sci., 92: 126-132, 2006.

Phillips, C.G. and Kaye, S.R., On the asymmetry of bifurcations in the bronchial tree, Respir. Physiol., 107: 85-98, 1997.

Phipps, A.J., Premanandan, C., Barnewall, R.E., and Lairmore, M.D., Rabbit and nonhuman primate models of toxin-targeting human anthrax vaccines, Microbiol. Molec. Biol. Rev., 68: 617-629, 2004.

Phipps, R.J. and Richardson, P.S., The effects of irritation at various levels of the airway upon tracheal mucus secretion in the cat, J. Physiol., 261: 563-581, 1976.

Pich, J., Theory of aerosol filtration by fibrous and membrane filters, in Aerosol Science, Davies, C.N., Ed., Academic Press, New York, 1966, Chapter 9.

Pinkerton, K.E., Gehr, P., and Crapo, J.D., Architecture and cellular composition of the air-blood barrier, in Comparative Biology of the Normal Lung, Parent, R.A., Ed., CRC Press, Boca Raton, FL, 1991, Chapter 11.

Pinkerton, K.E. and Green, F.Y.H., Normal aging of the lung, in Comparative Biology of the Normal Lung, Parent, R.A., Ed., CRC Press, Boca Raton, FL, 1991, Chapter 15.

Pitot, H.C. III and Dragan, Y.P., Chemical carcinogenesis, in Casarett and Doull's Essentials of Toxicology, Klaassen, C.D. and Watkins, J.B. III, Eds., McGraw Hill, New York, 2003, Chapter 8.

Plopper, C.G., and Pinkerton, K.E., Overview of the diversity in the respiratory system of mam-mals, in Comparative Biology of the Lung, Parent, R.A., Ed., CRC Press, Boca Raton, FL, 1991, Chapter 1.

Plopper, C.G., and Fanucchi, M.V., Development of airway epithelia, in The Lung: Development, Aging and the Environment, Harding, R., Pinkerton, K.E., and Plopper, C.G., Eds., Elsevier, San Diego, CA, 2004, Chapter 2.

Port, C.D., Ketels, K.V., Coffin, D.L., and Kane, P., A comparative study of experimental and spontaneous emphysema, J. Toxicol. Environ. Health, 2: 589-604, 1977.

Poynter, D. and Spurling, N.W., Some cardiac effects of beta-adrenergic stimulants in animals, Postgrad. Med. J. Suppl., 47: 21-24, 1971.

Prasad, S.B., Rao, S.V., Mannix, R.C., and Phalen, R.F., Effects of pollutant atmospheres on surface receptors of pulmonary macrophages, J.Toxicol. Environ. Health, 24: 385-402, 1988.

Preston, R.J. and Hoffmann, G.R., Genetic toxicology, in Casarett and Doull's Essentials of Toxicology, Klaassen, C.D., and Watkins, J.B. III, Eds., McGraw-Hill, New York, 2003, Chapter 9.

Pritchard, J.N., Jefferies, J., and Black, A. Sex differences in the regional deposition of inhaled particles in the 2.5-7.5 μm size range, J. Aerosol Sci., 17: 385-389, 1986.

Prodi, V., A condensation aerosol generator for solid monodisperse particles, in Assessment of Airborne Particles, Mercer, T.T., Morrow, P.E., and Stöber, W., Eds., Charles C. Thomas, Springfield, IL, 1972, Chapter 9.

Raabe, O.G., The dilution of monodisperse suspensions for aerosolization, Am. Ind. Hygiene Assoc.

J., 29: 439-443, 1968.

Raabe, O.G. and Newton, G.J., Development of techniques for generating monodisperse aerosols with the Fulwyler droplet generator, Fission Product Inhalation Program Annual Report 1969-1970, LF 43, Lovelace Foundation, Albuquerque, NM, 1970, pp. 13-17.

Raabe, O.G., Bennick, J.E., Light, M.E., Hobbs, C.H., Thomas, R.L., and Tillery, M.I., An improved apparatus for acute inhalation exposure of rodents to radioactive aerosols, Toxicol. Appl. Pharmacol., 26: 264-273, 1973.

Raabe, O.G. and Yeh, H.C., Principles for inhalation exposure systems using concurrent flow spirometry, J. Aerosol Sci., 7: 233-243, 1976.

Raabe, O.G., Yeh, H.C., Newton, G.J., Phalen, R.F., and Velasquez, D.J., Deposition of inhaled monodisperse aerosols in small rodents, in Inhaled Particles IV, Walton, W.H., Ed., Pergamon Press, Oxford, 1977, pp. 3-21.

Raabe, O.G., Generation and characterization of aerosols, in Inhalation Carcinogenesis, Hanna, M.G. Jr., Nettesheim, P., and Gilbert, J.R., Eds., U.S. Atomic Energy Commission, AEC Symp. Ser. 18, Springfield, VA, 1979, pp. 123-172.

Raabe, O.G., Generation and characterization of power plant fly ash, in Generation of Aerosols, Willeke, K., Ed., Ann Arbor Science, Ann Arbor, MI, 1980, Chapter 11.

Raabe, O.G., Al-Bagati, M.A., Teague, S.V., and Rasolt, A., Regional deposition of inhaled monodisperse coarse and fine aerosol particles in small laboratory animals, Ann Occup. Hygiene, 32 (Suppl. 1): 53-63, 1988.

Rall, D.P., Relevance of animal-experiments to humans, Environ. Health Perspect., 32: 297-300, 1979.

Rasmussen, R.E., Tissue acquisition and processing, in Methods in Inhalation Toxicology, Phalen, R.F., Ed., CRC Press, Boca Raton, FL, 1997, Chapter 7.

Redman, T.K., Rudolph, K., Barr, E.B., Bowen, L.E., Muggenburg, B.A., and Bice, D.E., Pulmonary immunity to ragweed in a Beagle dog model of allergic asthma, Exper. Lung Res., 27: 433-451, 2001.

Reid, L., The lung: Its growth and remodeling in health and disease, Am. J. Roentgenol. 129: 777-788, 1977.

Reinero, C.R.N., Decile, K.C., Berghaus, R.D., et al., An experimental model of allergic asthma in cats sensitized to house dust mite or Bermuda grass allergen, Intl. Arch. Allergy Immunol., 135: 117-131, 2004.

Reischl, P., Mautz, W.J., and Phalen, R.F., The effective dose concept extended to breathing pattern kinetics in exercising dogs exposed to ozone-containing atmospheres, Fed. Proc., Abstr. 8656: 1750, 1982.

Rennard, S.I. and Spurzen, J.R., Methods for evaluating the lung in human subjects, in Toxicology of the Lung, 4th Ed., Gardner, D.E., Ed., Taylor & Francis, Boca Raton, FL, 2006, Chapter 1.

Roberts, C.R. and Wong, S.J., Metabolic heat loads: Go figure, Lab Animals, 27 (4): 36-37, 1998.

Roehlich, F. Jr. and Rodgers, S.J., Development of an air purifier for personnel cubicles, Am. Ind.

Hygiene Assoc. J., 37: 586-589, 1976.

Rollins, J.P., Ed., Compressed Air and Gas Handbook, 5th Ed., Prentice-Hall, Englewood Cliffs, NJ, 1988.

Rom, W.N., Ed., Environmental and Occupational Medicine, 2nd Ed., Little, Brown & Co., Boston, MA, 1992.

Roosevelt, J.W., The anatomy of the thorax and lungs in relation to certain points in physical diagnosis, Med. Rec., 37: 201-204, 1890.

Roth, C., Ferron, G.A., Karg, E., et al., Generation of ultrafine particles by spark discharging, Aerosol Sci. Technol., 38: 228-235, 2004.

Rotton, J., Barry, T., Frey, J., and Soler, E., Air pollution and interpersonal attraction, J. Appl. Social Psychol., 8: 57-71, 1978.

Rotton, J., Frey, J., Barry, T., Milligan, M., and Fitzpatrick, M., The air pollution experience and physical aggression, J. Appl. Social Psychol., 9: 397-412, 1979.

Roy, C.J., Hale, M., Hartings, J.M., Pitt, L., and Duniho, S., Impact of inhalation exposure modality and particle size on the respiratory deposition of ricin in balb/c mice, Inhal. Toxicol., 15: 619-638, 2003.

Ruzer, L.S. and Harley, N.H., Eds., Aerosols Handbook: Measurement, Dosimetry, and Health Effects, CRC Press, Boca Raton, FL, 2005.

Sackner, M.A., Dougherty, R.L., Chapman, G.A., et al., Effects of brief and intermediate exposures to sulfate submicron aerosols and sulfate injections on cardiopulmonary function of dogs and tracheal mucous velocity of sheep, J. Toxicol. Environ. Health, 7: 951-972, 1981.

Sahebjami, H., Aging of the normal lung, in Comparative Biology of the Normal Lung, Parent, R.A., Ed., CRC Press, Boca Raton, FL, 1991, Chapter 21.

Saibene, F., Mognoni, P., Lafortuna, C.L., and Mostardi, R., Oronasal breathing during exercise, Pflug. Arch. Euro. J. Physiol., 378: 65-69, 1978.

Salathé, M., O'Riordan, T.G., and Wanner, A., Mucociliary clearance, in The Lung: Scientific Foundations, 2nd Ed., Crystal, R.G., West, J.B., Weibel, E.R., and Barnes, P.J., Eds., Lippincott-Raven, Philadelphia, PA, 1997, Chapter 177.

Salem, H. and Katz, S.A., Eds., Inhalation Toxicology, 2nd Edn., Taylor & Francis, Boca Raton, FL, 2006.

Salsburg, D.S., Statistics and toxicology: An overview, in Scientific Considerations in Monitoring and Evaluating Toxicologic Research, Gralla, E.J., Ed., Hemisphere, Washington, DC, 1981, Chapter 7.

Saltzman, B.E. and Wartburg, A.F. Jr., Absorping tube for removal of interfering SO_2 in analysis of atmospheric oxidants, Anal. Chem., 37: 779-782, 1965.

Savin, W.M. and Adams, W.C., Effects of ozone inhalation on work performance and VO2max, J. Appl. Physiol., 46: 309-314, 1979.

Schaper, M., Development of a database for sensory irritants and its use in establishing occupational exposure limits, Am. Ind. Hygiene Assoc. J., 54: 488-544, 1993.

Scheimberg, J., McShane, O.P., Carson, S., Swann, H.E., and Blair, A.M., Inhalation of a powdered

aerosol medication by non-human primates in individual space-type exposure helmets （Abstr.），
Toxicol. Appl. Pharmacol., 25: 478-479, 1973.

Scherle, W., A simple method for volumetry of organs in quantitative stereology, Mikroskopie, 26:
57-60, 1970.

Schiller-Scotland, C.F., Hlawa, R., Gebhart, J., Wönne, R., and Heyder, J., Total depositon
of aerosol particles in the respiratory tract of children during spontaneous and controlled mouth
breathing. J. Aerosol Sci., 23 （Suppl. 1）, S457-S460, 1992.

Schleien, B., Slaback, L.A. Jr., and Birky, B.K., Eds., Handbook of Health Physics and Radiological
Health, 3rd Ed., Williams & Wilkins, Baltimore, MD, 1998, Chapter 12.

Schlesinger, R.B. and Lippmann, M., Particle deposition in the trachea: In vivo and in hollow casts,
Thorax, 31: 678-684, 1976.

Schlesinger, R.B., Halpern, M., Albert, R.E., and Lippmann, M., Effect of chronic inhalation
of sulfuric acid mist upon mucociliary clearance from the lungs of donkeys, J. Environ. Pathol.
Toxicol., 2: 1351-1367, 1979.

Schlesinger, R.B., Particle deposition in model systems of human and experimental animals, in
Generation of Aerosols, K. Willeke, Ed., Ann Arbor Science, Ann Arbor, 1980, pp. 553-575.

Schlesinger, R.B., and McFadden, L.A., Comparative morphometry of the upper bronchial tree in
6 mammalian species, Anat. Rec., 199: 99-108, 1981.

Schlesinger, R.B., Comparative deposition of inhaled aerosols in experimental animals and humans:
A review, Toxicol. Environ. Health, 15: 197-214, 1985.

Schlesinger, R.B., Ben-Jebria, A., Dahl, A.R., Snipes, M.B., and Ultman, J., Disposition of
inhaled toxicants, in Handbook of Human Toxicology, Massaro, E.J., Ed., CRC Press, Boca
Raton, FL, 1997, Chapter 12.

Schreider, J.P. and Hutchens, J.O., Particle deposition in the guinea pig respiratory tract, J. Aerosol
Sci., 10: 599-607, 1979.

Schreider, J.P. and Raabe, O.G., Anatomy of the nasal-pharyngeal airway of experimental animals,
Anat. Rec., 200: 195-205, 1981.

Schum, G.M. and Phalen, R.F., Modeling hygroscopic particle growth in human lung airways, Ann.
Occup. Hygiene, 41 （Suppl. 1）: 60-64, 1997.

Schwetz, B.A., Monitoring problems in teratology, in Scientific Considerations in Monitoring and
Evaluating Toxicological Research, Gralla, E.J., Ed., Hemisphere, Washington, DC, 1981,
Chapter 11.

Segal, R.A., Martonen, T.B., Kim, C.S., and Schearer, M., Computer simulations of particle
deposition in the lungs of chronic obstructive pulmonary disease patients, Inhal. Toxicol., 14:
705-720, 2002.

Shapiro, S.D., Transgenic and gene-targeted mice as models for chronic obstructive pulmonary
disease, Eur. Respir. J., 29: 375-378, 2007.

Shoaf, C.R., U.S. EPA inhalation testing guidelines, in Respiratory Toxicology and Risk Assessment,
Jenkins, P.G., Kayser, D., Muhle, H., Rosner, G., and Smith, E.M., Eds., Wissenschaftliche
Verlagsgesellschaft mbH, Stuttgart, Germany, 1994, pp. 11-25.

Silver, S.D., Constant flow gassing chambers: Principles influencing design and operation, J. Lab. Clin. Med., 31: 1153-1161, 1946.

Sinclair, D. and LaMer, V.K., Light scattering as a measure of particle size in aerosols, Chem. Rev., 44: 245-267, 1949.

Smaldone, G.C., Foster, W.M., Oriordan, T.G., Messina, M.S., Perry, R.J., and Langenback, E.G., Regional impairment of mucociliary clearance in chronic obstructive pulmonary disease, Chest, 103: 1390-1396, 1993.

Smith, S.W. and Spurling, N.W., Device for exposing the respiratory tract of the rat to medicinal aerosols, Lab. Pract., 23: 717-721, 1974.

Snipes, M.B., McClellan, R.O., Mauderly, J.L., and Wolff, R.K., Retention patterns for inhaled particles in the lung: Comparisons between laboratory animals and humans in chronic exposures, Health Phys., 57 (Suppl. 1): 69-78, 1989.

Soderholm, S.C., Proposed international conventions for particle size-selective sampling, Ann. Occup. Hygiene, 33: 301-320, 1989.

Spiegelman, J.R., Hanson, G.D., Lazarus, A., Bennett, R.J., Lippmann, M., and Albert, R.E., Effect of acute sulfur dioxide exposure on bronchial clearance in the donkey, Arch. Environ. Health, 17: 321-326, 1968.

Sprent, P., Some problems of statistical consultancy (with discussion), J. Roy. Stat. Soc. Series A—Gen., 133: 139-165, 1970.

Stahlhofen W., Scheuch G., and Bailey M.R., Investigations of retention of inhaled particles in the human bronchial tree, Radiat. Prot. Dosim., 60: 311-319, 1995.

Stanescu, D.C., Pattijn, J., Clement, J., and van de Woestijne, K.P., Glottis opening and airway resistance, J. Appl. Physiol., 32: 460-466, 1972.

Stara, J.F. and Kello, D., Relationship of long-term animal studies to human disease, in Assessing Toxic Effects of Environmental Pollutants, Lee, S.D. and Mudd, J.B., Eds., Ann Arbor Science, Ann Arbor, MI, 1979, Chapter 4.

Stavert, D.M., Reischl, P., and Murdock, L.C., A refrigerated treadmill apparatus for exercising dogs, J. Appl. Physiol., 52: 495-499, 1982a.

Stavert, D.M., Reischl, P., and O'Loughlin, B.J., A respiratory mask for resting and exercising dogs, J. Appl. Physiol., 52: 500-504, 1982b.

Stavert, D.M., Archuleta, D.C., Behr, M.J., and Lehnert, B.E., Relative acute toxicities of hydrogen fluoride, hydrogen chloride, and hydrogen bromide in nose-and pseudo-mouth-breathing rats, Fund. Appl. Toxicol., 16: 636-655, 1991.

Stefaniak, A.B., Guilmette, R.A., Day, G.A., Hoover, M.D., Breysse, P.N., and Scripsick, R.C., Characterization of phagolysosomal simulant fluid for study of beryllium aerosol particle dissolution, Toxicol. In Vitro, 19: 123-134, 2005.

Stern, S.T. and McNeil, S.E., Nanotechnology safety concerns revisited, Toxicol. Sci., 101: 4-21, 2008.

Stevens, R.K., Dzubay, T.G., Russwurm, G., and Rickel, D., Sampling and analysis of atmos-pheric sulfates and related species, Atmos. Environ., 12: 55-68, 1978.

Stewart, B.W., LeMesurier, S.M., and Lykke, A.W.J., Correlation of biochemical and morphological changes induced by chemical injury to the lung. Chem. Biol. Interact., 26: 321-338, 1979.

Stinson, S.F. and Loosli, C.G., The effect of synthetic smog on voluntary activitiy of CD-1 mice, in Animals as Monitors of Environmental Pollutants, National Academy of Sciences, Washington, DC, 1979, pp. 233-239.

Stöber, W., On the theory of silicosis, Arch. Environ. Health, 16: 706-708, 1968.

Stöber, W. and Flachsbart, H., Size-separating precipitation of aerosols in a spinning spiral duct, Environ. Sci. Technol., 3: 1280-1296, 1969.

Stöber, W., Morrow, P.E., Koch, W., and Morawietz, G., Alveolar clearance and retention of inhaled insoluble particles in rats simulated by a model inferring macrophage particle load distributions, J. Aerosol Sci., 25: 975-1002, 1994.

Stokinger, H.E., Ozone toxicology: A review of research and industrial experience: 1954-1964, Arch. Environ. Health, 10: 719-731, 1965.

Stossel, T.P., The mechanism of phagocytosis. J. Reticuloendothel. Soc., 19: 237-245, 1976.

Strom, L., Generation of monodisperse aerosols by means of a disintegrated jet of liquid, Rev. Sci. Instrum., 40: 778-782, 1969.

Stuart, B.O., Willard, D.H., and Howard, E.B., Studies of inhaled radon daughters, uranium ore dust, diesel exhaust and cigarette smoke in dogs and hamsters, in Inhaled Particles III, Walton, W.H., Ed., Unwin Brothers Ltd, Surrey, England, 1971, pp. 543-560.

Stuart, B.O., Selection of animal models for evaluation of inhalation hazards in man, in Air Pollution and the Lung, Aharonson, E.F., Ben-David, A., and Klingberg, M.A., Eds., John Wiley & Sons, New York, 1976, pp. 268-288.

Sweeney, T.D., Skornik, W.A., Brain, J.D., Hatch, V., and Godleski, J.J., Chronic-bronchitis alters the pattern of aerosol deposition in the lung, Am. J. Respir. Crit. Care Med., 151: 482-488, 1995.

Szereda-Przestaszewska, M. and Widdicombe, J.G., Reflex effects of chemical irritation of the upper airways on the laryngeal lumen in cats, Respir. Physiol., 18: 107-115, 1973.

Talavera, J., Kirschvink, N., Schuller, S., et al., Evaluation of respiratory function by barometric whole-body plethysmography in healthy dogs, Vet. J., 172: 67-77, 2006.

Tarroni, G., Melandri, C., Prodi, V., DeZaiacomo, T., Formignani, M., and Bassi, P., An indication on the biological variability of aerosol total deposition in humans. Am. Ind. Hygiene Assoc. J., 41: 826-831, 1980.

TGLD (Task Group on Lung Dynamics), ICRP Committee II, Deposition and retention models for internal dosimetry of the human respiratory tract, Health Phys., 12: 173-207, 1966.

Thilenius, O.G. and Vial, C.B., Chronic tracheostomy in dogs, J. Appl. Physiol., 18: 439-440, 1963.

Thomas, A.A., Low ambient pressure environments and toxicity, Arch. Environ. Health., 11: 316-322, 1965.

Thomas, R.G. and Lie, R., Procedures and Equipment Used in Inhalation Studies on Small Animals, U.S. Atomic Energy Commission Research and Development Report, Lovelace Foundation

Report No. LF-11, Albuquerque, NM, 1963.

Thomas, R.G. and Morgan, B.N., The Effects of Age, Weight, Strain and Anesthesia Upon the Breathing Patterns in Two Strains of Rats, U.S. Atomic Energy Commission Research and Development Report, Lovelace Foundation Report LF-42, Albuquerque, NM, 1970.

Thomas, R.L. and Roe, L.J., Corprophagy in laboratory animals: A preliminary study to assess potential influences of excreta ingestion on radionuclide retention patterns, Am. Ind. Hygiene Assoc. J., 35: 741-747, 1974.

Thompson, T. and Schuster, C.R., Behavioral Pharmacology, Prentice-Hall, Englewood Cliffs, NJ, 1968.

Thomson, J.J., Chodosh, S., Fried, C., Goodman, D.S., Wax, M.L., and Wilson, J.Q., Regulations governing research on human subjects: Academic freedom and the Institutional Review Board, Academe, December: 358-370, 1981.

Thurlbeck, W.M., Postnatal growth and development of the lung, Am. Rev. Respir. Dis., 111: 803-844, 1975.

Thurlbeck, W.M., Structure of the lungs, in International Review of Physiology: Respiratory Physiology II, Vol. 14, Widdicombe, J.C., Ed., University Park Press, Baltimore, MD, 1977, Chapter 1.

Tillery, M.I., Wood, G.O., and Ettinger, H.J., Generation and characterization of aerosols and vapors for inhalation experiments, Environ. Health Perspect., 16: 25-40, 1976.

Timbrell, V., An aerosol spectrometer and its applications, in Assessment of Airborne Particles, Mercer, T.T., Morrow, P.E., and Stöber, W., Eds., Charles C. Thomas, Springfield, IL, 1972, Chapter 15.

Tran, L. and Kuempel, E., Biologically based lung dosimetry and exposure-dose-response models for poorly soluble inhaled particles, in, Particle Toxicology, Donaldson, K. and Borm, P., Eds., CRC Press, Boca Raton, FL, 2007, Chapter 20.

Tsai, C.J. and Lu, H.C., Design and evaluation of a plate-to-plate thermophoretic precipitator, Aerosol Sci. Technol., 22: 172-180, 1995.

Tsuji, J. S., Maynard, A.D., Howard, P.C., et al., Research strategies for safety evaluation of nanomaterials, Part IV: Risk assessment of nanoparticles, Toxicol. Sci., 89: 42-50, 2006.

Tsujino, I., Kawakami, Y., and Kaneko, A., Comparative simulation of gas transport in airway models of rat, dog, and human, Inhal. Toxicol., 17: 475-485, 2005.

Tucker, A. D., Wyatt, J.H., and Undery, D., Clearance of inhaled particles from alveoli by normal interstitial drainage pathways, J. Appl. Physiol., 35: 719-732, 1973.

Tyler, W.S. and Julian, M.D., Gross and subgross anatomy of lungs, pleura, connective tissue septa, distal airways and structural units, in Comparative Biology of the Normal Lung, Parent, R.A., Ed., CRC Press, Boca Raton, FL, 1991, Chapter 4.

Urch, B., Brook, J.R., Wasserstein, D., et al., Relative contributions of PM2.5 chemical constituents to acute arterial vasoconstriction in humans, Inhal. Toxicol., 16: 345-352, 2004.

Utell, M.J., Morrow, P.E., Hyde, R.W., and Schreck, R.M., Exposure chamber for studies of pollutant gases and aerosols in human subjects: Design considerations, J. Aerosol Sci., 15: 219-221,

1984.

Utell, M.J. and Frampton, M.W., Toxicologic methods: Controlled human exposures, Environ. Health. Persp., 108（Suppl.4）: 605-613, 2000.

Valberg, P.A. and Blanchard, J.D., Pulmonary macrophage physiology: Origin, motility, endocy-tosis, in Comparative Biology of the Normal Lung, Parent, R.A., Ed., CRC Press, Boca Raton, FL, 1991, Chapter 36.

Van Dingenen, R., Raes, F., and Vanmarcke, H., Molecule and aerosol particle wall losses in smog chambers made of glass, J. Aerosol Sci., 20: 113-122, 1989.

Vedal, S., Rich, K., Brauer, M., White, R., and Petkau, J., Air pollution and cardiac arrhythmias in patients with implantable cardioverter defibrillators, Inhal. Toxicol., 16: 353-362, 2004.

Viau, A. and Robinson, K., Reproductive toxicology testing of inhaled pharmaceuticals and biotechnology products, in Toxicology of the Lung, 4th Ed., Gardner, D.E., Ed., Taylor & Francis, Boca Raton, FL, 2006, Chapter 12.

Vick, A., Wolff, R., Koester, A., Reams, R., Deaver, D., and Heidel, S., A 6-month inhalation study to characterize the toxicity, pharmacokinetics and pharmacodynamics of human insulin inhalation powder（HIIP）in Beagle dogs, J. Aerosol Med., 20: 112-126, 2007.

Vincent, J.H., Mark, D., Miller, B.G., Armbruster, L., and Ogden, T.L., Aerosol inhalability at higher windspeeds, J. Aerosol Sci., 21: 577-586, 1990.

Vincent, J.H., Aerosol Science for Industrial Hygienists, Pergamon（Elsevier Science）Tarrytown, NY, 1995.

Vinegar, A., Sinnett, E.E., Kosch, P.C., and Miller, M.L., Pulmonary physiology of the ferret and its potential as a model for inhalation toxicology, Lab. Anim. Sci., 35: 246-250, 1985.

Vogelweid, C.M., Hill, J.B., Shea, R.A., and Johnson, D.B., Earthquakes and building design: A primer for the laboratory animal professional, Lab. Animals, 34（7）: 35-42, 2005.

von Smoluchowski, M., A mathematical theory of the kinetics of coagulation of colloidal solutions, Z. Phys. Chem., 92: 129-168, 1917.

Waag, D.M., Byrne, W.R., Estep, J., Gibbs, P., Pitt, M.L.M., and Banfield, C.M., Evaluation of cynomolgus（Macaca fascicularis）and rhesus（Macaca mulatta）monkeys as experimental models of acute Q fever after aerosol exposure to phase I Coxiella burnetii, Lab. Anim. Sci., 49: 634-638, 1999.

Wada, H., Toluene and temporal discrimination behavior in the rat, Neurotox. Teratol., 19: 399-403, 1997.

Walker, H.L., McLeod, C.G., and McManus, W.F., Experimental inhalation injury in the goat, J.Trauma, 21: 962-964, 1981.

Walters, R.B., Phalen, R.F., Mannix, R.C., and Smart, G.L., An aerosol and gas aging line suitable for use in inhalation toxicology research, Am. Ind. Hygiene Assoc. J., 43: 218-222, 1982.

Walton, W.H. and Prewett, W.C., The production of sprays and mists of uniform drop size by means of spinning disc type sprayers, Proc. Phys. Soc., Ser B, 62: 341-350, 1949.

Warheit, D.B., Carakostas, M.C., Hartsky, M.A., and Hansen, J.F., Development of a short-term inhalation bioassay to assess pulmonary toxicity of inhaled particles: Comparisons of pulmonary responses to carbonyl iron and silica, Toxicol. Appl. Pharmacol., 107: 350-368, 1991.

Warheit, D.B., Borm, P.J.A., Hennes, C., and Lademann, J., Testing strategies to establish the safety of nanomaterials: Conclusions of an ECETOC workshop, Inhal. Toxicol., 19: 631-643, 2007.

Warnecke, G., Avsar, M., Morancho, M., et al., Preoperative low-dose irradiation promotes long-term allograft acceptance and induces regulatory T cells in a porcine model of pulmonary trans-plantation, Transplantation, 82: 93-101, 2006.

Wehner, A.P., Craig, D.K., and Stuart, B.O., An aerosol exposure system for chronic inhalation studies with rodents. Am. Ind. Hygiene Assoc. J., 33: 483-487, 1972.

Wehner, A.P., Dagle, G.E., and Cannon, W.C., Development of an animal model, techniques, and an exposure system to study the effects of asbestos cement dust inhalation, Environ. Res., 16: 393-407, 1978.

Weibel, E.R., Morphometry of the Human Lung, Springer-Verlag, Berlin, 1963a.

Weibel, E.R., Principles and methods for the morphometric study of the lung and other organs., Lab. Invest., 12: 131-155, 1963b.

Weibel, E.R., Morphometrics of the Lung, in Respiration, Vol. 1, Fenn, W.O. and Rahn, H., Eds., American Physiological Society, Washington, DC, 1964, Chapter 7.

Weibel, E.R. and Gil, J., Structure-function relationships at the alveolar level, in Bioengineering Aspects of the Lung, West. J.B., Ed., Marcel Dekker, New York, 1977, Chapter 1.

Weibel, E.R., Hsia, C.C.W., and Ochs, M., How much is there really? Why stereology is essential in lung morphometry, J.Appl. Physiol., 102: 459-467, 2007.

Weil, C.S., Guidelines for experiments to predict degree of safety of a material for man, Toxicol. Appl. Pharmacol., 21: 194-199, 1972.

Weinberg, A.D., Dimen, E., Borzelleca, J.F., and Harris, L.S., Weight and activity in male mice after daily inhalation of cannabis smoke in an automated smoke exposure chamber, J. Pharm. Pharmacol., 29: 477-481, 1977.

Weiss, B. and Rahill, A., Applications of behavioral measures to inhalation toxicology, in Concepts in Inhalation Toxicology, 2nd Ed., McClellan, R.O. and Henderson, R.F., Eds., Taylor & Francis, Washington, DC, 1995, Chapter 17.

Wen, J. and Wexler, A.S., Thermophoretic sampler and its application in ultrafine particle collection, Aerosol Sci. Technol., 41: 624-629, 2007.

Whalan, J.E., Foureman, G.L., and Vandenberg, J. J., Inhalation risk assement at the Environmental Protection Agency, in Inhalation Toxicology, 2nd Ed., Salem, H. and Katz, S.A., Eds., CRC Press (Taylor & Francis), Boca Raton, FL, 2006, Chapter 1.

Willeke, K., Ed., Generation of Aerosols and Facilities for Exposure Experiments, Ann Arbor Science, Ann Arbor, MI, 1980.

Willeke, K. and Baron, P.A., Eds., Aerosol Measurement: Principles, Techniques, and Applications, Van Nostrand Reinhold, New York, 1993.

Wilson, A.F., Fairshter, R.D., Gillespie, J.R., and Hackney, J., Evaluation of abnormal lung-function. Annu. Rev. Pharmacol. Toxicol., 16: 465-486, 1976.

Wine, R.I., Statistics for Scientists and Engineers, Prentice-Hall, Englewood Cliffs, NJ, 1964.

Witschi, H., Extrapolation: What do the animals tell us?, in Respiratory Toxicology and Risk Assessment, Jenkins, P.G., Kayser, D., Muhle, H., Rosner, G., and Smith, E.M., Eds., Wissenschaftliche Verlagsgesellschaft mbH, Stuttgart, Germany, 1994, pp. 341-358.

Witschi, H.R. and Last, J.A., Toxic responses of the respiratory system, in Casarett and Doull's Essentials of Toxicology, Klaassen, C.D. and Watkins, J.B. III., Eds., Mc Graw-Hill, New York, 2003, Chapter 15.

Wolff, R.K., Mucociliary function, in Comparative Biology of the Normal Lung, Parent, R.A., Ed., CRC Press, Boca Raton, FL, 1991, Chapter 35.

Wong, B.A., Generation and characterization of gases and vapors, in Concepts in Inhalation Toxicology, 2nd Ed., McClellan, R.O. and Henderson, R.F., Eds., Taylor & Francis, Washington, DC, 1995, Chapter 3.

Wong, B.A. and Moss, O.R., Application of a building management system to automate a 90-day chloroform inhalation study, Toxicol. Methods, 6: 53-64, 1996.

Wong, B.A., Inhalation exposure systems design, methods, and operation, in Toxicology of the Lung, 3rd Ed., Gardner, D.E., Crapo, J.D., and Mc Clellan, R.O., Eds., Taylor & Francis, Philadelphia, PA, 1999, Chapter 1.

Wood, R.W., Stimulus properties of inhaled substances, Environ. Health Perspect., 26: 69-76, 1978.

Wright, B.M., A new dust-feed mechanism, J. Sci. lnstrum., 27: 12-15, 1950.

Yeh, H.C., A theoretical study of electrical discharging of self-charging aerosols, J. Aerosol Sci., 7: 343-349, 1976.

Yeh, H.C., Newton, G.J., Raabe, O.G., and Boor, D.R., Self-charging of 198Au-labeled monodis-perse gold aerosols studied with a miniature electrical mobility spectrometer, J. Aerosol Sci., 7: 245-248, 1976.

Yeh, H.C., Schum, G.M., and Duggan, M.T., Anatomic models of the tracheobronchial and pulmonary regions of the rat, Anat. Rec., 195: 483-492, 1979.

Yeh, H.C. and Schum, G.M., Models of human lung airways and their application to inhaled particle deposition, Bull. Math. Biol., 42: 461-480, 1980.

Yeh, H.C., Cheng, Y.S., and Kanapilly, G.M., Electrical aerosol analyzer: Data reduction for high altitude or reduced pressure. Atmos. Environ., 15: 713-718, 1981.

Yeh, H.C., Newton, G.J., Barr, E.B., Carpenter, R.L., and Hobbs, C.H., Studies of the temporal and spatial distribution of aerosols in mult-tiered inhalation exposure chambers, Am. Ind. Hygiene Assoc. J., 47: 540-545, 1986.

Yeh, H.C., Electrical techniques, in Aerosol Measurement: Principles, Techniques, and Applications, Willeke, K. and Baron, P.A., Eds., Van Nostrand Reinhold, New York, 1993, Chapter 18.

Young, J.Y., Ed., Particle Sampling Using Cascade Impactors: Some Practical Application Issues, American Industrial Hygiene Association, Fairfax, VA, 1995.

Yu, C.P. and Xu, G.B., Predicted deposition of diesel particles in young humans. J. Aerosol Sci. 18: 419-429, 1987.

Yung, C. N., De Witt, K.J., and Keith T.G. Jr., Three-dimensional steady flow through a bifurcation, ASME J. Biomech. Engr., 112: 189-197, 1990.

Zebel, G., Coagulation of aerosols, in Aerosol Science, Davies, C.N., Ed., Academic Press, New York, 1966, Chapter II.

Zhang, L. and Yu, C.P., Empirical equations for nasal deposition of inhaled particles in small laboratory animals, Aerosol Sci. Technol., 19: 51-56, 1993.

Zitnik, L.A., Schwartz, L.W., Mc Quillen, N.K., Zee, Y.C., and Osebold, J.W., Pulmonary changes induced by low-level ozone: Morphological observations, J. Environ. Pathol. Toxicol., 1: 365-376, 1978.

Zoetis, T. and Hurtt, M.E., Species comparison of lung development, Birth Defects Res., 68: 121-124, 2003.

Zorychta, E. and Richardson, J.B., Innervation of the lung, in Comparative Biology of the Normal Lung, Parent, R.A., Ed., CRC Press, Boca Raton, FL, 1991, Chapter 14.

Zosky, G.R. and Sly, P.D., Animal models of asthma, Clin. Exptl. Allergy, 37: 973-988, 2007.

索　引